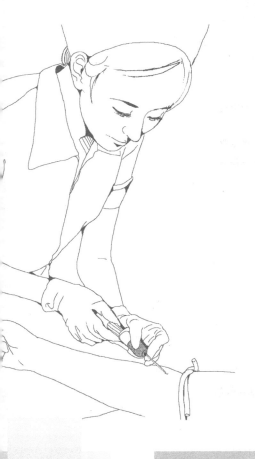

 "十二五"职业教育国家规划教材修订版

高等职业教育新形态一体化教材

中医护理学

（第4版）

主编　温茂兴

高等教育出版社·北京

内容提要

本书为"十二五"职业教育国家规划教材修订版,内容与近年来护士执业资格考试内容相衔接,包括绪论、第一至第十章以及附录。绪论主要介绍了中医护理发展概况、中医护理的基本特点。第一至第十章主要介绍了阴阳、五行、精气学说,藏象及气、血、津液,经络,病因病机,诊法,辨证,养生与治则,药物疗法与护理,针灸疗法与护理,其他常用中医护理技术。附录刊载了常用的方剂。

本教材配套了丰富的视频、动画、在线测试题等数字资源,学生用手机扫描二维码即可学习。

本书内容简明实用,文字精练,图文并茂,适合高职高专护理、助产专业使用,也可供临床医学、预防医学、口腔医学、精神卫生、医学检验、医学影像各专业普通及成人教育学生学习参考。

图书在版编目(CIP)数据

中医护理学/温茂兴主编. --4 版. --北京:高

等教育出版社,2020.10(2024.7重印)

 ISBN 978-7-04-053869-4

Ⅰ.①中… Ⅱ.①温… Ⅲ.①中医学-护理学-高等

职业教育-教材 Ⅳ.①R248

中国版本图书馆 CIP 数据核字(2020)第 041801 号

ZHONGYI HULIXUE
中医护理学(第 4 版)

| 策划编辑 | 吴 静 | 责任编辑 | 陈鹏凯 | 封面设计 | 王 鹏 | 版式设计 | 张 杰 |
| 插图绘制 | 于 博 | 责任校对 | 张慧玉 刁丽丽 | 责任印制 | 刁 毅 | | |

出版发行	高等教育出版社	网　　址	http://www.hep.edu.cn
社　　址	北京市西城区德外大街 4 号		http://www.hep.com.cn
邮政编码	100120	网上订购	http://www.hepmall.com.cn
印　　刷	涿州市京南印刷厂		http://www.hepmall.com
开　　本	787mm×1092mm 1/16		http://www.hepmall.cn
印　　张	20.5	版　　次	2003 年 12 月第 1 版
字　　数	390 千字		2020 年 10 月第 4 版
购书热线	010-58581118	印　　次	2024 年 7 月第 3 次印刷
咨询电话	400-810-0598	定　　价	42.00 元

本书如有缺页、倒页、脱页等质量问题,请到所购图书销售部门联系调换
版权所有　侵权必究
物 料 号　53869-00

《中医护理学》(第4版)编写人员

主　　编　温茂兴

副主编　周少林　姜淑凤

编　　者　(以姓氏汉语拼音为序)

姜淑凤（唐山职业技术学院）

蒋黎云（襄阳职业技术学院）

宋　娜（重庆市中医院）

王　花（青海卫生职业技术学院）

王海成（漯河医学高等专科学校）

王加谋（武汉轻工大学）

温茂兴（襄阳职业技术学院）

谢宜南（天津医学高等专科学校）

许　智（湖北职业技术学院）

郑方遒（辽宁中医药大学）

周少林（江苏医药职业学院）

朱俊腾（莆田学院附属医院）

前　言

　　本教材第 3 版出版之后,经过编者和高等教育出版社申报,全国职业教育教材审定委员会审定,被确定为"十二五"职业教育国家规划教材。这标志着经过几个版次的修订,本教材的架构更加成熟完善,内容更加科学合理。

　　随着"三教"(教师、教材、教法)改革的不断深入,职业教育人才培养目标对教材形式与内容的要求越来越高,教材改革必须与职业教育改革同频共振。为落实《国家职业教育改革实施方案》(职教 20 条),使专业教材随信息技术发展及时动态更新,适应"互联网+职业教育"发展需求,本教材于 2018 年底启动修订,修订改版后的教材具有以下特点:

　　一是融合了大量数字资源。这次改版的目标就是编写一本高质量的新形态一体化教材,经过近一年的努力,我们创制了非常丰富的视频、动画、在线测试题等数字资源,以二维码链接形式插入教材相应位置,学生用手机扫描二维码即可学习。这些数字资源既可辅教,也可助学,对提高教学质量大有裨益。

　　二是拓展和加强了实训教学。除链接了操作视频以外,还增加了常用实训项目的实训指导,补充了实训图片,将有助于学生更好地掌握中医护理技术。

　　三是对接护士执业资格考试。除教材内容与近年来护士执业资格考试内容相衔接外,章后思考题及在线测试题的题型内容与护考完全相同,使学生提前熟悉护考,实现课程教学与职业资格考试的有效对接。

　　四是力求理论知识适度够用。在进一步研究护理专业人才培养方案和课程教学目标之后,我们对教材的内容进行了适度删减,如在药物疗法与护理章节,删除了与培养方案不相关的临床用药加减,删除了不常用的药物。

　　五是补充了情景导入和知识链接,让学生带着问题学习,引导学生了解一些感兴趣的内容。

　　在使用本教材过程中,各校可以根据人才培养方案规定本课程的学时,对教材内容进行取舍。教师要激励学生积极学习教材链接的数字资源,及时利用思考题和在线测试题检测学习效果。要采用云课堂等信息化教学手段,为学生提供丰富的教学资源,将课堂延伸到课前与课后。课时建议如下:

章节	授课内容	54 学时			36 学时		
		理论	实践	合计	理论	实践	合计
绪论	中医护理学发展简史及基本特点	2			2		
第一章	阴阳、五行、精气学说	2			2		
第二章	藏象及气、血、津液	8			8		
第三章	经络	1	1		1	1	
第四章	病因病机	6			2		
第五章	诊法	3	3		2	2	
第六章	辨证	2	2		2		
第七章	养生与治则	4			2		
第八章	药物疗法与护理	4	4		2	2	
第九章	针灸疗法与护理	1	5		1	3	
第十章	其他常用中医护理技术		6			4	
合计		33	21	54	24	12	36

在教材修订改版过程中，编委所在院校给予了大力支持，高等教育出版社给予了精心指导，编委会表示衷心感谢。

由于我们学识水平和编写经验有限，疏漏不足之处恐难避免，诚望使用本教材的师生和读者及时批评指正，以利再版时进一步完善。

温茂兴
2019 年 9 月

微课资源目录

目　录

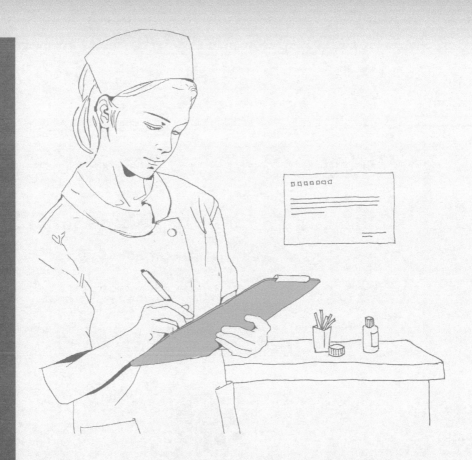

绪论

学习目标

1. 说出整体观念、辨证施护的内涵。

2. 说出中医四大经典著作的名称及形成时期。

3. 简述不同历史朝代的主要中医药学发展成就。

4. 知道金元四大家、温病四大家的姓名及学术流派。

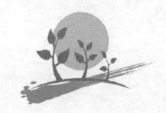

赵某，男，43 岁。素体脾胃虚弱，纳食不香，脘腹胀闷不舒，慢性腹泻十多年，去年开始出现胃下垂，时有脱肛。王大夫用补中益气汤加减治疗，同时艾灸其百会穴，两个月后诸症悉除。

请问：1. 胃下垂和脱肛为什么可以用相同的方法进行治疗？

2. 为什么艾灸头顶的百会穴可以治疗脱肛？

中医学历史悠久，源远流长，是我国劳动人民长期同疾病做斗争的经验总结。它在朴素的唯物论和自发的辩证法思想指导下，经过长期的医疗实践和积累、完善，逐步形成并发展成为独特的医学理论体系。

中医护理是中医学的重要组成部分，它的发展与中医学的发展一脉相承。它的理论与方法是构筑在中医药学理论体系基础之上的，不仅综合应用了中医的阴阳五行、藏象、四诊八纲、病因病机、中药方剂、疾病防治等内容，而且总结了几千年来人们在生活护理、饮食护理、精神护理、临床护理等许多方面的护理经验，并结合现代医学和护理学的理论和方法，逐渐发展成为一门独立的学科。

一、中医护理学发展概况

中医护理源远流长，它与中医药学一起经历了起源、形成、发展等不同阶段。距今 3 200 多年前商代的甲骨文中就有"疾""医""疥""龋""浴""沫"等文字，说明我们的祖先很早就开始了医疗卫生及护理实践。据《周礼·天官》记载，周代宫廷医师中已经有食医（营养医师）、疾医（内科医师）、疡医（外科、伤科医师）、兽医之分，且建立了一套医政组织和医疗考核制度，并开始进行灭鼠、除虫、改善环境卫生等防病调护活动。

自 2 000 多年前的战国时期开始，古代医家们汲取不同哲学流派中唯物论和辩证法的精华，对上古以来的医疗实践进行了理论总结和概括，历经多年，于西汉时期编纂出我国现存最早的医学经典著作《黄帝内经》。《黄帝内经》简称《内经》，包括《素问》《灵枢》两部分，共 18 卷 162 篇。它对人体结构、病理以及疾病的诊断、治疗、预防、养生等问题做了系统阐述，内容十分丰富。在阐述医学理论的同时，还对当时哲学领域中的一系列重大问题，诸如阴阳、五行、气、天人相应、形神关系等进行了深入探讨。以当时先进的哲学思想为指导推动了医学科学的发展，同时又用医药发展的成果丰富了哲学理论。书中论述了中医护理的基本原则，包括生活起居、饮食宜忌、情志护理、服药护理等。《黄帝内经》奠定了中医学和中医护理的理论基础。这一时期的著名医家扁鹊，游走于民间为群众治病，对内、外、妇、儿、五官等科疾病都有专长，他擅长于望诊和切诊，并采用砭法、针灸、按摩、汤液、熨贴、手术等许多治病方法，对疾病的诊断和治疗方法的发展做出了很大贡献。托名扁鹊所著的《难经》阐述了脏腑、疾病、经络、针灸等内容，对脉诊和奇经的论述具有创见性，提出了有关命门、三焦的新观点，补充了《内经》的不足。

两汉时期，中医药学快速发展。公元1世纪，我国第一部药物学专著《神农本草经》问世，它总结了汉代以前的药物学知识，收载药物365种，其中麻黄定喘、常山截疟、海藻治瘿瘤、水银疗疥疮等记载，不仅疗效确切，而且是世界药物史上最早的记录。东汉末年，杰出的医学家张仲景总结前人的经验，撰写出了我国第一部临床医学专著《伤寒杂病论》，该书以六经论伤寒，以脏腑论杂病，确立了包括理、法、方、药在内的中医辨证论治理论体系，使中医学的基础理论与临证实践紧密结合起来。书中记载了许多疗效可靠的名方，至今仍为广大群众的医疗保健发挥着重要作用。在护理学方面，张仲景提出了辨证施护的原则，书中不但有丸、散、膏、丹等服药护理，还有洗、浴、熏、滴耳、吹鼻等外用药护理，以及汗、吐、下、和、温、清、消、补八法的护理。如书中所载的桂枝汤方后，注明要"啜热稀粥一升余，以助药力，温服令一时许"。张仲景首创了药物灌肠法，如用"蜜煎导方"及猪胆汁灌肠的方法。书中还指出了五脏病食忌、四时食忌、冷热食忌、妊娠食忌及合食禁忌。该书对医学发展影响很大，被誉为"证治准绳""方书之祖"。《伤寒杂病论》成书后，由于兵火战乱而散失，后经晋代王叔和搜集整理编成《伤寒论》和《金匮要略》两部书，与《黄帝内经》《神农本草经》合称为中医四大经典著作。东汉末年至三国时期的另一位名医华佗首先使用麻沸散进行全身麻醉，并能进行腹腔肿物摘除术和肠胃手术，可见其外科手术已达到很高水平，在全世界开创了全身麻醉状态下施行外科手术的先河，并且是世界上最早的外科手术记载。他还特别重视体育锻炼在防病治病中的作用，认为体育锻炼可以疏通气血，帮助消化，增强体质，防治疾病，曾模仿虎、鹿、熊、猿、鹤五种动物的动作姿态，创编了一套名叫"五禽戏"的体育活动，把体育与医疗护理结合起来，是有记载的我国最早的康复护理方法。三国时期的名医董奉不仅医术高超，而且高尚的医德为后世留下了佳话。他为人治病不收财物，只要求病愈后在他居住的庐山脚下种植杏树，数年后杏树成林，他又把收获的杏子换成粮食去救济贫民，这就是"杏林春暖"典故的由来。

晋至隋唐是我国医药学发展的辉煌时期。晋代王叔和所著《脉经》汇集了晋代以前脉学的成就，成为我国第一部脉学专著。皇甫谧著的《针灸甲乙经》是我国现存第一部针灸学专著。南北朝时期雷敩著的《雷公炮炙论》是我国现存最早的制药学专著。隋代巢元方等编著的《诸病源候论》是我国现存第一部病因病机学说和临床证候学专著，也是世界上第一部探讨病因病机的专著，该书还大量论述了各种疾病的护理。隋唐之间的《颅囟经》是我国现存最早的儿科专著。唐代的孙思邈是这一时期最负盛名的医学家,被后世尊称为"药王",他撰写的《备急千金要方》广采民间医疗经验,汇集了唐以前大量医学文献资料,内容博大精深,是我国现存最早的医学类书。书中对妇科、小儿科病证的护理论述详细;"避瘟"篇记载了井水消毒、空气消毒的方药;首载葱管导尿法,是世界医学史上最早记载的导尿术;对消毒技术、疮疡切开引流术和换药术等护理操作均有详细记载。唐代王焘著的《外台秘要》内容宏富,其有关人工急救及疾病护理方法直到现在对临证依然有指导意义。唐代大中初年咎殷著的《经效产宝》是我国现存最早的妇产科专著。由唐朝廷组织医官苏敬等 20 余人于公元 659 年编写完成的《新修本草》是我国也是世界上第一部由政府颁行的药典,载药 850 种,比过去公认为世界上最早的药典即公元 1542 年欧洲《纽伦堡药典》要早 883 年。

宋代医学发展的重要标志是印刷技术革新后大批医药书籍得以刊印,临床医学逐步向专科发展。1057 年设立"校正医书局",对历代重要的医籍如《素问》《伤寒论》《金匮要略》《脉经》《针灸甲乙经》《诸病源候论》等进行整理、考校、刊印。宋朝廷几度组织力量编著了《太平圣惠方》《圣济总录》和《太平惠民和剂局方》等医药典籍。1247 年宋慈所著《洗冤录》是世界上现存最早的法医学专著,比欧洲最早的菲德里法医学还要早 350 多年,先后被译为多国文字,流传世界各地,为世界法医学的发展作出了重大贡献。陈自明的《妇人大全良方》是宋代杰出的妇科专著,至今还有很大的参考价值。北宋钱仲阳(钱乙)是当时有名的儿科医师,从事儿科专业 40 余年,学术造诣很深,由其弟子整理的《小儿药证直诀》是我国也是世界上较早的儿科学专著。

金元时期,出现了四大医学流派,包括:以刘完素为代表的"寒凉派",认为病因以火热为多,在治法上强调降火;以张子和为代表的"攻下派",认为治病应着重祛邪,故主张汗、吐、下法;以李东垣为代表的"补脾派",认为补益脾胃是治病之要,他还非常重视饮食、劳倦、情志三者的护理,认为在饮食、劳倦、情志三者形成的内伤病中,精神因素起着先导作用;以朱丹溪为代表的"滋阴派",认为病理变化基本是"阳常有余,阴常不足",故提倡治疗上着重养阴。他们之间的学术争鸣,极大地促进了医学理论的发展。元代危亦林著的《世医得效方》中,关于麻醉药的使用及对脊柱骨折采用悬吊复位法的记载,较之英国达维斯提出此法要早 600 多年,在伤科方面取得了突出成就。

明代编纂完成的几部方药书籍对后世医学的发展起到了推动作用。明代伟大医药学家李时珍耗费 30 年时间,参考 800 多种书籍,并亲自奔走各地虚心求教,作实地调查,搜集各种药物标本,总结了 16 世纪以前的药物学成就,于 1578 年编著出版了《本草纲目》一书,分为 52 卷,载药 1 892 种,绘图 1 160 幅,收集方剂 11 096 首。它不仅丰富了我国医药学的内容,而且奠定了植物学的基础。该书在 17 世纪初就传到国外,被译成朝鲜、日、德、法、俄、拉丁等多种文字,广泛流传于后世,是世界医学和生物学的重要典籍。明代的《普济方》是一部规模巨大的方书,共收集医方61 739首,成为当时方剂学发展的高峰。

11世纪我国即开始应用人痘接种法来预防天花。17世纪该法流传到欧亚各国,成为人工免疫法的先驱。1741年,张琰撰《种痘新书》,使人痘接种法得以推广。

明末至清初,由于温疫病连年猖獗流行,在与急性外感病做斗争的过程中逐步形成了温病学派。明末吴又可著成《温疫论》一书,在当时没有显微镜的条件下,提出了传染病的病因是一种叫作"戾气"的致病物质,传染途径是从口鼻而入。这种科学的见解,成为我国病因学说发展的里程碑。该书在"论饮""论食""调理法"三篇中,详细论述了温疫病的护理原则和方法,尤其是为后世的温病饮食护理提供了极其宝贵的经验。清代叶天士著《温热论》,阐明温病发生、发展的规律,创立卫气营血辨证及辨舌、验齿、辨斑疹与白㾦等诊断和护理方法,强调在察舌、辨齿的同时,注意做好口腔护理;薛生白著《湿热条辨》,简要阐述了湿热病的病因、证候、特点及诊治法则;吴鞠通著《温病条辨》,首创三焦辨证论治的理论;王孟英著《温热经纬》,将温病分为新感与伏气两大类。以上四人被誉为清代"温病四大家"。

明清时期在医学文献的整理和研究方面做了大量工作。属于医学理论和各科汇集的有张景岳的《景岳全书》、王肯堂的《证治准绳》。临床各科方面,内科有薛己的《内科摘要》和王纶的《明医杂著》;外科有陈实功的《外科正宗》和王维德的《外科全生集》,妇科有武之望的《济阴纲目》和傅山的《傅青主女科》;儿科有万全的《万密斋医书十种》和陈复正的《幼幼集成》;针灸科有杨继洲的《针灸大成》。这些医籍都是这一时期临床各科的代表性著作,对后世医学的发展均有着深远影响。

从清末到民国初年,中医学的发展受到了严重的阻碍,发展缓慢,建树不多。这一时期由于受西方科学的影响,很多人用以西例中的方式来评判中医,对中医进行批判,进而反对及排斥中医。1929年2月,国民政府召开第一次"中央卫生委员会议",提出了"废止旧医,以扫除医事卫生之障碍"的方针,这使中医学遭到了严重的摧残。但是由于中医药确具独特的疗效,使其具有强大的生命力;即使在这样艰难的环境之下,仍能顽强地生存下来,并涌现出一些重要的著作。此时期的专著主要以丛书、医案、工具书为主,以曹炳章的《中国医学大成》、王孟英的《王氏医案》及谢观的《中国医学大辞典》为突出代表。

中华人民共和国成立以后,党和政府十分重视中医药工作,中医护理的发展进入了一个崭新的历史时期。新兴的中医学科相继问世,中医基础理论研究获得较大进展。引入现代科技研究后证明,经络现象是人群中普遍存在的生命现象,并创造出针刺麻醉术。中医对疑难杂证的治疗和护理展现出了独特优势,中西医结合治疗常见病、多发病取得满意的疗效,采用了诸如针拨套出术治疗白内障,小夹板固定治疗骨折,中西医结合治疗急腹症、流行性乙型脑炎、大面积烫伤,青蒿素治疗疟疾等疗法,丰富和发展了中医的治疗护理方法。中医教育以及中医护理教育走入正规化轨道,形成了研究生、本科、高职高专、中职相结合的多层次教育模式,6 所重点中医药大学入选国家"双一流"学科建设单位。

二、中医护理学的基本特点

中医护理学的理论体系是经过长期反复的临床实践,在唯物论和辩证法思想的指导下逐步形成的。这一独特的理论体系有两个基本特点:一是整体观念,二是辨证施护。

(一) 整体观念

整体,就是统一性和完整性。中医学认为,人体是一个有机整体,构成人体的各个组成部分之间,在生理上是相互协调的,在病理上是相互影响的;同时,人体与环境之间也是一个密切相关的整体。这种机体自身的整体性和内外环境统一性的思想,称为整体观念。整体观念作为中医护理学的方法论和指导思想,贯穿于中医生理、病理、诊法、辨证、治疗等整个中医护理理论体系之中。

1. 人体是一个有机的整体 人体组织结构科学、严密、合理,是千万年来进化的产物。中医学认为,人体是由心、肝、脾、肺、肾五脏,胆、小肠、胃、大肠、膀胱、三焦六腑,皮、脉、肉、筋、骨五体以及目、舌、口、鼻、耳、前后二阴诸窍组成的统一整体。虽然每一个组成部分是一个独立的器官,都有其独立的功能,但是所有的器官都是通过经络彼此联系相互沟通,任何细小的局部都是整体不可分割的一部分,不能离开整体而独立存在,离开整体则意味着功能的丧失。

中医学认为,人体整体的统一性是以五脏为中心,配合六腑、形体、官窍,即一脏、一腑、一体、一窍构成一个小系统,如心、小肠、脉、舌构成"心系统",肝、胆、筋、目构成"肝系统"。以五脏为首形成的五小系统组成一个大(母)系统,从而构成了一个极其合理完善的有机整体。每个小系统都以五脏为首,故以五脏为中心。五脏之中又以心为最高统帅,心主宰人体所有生命活动。在这个有机整体内,五脏之间以相生相克关系维持动态平衡。人体通过精、气、血、津液的输布以滋养濡润全身,通过经络相互联系协调其运动,从而达到表里相合、上下沟通、紧密联系、协调统一,形神合一及以神统形是整体统一的核心和具体体现。人体的高度统一不仅体现在生理上的协调一致,而且也体现在病理上的互相影响。由于人体一旦发病,脏腑之间、脏腑与体表组织器官之间必然相互影响,因此通过诊察五官、形体、色脉等外在变化,可以了解内在脏腑的病变,从而做出正确的诊断。同样,某些体表的病变,可以采取调整脏腑功能的治法,而脏腑的病变也可以采取外治的方法,针灸治疗就是一个典型的例子。

2. 人与环境密切相关

(1) 人与自然界息息相关　人生活在自然中间,自然界存在着人类赖以生存的必要条件。人适应自然界的变化而生存,中医称之为"人与天地相应"。《灵枢·岁露》称"人与天地相参也,与日月相应也",认为人体是一个小天地,是与自然界不可分割的相互协调的统一体。自然界不仅为人的生存提供必要的环境或条件,其时令交替、气象变迁、环境改变,均可以使人体产生一定的反应或适应。如自然界有春温、夏热、秋燥、冬寒等气候改变,各种生物受其影响,有春生、夏长、秋收、冬藏的变化,为了与自然界相适应,人体也有类似变化。气候变化影响人体气血运行,气血或流畅,或滞缓,如春夏脉多浮大、秋冬脉多沉小等。当春夏阳气发泄时,人体气血容易趋向于表,表现为皮肤松弛、多汗少尿,当秋冬阳气收藏时,人体气血容易趋向于里,表现为皮肤致密、少汗多尿。这种人体对自然界的适应还表现在对地理环境、居住条件等许多方面。如果自然界的变化超出人体的适应能力,或者由于人体的机能失常,不能对自然界的变化做出适应性调节,就会发生疾病。人体发病往往具有季节特点,如春季多温病,夏季多泻痢,秋季多燥证和疟疾,冬季多伤寒。又如我国江南多湿热,人体腠理比较稀疏;西北多寒燥,腠理多致密。人们生活在这样的环境中,一旦易地而处,对气候、时差、水土不易适应,就有可能生病。

(2) 人与社会关系密切　人是社会的组成部分,人能影响社会,社会的变化对人也产生影响。其中影响最明显的是社会的进步与落后,社会的治与乱,以及人的社会地位变化。社会进步,经济发达,物资供应充足,医疗保健条件较好,人们的健康水平就较高。国泰民安,人们生活规律,人体抵抗力强,就不易患病;而社会大乱,人们生活不安宁,人体抵抗力就会降低,各种疾病就容易流行。社会地位的变化,会带来生活及心理的变化,对人体的健康也会产生影响。

(二) 辨证施护

辨证施护是中医认识疾病和护理疾病的基本法则,是中医学对疾病的一种特殊的研究和处理方法,也是中医护理的基本特点之一。辨证施护不同于辨病施护和对症施护。

"病""证""症"在中医护理中是三个不同的概念。"病"是指有特定病因、发病形式、病变机理及转归的一个完整的病理过程,如感冒、中风、痢疾等。"症"又称"症状",是疾病所反映出来的孤立的病情,如发热、咳嗽、头痛、腹泻、乏力等。"证"是指证候,是疾病某一类型或发展过程中某一阶段的病理概括。证候能反映出疾病某一类型或发展过程中某一阶段病理变化的本质,因而比症状更全面、更深刻、更正确地揭示疾病的本质,也比"病"更具体、更贴切。辨证是指将望、闻、问、切所收集到的症状与体征,通过分析、综合,辨清其疾病的病因、性质、部位和邪正之间的关系,从而概括判断为某种证候。施护是根据辨证的结果,确定相应的护理原则和方法。辨证是决定施护的前提和依据,施护是辨证的目的和手段。辨证施护的过程,就是认识疾病和护理疾病的过程。辨证与施护,是诊治疾病过程中相互联系、不可分割的两个方面,是理论和实践相结合的体现,是理、法、方、药在临床上的具体应用,是指导中医临床护理的基本法则。

由于一种疾病的不同阶段可以出现不同的证候,而不同的疾病有时在其发展过程中却可以出现相同的证候。因此,同一个疾病由于证候不同,其治疗护理原则和方法也就不同;而不同的疾病只要是出现相同的证候,就可以采用相同的治疗和护理方法。这就是中医的"同病异治""异病同治""同病异护""异病同护"的道理所在。这种针对疾病发展过程中,不同质的矛盾用不同的方法去解决的做法,反映了辨证施护的精神实质。

思考题

(1~3题共用题干)陈某,男,28岁。因恶寒发热、咳嗽来诊。主诉:前晚因使用空调不当,昨天晨起后始感身体不适,咳嗽,疲乏,今起渐感烦热,出汗,微恶寒,咽干咽痛,咳嗽加剧,咳少量黄痰。咽红,舌红苔黄,脉浮数。精神、饮食欠佳。体温38.8℃,脉搏96次/分。诊断为风热感冒。

1. 属于体征的是

A. 恶寒   B. 咳嗽   C. 咽红

D. 发热   E. 感冒

2. 对患者的施护正确的是

A. 治法同于风寒感冒   B. 治法同于阳虚感冒   C. 治法同于气虚感冒

D. 宜清热解表   E. 感冒治法皆相同

3. 针对其咽喉红肿疼痛,王大夫用中药研末醋调敷于其涌泉穴,3天后症状消失。这种中药敷贴涌泉穴治疗咽喉疾病,体现了

A. 同病异治   B. 整体观念   C. 异病同治

D. 辨病论治   E. 辨证论治

(温茂兴)

答案及解析

在线测试

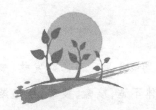

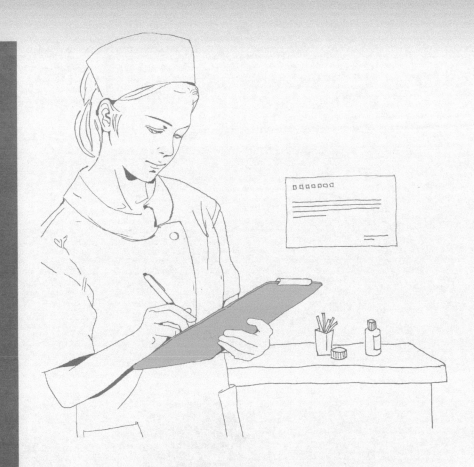

第一章　阴阳、五行、精气学说

学习目标

1. 叙述阴阳学说、五行学说、精气学说的概念和基本内容。

2. 简述阴阳学说、五行学说、精气学说在中医护理学中的应用。

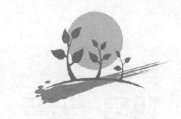

王阿姨自从上月与邻居争吵之后就一直闷闷不乐,时常呃逆,逐渐出现右胁下胀痛,喉中如有物梗阻,纤维喉镜检查正常。上周起饮食明显减少,食后腹胀、腹痛,甚或呕吐,腹泻逐渐加重。诊见舌红苔薄黄,脉弦数。李大夫施以疏肝健脾和胃的治法,两周后治愈。

请问:1. 舌红、脉弦数属阴还是属阳?
2. 如何用五行学说解释患者出现的饮食减少、腹胀、腹泻症状?

阴阳五行和精气学说,是古代的哲学概念,也是我国古代思想家在对自然现象及其相互关系的观察中总结出来的哲学理论,还是古人认识世界和解释自然的论理工具,具有朴素的唯物论和自发的辩证法思想。阴阳学说认为,世界是物质的,自然界的一切事物与现象都具有相互对立与相互依存的阴阳两个方面,在阴阳二气的相互作用下,物质世界不断运动、发展和变化着。五行学说认为,世界是由木、火、土、金、水五种基本物质构成的,这五种物质之间又具有相互资生和相互制约的关系,并处于不断的运动变化之中。精气学说认为,精气是构成人体和维持人体生命活动的精微物质,精和气之间又可互相化生。

我国古代医学家在长期医疗实践的基础上,将阴阳五行和精气学说运用于医学领域,用来阐明人体的生理功能和病理变化,指导疾病的诊断和治疗,成为中医学理论体系的重要组成部分。

第一节 阴阳学说

一、阴阳的基本概念

阴阳是宇宙中相互关联的事物或现象对立双方属性的概括,含有对立统一的概念。阴和阳既可以代表相互对立的两个事物,也可以代表同一事物内部所存在的相互对立的两个方面。阴阳的最初含义是很朴素的,是指日光的向背,朝向日光则为阳,背向日光则为阴。向阳的地方光明、温暖,背阳的地方黑暗、寒冷,古人根据这一特点,就以光明、黑暗、温暖、寒冷分阴阳。先民们在长期的生活实践中,不断地引申其义,将日月、昼夜、天地、上下、动静、升降、水火、内外、雌雄等相反的事物和现象,都以阴阳来加以概括。如:昼为阳,夜为阴;晴天为阳,阴天为阴;上为阳,下为阴;火为阳,水为阴等(表1-1)。一般来说,凡是明亮的、温热的、外在的、运动的、兴奋的、上升的、机能亢进的、强大的、功能的统属于阳的范畴；反之，晦暗的、寒冷的、内在的、静止的、抑制的、下降的、机能衰退的、弱小的、物质的统属于阴的范畴。

表1-1　事物阴阳属性举例

阴阳属性	事物和现象举例															
阳	日	天	昼	火	上	左	温热	明亮	春夏	运动	向外	上升	兴奋	亢进	强大	功能
阴	月	地	夜	水	下	右	寒冷	晦暗	秋冬	静止	向内	下降	抑制	衰退	弱小	物质

　　事物的阴阳属性并不是绝对的，而是相对的。其相对性有两个方面内容：一是在一定条件下，阴阳可以相互转化，阴可以转化为阳，阳也可以转化为阴。如：寒属阴，热属阳，寒极可以转化为热，热极可以转化为寒。二是在阴阳之中可以再分阴阳，就是说阴中包含着阴阳，阳中也包含着阴阳。如：昼为阳，夜为阴，上午为阳中之阳，下午则为阳中之阴；前半夜为阴中之阴，下半夜为阴中之阳。由此可见，宇宙间的任何事物都可以概括成阴和阳两类，任何一种事物内部又可以分为阴和阳两个方面，每一事物内部阴或阳的任何一方还可以再分阴阳。这种既相互联系又相互对立的现象，在自然界中是无穷无尽的。

二、阴阳学说的基本内容

　　阴阳的对立统一和运动变化规律，主要表现在以下四个方面。

（一）阴阳对立制约
　　阴阳学说认为，自然界的一切事物和现象都存在着相互对立的阴阳两个方面。阴阳的相互对立，是说阴阳性质的相反。阴阳相反导致阴阳相互制约，例如，温热可以驱散寒冷，冰冷可以降低高温，水可以灭火，火可以使水沸腾而化为气等。温热与火属阳，寒冷与水属阴，这就是阴阳之间的相互制约。阴阳双方制约的结果，使事物取得了动态平衡。就人体的正常生理机能而言，机能之亢奋为阳，抑制为阴，两者相互制约，从而维持人体机能的动态平衡，这就是人体的正常生理状态。

（二）阴阳互根互用
　　阴阳互根，是指一切事物或现象中相互对立着的阴阳两个方面，具有相互依存、互为根本的关系。即阴或阳任何一方都不能脱离另一方而单独存在，每一方都以相对的另一方的存在作为自己存在的前提和条件。如：上为阳，下为阴，没有上也就无所谓下，没有下也就无所谓上；热为阳，寒为阴，没有热也就无所谓寒，没有寒也就无所谓热，等等。所以说阳依存于阴，阴依存于阳。中医学把这种相互依存的关系，称之为"互根"。

阴阳的互用,是指阴阳之间还存在着相互资生、相互促进和助长对方的关系。如:气属阳,血属阴,血的循环要靠气的推动和统摄,气的运行要以血为载体。阳根于阴,阴根于阳,无阳则阴无以生,无阴则阳无以化,因此中医学中有"善补阳者必于阴中求阳,善补阴者必于阳中求阴"的说法。

由于某种原因使阴阳双方这种互根互用的关系遭到破坏,就会导致"孤阴不生,独阳不长"。就人体而言,机体物质与功能之间的互根互用关系失常,机体生生不息的机能也就遭到破坏,甚则"阴阳离决,精气乃绝"而死亡。

(三) 阴阳消长平衡

阴阳消长,是指相互对立又相互依存的阴阳双方,不是处于静止不变的状态,而始终处于"阴消阳长"或"阳消阴长"的运动变化之中。所谓"消长",是说一方增长,会削弱对方的力量,导致对方相对不足,即"此长彼消";或一方的不足,导致对方的相对亢盛,即"此消彼长"。阴阳双方在这种消长变化的运动中,维持着阴阳之间的相对平衡。因此,阴阳之间的平衡,不是静止的和绝对的平衡,而是始终贯穿着阴阳双方的消长变化,是动态的、相对的平衡。这种平衡关系称为消长平衡,它反映辩证唯物主义关于物质的绝对运动和相对静止的观点。

事物阴阳的消长平衡是普遍存在的。如一年四季气候的变化,从冬经春至夏,气候由寒逐渐变热,是一个"阴消阳长"的过程;由夏经秋至冬,气候由热逐渐变寒,又是一个"阳消阴长"的过程。这种阴阳消长的过程,维持了一年四季气候的正常交替,也使气候处于一种动态平衡之中。

(四) 阴阳相互转化

阴阳对立的双方,在一定的条件下,可以各自向其相反的方向转化,阴可以转化为阳,阳也可以转化为阴,从而使事物的性质发生根本性的改变。阴阳的转化必须具备一定的条件,这种条件就是"重"或"极",即所谓"物极必反",就是对立双方的力量消长必须达到极限,才可发生根本变化,没有这一条件,阴阳的转化便不可实现。如某些急性温热病,体温逐渐升高,若不能及时控制,持续高热之后,有可能突然出现体温下降、面色苍白、四肢厥冷、脉微欲绝等阳气暴脱的危象,这种病证变化过程,即属于阳证转化为阴证。阴阳的转化过程是一个由量变到质变的过程,阴阳消长是量变,是阴阳转化的前提,阴阳转化是质变,是阴阳消长的结果。

三、阴阳学说在中医护理学中的应用

阴阳学说渗透于中医护理学理论体系的各个方面,用以说明人体的组织结构、生理功能、病理变化,并有效指导着临床诊断、治疗、预防和养生。

(一) 说明人体的组织结构

人体是一个有机整体,其一切组织结构,既是有机联系的,又可以划分为相互对立的阴阳两部分。就人体部位来说,上为阳,下为阴;背部为阳,腹部为阴;体表为阳,体内为阴。按照脏腑功能特点划分,心、肝、脾、肺、肾五脏为阴,胆、胃、小肠、大肠、膀胱、三焦六腑为阳。五脏之中,又各有阴阳所属,即心、肺居于上部(胸腔)属阳,肝、脾、肾位于下部(腹腔)属阴。若具体到每一脏腑,则又有阴阳之分,如,心有心阴、心阳,肾有肾阴、肾阳。总之,人体组织结构的上下、内外、表里、前后各部分之间,以及内脏之间,无不包含着阴阳的对立统一。因此《素问·宝命全形论》说“人生有形,不离阴阳”。

(二) 说明人体的生理活动

人体正常的生命活动,是阴阳两个方面保持着对立统一的协调关系,使其处于动态平衡状态的结果。凡组织结构和气、血、津液等物质均属于阴,这些物质所发挥的功能则属于阳。物质是功能的基础,功能是物质的反映。两者之间,不仅互相对立,而且互相依存。各种机能活动(阳)的产生,必然要消耗一定的营养物质(阴),而各种营养物质(阴)的新陈代谢,又必然要消耗一定的能量(阳)。正常情况下,这种阴阳消长处于一种动态平衡之中,保证了脏腑功能的健全和正常的生理活动。

(三) 说明人体的病理变化

人体疾病的发生均可用阴阳失调来概括说明。疾病的发生发展关系到正气和邪气两个方面。正气分阴阳,包括阴液和阳气两部分;邪气亦有阴邪和阳邪之分。疾病发生发展的过程,就是邪正斗争的过程,无论其病理变化如何复杂,都不外乎阴阳的偏胜或偏衰。阴或阳任何一方高于正常水平,必然导致另一方的相对不足而发病,即“阳胜则阴病”“阴胜则阳病”“阳胜则热”“阴胜则寒”。反之,阴或阳任何一方的不足,必然导致另一方的相对亢盛而发病,即“阳虚则寒”“阴虚则热”。此外,由于阴阳互根,当阴阳任何一方虚损到一定程度时,也常可导致对方的不足,即所谓“阴损及阳”“阳损及阴”,甚则出现“阴阳俱虚”。因阴阳失调而出现的病理现象,在一定的条件下,可向各自相反的方向转化,即阴证可以转化为阳证,阳证可以转化为阴证。

(四) 用于疾病的诊断

任何疾病,尽管其临床表现错综复杂,千变万化,但都可以概括为阴证与阳证两大类。临床上常用的八纲辨证是各种辨证的纲领,而又以阴阳作为八纲的总纲,以统领表里、寒热、虚实,即表证、热证、实证属阳,里证、寒证、虚证属阴。正确的诊断,首先要分清阴阳,才能抓住疾病的本质,做到执简驭繁。

(五)用于疾病的防治

中医学认为,疾病的本质就是阴阳失调。因此,中医学治疗疾病的根本原则就是调整阴阳,补偏救弊,使阴阳重新恢复到相对平衡的状态。针对疾病阴阳偏胜偏衰的状况,采取"实则泻之""虚则补之"的治疗原则,以达到恢复新的平衡的目的。

阴阳学说也可用来概括中药的性能。药物的气、味和升降浮沉,皆可用阴阳来归纳说明。药物有寒、热、温、凉四气,寒凉药属阴,温热药属阳。药物有辛、甘、酸、苦、咸五味,辛、甘属阳,酸、苦、咸属阴。药物有升、降、浮、沉四种作用趋向,升浮药属阳,沉降药属阴。

阴阳学说还可用于指导疾病的预防。中医学认为,人以正气为本,"正气存内,邪不可干""邪之所凑,其气必虚",善于保养阴精阳气,则邪气不侵。而养护正气的根本法则就是要求人体内部的阴阳变化与天地自然之间的阴阳变化协调一致,也就是说,善于调整阴阳是防病摄生的根本。

第二节　五行学说

一、五行的基本概念

五,指木、火、土、金、水五种物质。行,指它们的运动和变化。五行,是指木、火、土、金、水五种物质及其运动变化的规律。

五行学说认为,宇宙间的一切事物都是由木、火、土、金、水五种物质所构成,这五种物质各具特性,但都不是孤立存在的,而是紧密联系的,既相互资生,又相互制约,从而促进自然界事物的发生和发展,维持着它们的协调和平衡。

二、五行学说的基本内容

(一)五行的特性

古人对五行特性的认识,是通过长期的生活和生产实践体验,并加以抽象归纳的结果。因此,虽然五行的特性来自木、火、土、金、水,但是实际上又超越了这五种具体事物的本身,具有抽象的特征和更广泛的含义。

木的特性:古人称"木曰曲直"。曲,屈也;直,伸也。木具有能屈能伸及生长、升发、条达、舒畅的特性。

火的特性:古人称"火曰炎上"。炎,热也;上,向上。火具有温热、升腾、向上的特性。

土的特性:古人称"土爰稼穑"。稼穑,指农作物的播种和收获。土具有承载、生化、受纳的特性。

金的特性:古人称"金曰从革"。从,顺从;革,变革。金具有能柔能刚及变革、肃杀、下降的特性。

水的特性:古人称"水曰润下"。润,湿润;下,向下。水具有寒凉、滋润、向下、闭藏的特性。

(二)事物属性的五行归类

五行学说采用取类比象的方法,将事物的不同性质、作用和形态与五行的特性进行类比,从而分别归属于木、火、土、金、水五行之中。

五行学说对事物属性的归类推演法则是以天人相应为指导思想,以五行为中心,以空间结构的五方、时间结构的五季、人体结构的五脏为基本框架,将自然界的各种事物和现象以及人体的生理病理现象,按其属性进行归纳。凡具有生发、柔和、条达、舒畅等性质和作用者,统属于木。具有温热、炎上等性质和作用者,统属于火。具有承载、生化、长养等性质和作用者,统属于土。具有收敛、肃降、清洁等性质和作用者,统属于金。具有寒凉、滋润、向下等性质和作用者,统属于水。将人体的生命活动与自然界的事物和现象联系起来,形成人体内外互相关联的五行结构系统,用以说明人体的生理病理现象及人与自然环境的统一性(表1-2)。

表1-2 事物属性的五行归类举例

自然界						五行	人体							
方位	气候	季节	五化	五色	五味		脏	腑	五官	形体	情志	五液	五华	五声
东	风	春	生	青	酸	木	肝	胆	目	筋	怒	泪	爪	呼
南	暑	夏	长	赤	苦	火	心	小肠	舌	脉	喜	汗	面	笑
中	湿	长夏	化	黄	甘	土	脾	胃	口	肉	思	涎	唇	歌
西	燥	秋	收	白	辛	金	肺	大肠	鼻	皮毛	悲	涕	皮毛	哭
北	寒	冬	藏	黑	咸	水	肾	膀胱	耳	骨	恐	唾	发	呻

(三)五行的相生、相克和制化

五行学说以五行的相生、相克来说明事物之间的相互资生和相互制约关系,五行的相生、相克是事物运动变化的正常规律。

1. 五行相生 相生,是指一事物对另一事物具有促进、助长和资生的作用。五行相生的次序是:木生火,火生土,土生金,金生水,水生木,依次资生,循环无端。在五行相生的关系中,任何一行都有"生我"和"我生"两方面的关系。生我者为母,我生者为子,所以又称"母子关系"。以火为例,生我者为木,则木为火之母;我生者为土,则土为火之子。其他依此类推。

2. 五行相克 相克,是指一事物对另一事物具有抑制、制约、克服的作用。五行相克的次序是:木克土,土克水,水克火,火克金,金克木。在五行相克的关系中,任何一行都有"克我"和"我克"两方面的关系。克我者为所不胜,我克者为所胜,所以又称"所胜""所不胜"的关系。以土为例,克我者为木,则木为土之所不胜;我克者为水,则水为土之所胜。其他依此类推。

3. 五行制化 在五行的生克关系中,任何一行都有"生我""我生""克我""我克"四个方面的关系。以木为例,生我者为水,我生者为火,克我者为金,我克者为土。这就说明,在五行系统中,各个部分不是孤立存在而是密切相关的,每一部分的变化,必然影响其他部分的状态,而其本身又受到五行整体的统一制约。

五行的相生相克是不可分割的两个方面。没有生,就没有事物的运动和变化;没有克,就不能维持正常协调关系下的变化与发展。因此,必须生中有克,克中有生,相反相成,才能维持和促进事物相对的平衡协调和运动变化。五行之间这种生中有克、克中有生、相互生化、相互制约的关系,称为"制化"。如金可以克木,木可以通过生火,使火来克金,以此来维持相互之间的平衡。其他依此类推(图1-1)。

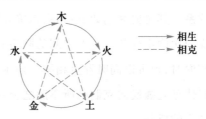

图1-1 五行相生相克示意

(四)五行的相乘、相侮

相乘相侮是五行之间正常的生克制化现象遭到破坏以后出现的异常克制现象。

1. 五行相乘 乘,有乘虚侵袭之意,相乘即相克太过,超过正常的制约程度,使事物之间失去正常的协调关系。相乘的次序与相克相同,即木乘土,土乘水,水乘火,火乘金,金乘木。五行之间发生相乘的原因,有"太过"和"不及"两个方面。

太过所致的相乘,是指五行中某一行过于亢盛,对其所胜一行进行超过正常限度的克制,引起其所胜一行的虚弱,从而导致五行之间生克制化的异常。以木克土为例,正常情况下为木克土,如果木气过于亢盛,对土克制太过,土本无不足,但亦难以承受木的过度克制,导致土的不足。这种相乘现象,称为"木乘土"。

不及所致的相乘,是指五行中某一行过于虚弱,难以抵御其所不胜一行的正常限度的克制,使其本身更显虚弱。以木克土为例,正常情况下,木能克制土,若土过于不足,木虽然处于正常水平,土仍然难以承受木的克制,因而导致木克土的力量相对增强,使土更显不足。这种相乘现象,称为"土虚木乘"。

"相克"与"相乘"尽管在次序上相同,但是二者之间是有区别的。相克是正常情况下五行之间递相制约的关系,相乘则是五行之间的异常制约现象,故不称"克"而谓之"乘";在人体,前者为生理现象,后者为病理现象。

2. 五行相侮　侮,即欺侮,有恃强凌弱之意,相侮是指五行之间的克制次序遭到破坏,出现逆向克制的异常现象,又称为"反克"。因此,相侮的次序与相克的次序正好相反。五行之间发生相侮的原因,同相乘一样,也有"太过"和"不及"两个方面。

太过所致的相侮,是指五行中的某一行过于强盛,对原来"克我"的一行进行反克。例如,正常情况下木应受到金的克制,若木气太盛,不仅不受金的克制,反而反克金,称为"木侮金"。

不及所致的相侮,是指五行中的某一行过于虚弱,不仅不能克制应克的一行,反而受到被克一行的反克。例如,正常情况下,金应克木,若金气虚弱,不仅不能克木,反而受到木的反侮,称为"木侮金",也称为"金虚木侮"。

五行之间的相乘和相侮,均为五行之间生克制化关系遭到破坏后出现的异常克制现象,两者皆可由五行中任何一行的"太过"或"不及"而引起,两者既有区别又有联系。其主要区别如下:相乘是按五行之间相克的次序出现的,相侮则是逆着五行相克的次序出现的。两者之间的联系是:在发生相乘时,也同时可以发生相侮;在发生相侮时,也可以同时发生相乘。如木气过强时,不仅会过度克制其所胜之土,而且可以恃己之强反向克制己所不胜之金;反之,木气不足时,则不仅金来乘木,而且又可受到土的反侮。

三、五行学说在中医护理学中的应用

(一)说明五脏的生理功能与相互关系

1. 说明五脏的生理功能　五行学说将五脏归属于五行,以五行的特性来说明五脏的生理功能特点。如肝属木,肝主疏泄而恶抑郁;心属火,心阳主温煦;脾属土,脾化生气血而为后天之本;肺属金,肺气清肃下降;肾属水,肾藏精、主水。

2. 说明五脏之间的相互关系　五行学说用五行相生的关系说明五脏之间的相互资生、相互为用的关系,用五行相克的关系说明五脏之间的相互制约、相互克制的关系。如相互资生的关系是:肝藏血以济心;心阳温煦脾土,助脾运化;脾运化水谷精微以充肺;肺清肃下行,通调水道以助肾水;肾藏精以滋养肝血。如相互制约的关系是:肾克心即水克火,肾水滋润上行以制约心火,防止其过亢;心克肺即火克金,心火的温煦有助于肺气宣发,制约肺气的过于肃降;肺克肝即金克木,肺气清肃下行可抑制肝气的过分升发;肝克脾即木克土,肝木条达可以疏泄脾土之壅滞;脾克肾即土克水,脾主运化水湿可防止肾水的泛滥。

(二) 说明五脏病变的相互影响

五脏病变的相互影响,称为传变。脏腑病变的传变,可分为相生关系的传变和相克关系的传变。

1. 相生关系的传变　五脏病变按相生关系传变时,可分为"母病及子"和"子病及母"两个方面。如先有肾精不足,不能滋养肝阴,导致肝肾阴虚,又称为"水不涵木",就是"母病及子"的表现。先有心血不足,累及肝脏,导致肝血不足而成心肝血虚,就是"子病及母",或称为"子盗母气"。

2. 相克关系的传变　五脏病变按相克关系传变时,可出现"相乘"和"相侮"两种现象。引起五脏相乘的原因有两种,一是一脏过盛,而致被克之脏受到过分克伐,另一种是一脏过弱,不能耐受"克我"之脏的克制,从而出现克伐太过。如肝旺,影响脾胃的运化功能,而出现胸胁苦满、脘腹胀痛、泛酸、泄泻等表现时,称为"木旺乘土"。反之,先由脾胃虚弱,不能耐受肝的相乘,而出现头晕乏力、纳呆嗳气、胸胁胀痛、腹痛泄泻等表现时,称为"土虚木乘"。

五脏相侮致病也分为两种情况,即"太过"相侮和"不及"相侮。如肺金本能克制肝木,若因暴怒而致肝火亢盛,肺金不仅无力制约肝木,反遭肝火之反向克制,而出现急躁易怒、面红目赤,甚则咳逆上气、咯血等木侮金的症状,称为"木火刑金"。不及相侮,是指由于一脏虚损,导致"我克"之脏的反向克制。如脾土虚衰不能制约肾水,出现全身水肿,称为"土虚水侮"。

(三) 用于疾病的诊断

人体是一个有机整体,内脏有病可以反映到相应的体表组织,出现色泽、声音、气味、形态、脉象等方面的异常变化。由于五脏与五色、五音、五味等都可以比照五行的特性进行分类归属,它们之间有着特定的联系。因此,在诊断疾病时,就可以用望、闻、问、切四诊所得到的资料,根据五行的归属和生克乘侮规律来推断病情及其发展演变。如面见青色、喜食酸味、脉见弦象,多为肝病;面见赤色、口苦、心烦、脉洪,多为心火亢盛;面见黄色,多为脾虚;面见白色,多为肺病;面见黑色,多为肾病。又如脾虚患者,面见青色,为木来乘土;心脏病患者,面见黑色,为水来乘火。

(四) 用于疾病的治疗

1. 指导脏腑用药　不同的药物,有不同的颜色与气味。药物的五色、五味与五脏的关系是以天然色味为基础,以其不同性能与归经为依据,按照五行归属来确定的。

如青色、酸味入肝,赤色、苦味入心,黄色、甘味入脾,白色、辛味入肺,黑色、咸味入肾。例如,白芍、山茱萸味酸入肝经,以补肝;朱砂色赤入心经,镇心安神;石膏色白味辛入肺经,以清肺热;黄连味苦入心经,以泻心火;白术色黄味甘入脾经,以补脾气;玄参、生地色黑味咸入肾经,以滋养肾阴。

2. 控制疾病传变 一脏有病时,往往会波及他脏而致疾病发生传变。因此,在治疗时,除对所病本脏进行治疗外,还要考虑是否会传变到他脏。主要是根据五行的生克乘侮规律,来调整脏腑之气的太过和不及,以控制疾病的进一步传变。如肝脏疾病,可以通过乘侮关系影响及心、脾、肺、肾,也可由心、脾、肺、肾的疾病影响及肝而得病。若肝气太过,木旺必乘土,此时应先补益脾气以防其传变,脾气健旺,则肝病不传于脾。

3. 确定治则治法 根据五行之间相互资生、相互制约的关系指导确立疾病的治疗原则和具体的治疗方法。

根据相生规律确立的治疗原则是补母和泻子。补母主要用于母子关系的虚证;泻子主要用于母子关系的实证。确立的具体治疗方法有滋水涵木法、益火补土法、培土生金法、金水相生法等。

根据相克规律确立的治疗原则是抑强和扶弱。其具体治疗方法有抑木扶土法、培土制水法、佐金平木法、泻南补北法(泻火补水法)等。

第三节 精气学说

一、精气的基本概念

气是构成宇宙万物的基本物质元素,是构成物质世界的本原物质。精也是一种气,它是气中最精华、纯粹的部分,故常以"精气"并称。

精气学说是研究精气及其聚散、运动以及宇宙万物生长消亡的客观规律的学说。精气学说渗透到医学领域,用以说明人体的生理、病理,指导疾病的诊断和治疗。精气学说是中医学理论的基石,并确保了中医学沿着唯物主义的道路向前发展。

二、精气学说的基本内容

(一)精气是构成万物的基本物质

精气学说认为,天地和自然界万物都是由精气构成的,精气是构成万物的基本物质。万物的生成是由于精气的聚合,万物的消亡是由于精气的离散。万物的生死在于精气的聚散,但作为物质元素的精气是永恒存在的,其运动变化是永恒的。精气可分为对立统一的阴阳两个方面,阴阳二气相互作用,以不同的形式和结构排列组合,从而化生万物,一切事物和现象都是精气运动变化的结果。

(二)气化理论

气化是指精气的运动而产生的变化。气聚合而成万物,同时又推动和激发万物的运动变化。故气化可泛指气作用下的一切物质形态的运动变化。

气化运动是永恒的。一切事物和现象都是气化运动的产物。无形之气可聚合而成有形之物,有形之物离散而成无形之气。在形气相互转化的过程中,一刻也离不开气化运动。

气化运动是机体生命活动的原动力,稳定有序的气化运动统摄着机体的功能活动,同时又通过气化运动为机体源源不断地提供生命所需的基本物质,并及时排出代谢产生的废物。

升降出入是气化运动的基本形式。升降,是指机体内部的气机运动形式;出入,是指机体与外界环境的气机运动形式。升、降、出、入,四者缺一不可,相互协调运动,才能保持机体的有序稳定,才能维持正常的生命活动。

三、精气学说在中医护理学中的应用

(一)说明人体的基本构成

宇宙万物由精气构成,人也同样是禀受了精气,从而构成人体的五脏六腑、筋骨肌肉、四肢百骸等组织器官以及精血津液等人体的基本物质。人体精气就其来源而言,有先天之精和后天之精。先天之精禀受于父母,是构成人体的原始物质;后天之精来源于食物中的营养物质和自然界中的清气。

(二)说明人体的生理功能

精气是人体生理活动的根本动力。精气充沛,则机能旺盛,人体健康;反之,精气不足,则机能衰减,人体羸弱。人体的一切生理活动,都是气化的反映。

(三)说明人体的病理变化

人体的病理变化主要是气化功能失调,即气机失常所导致的。气机升降出入正常,则生理活动正常;升降出入失常,则脏腑功能紊乱,人体代谢失调,疾病由此而生。气机失调,往往先出现气虚、气郁、气陷、气滞、气逆等气机本身的病变,继则波及形质,影响津血,可造成痰凝、血瘀,进而使脏腑功能失调。

(四)用于疾病的诊断和治疗

精气学说把精气不足和气机失调作为疾病产生的根源和本质,把固护精气和调理气机作为治疗疾病的基本原则。精气对于人至关重要,故在治疗疾病过程中,要把"扶正固本"、固护精气放在极其重要的地位。调理气机是治疗的另一个关键环节,调理气机的指导原则是以通为顺,因势利导。

思考题

(1~4题共用题干)郑某,女,38岁。半年前失业后一直未找到新工作,十分焦虑,近两个月来渐感胸胁部走窜胀痛,经期尤甚。嗳气泛酸,时有呃逆,头晕头痛,纳差,脘腹胀满,近一个月来便溏,面色㿠白,口唇色淡,渐消瘦,神疲乏力,气短懒言。舌红苔薄黄,脉弦数。

1. "面色㿠白、口唇色淡、神疲乏力、气短懒言"症状的阴阳归属是

A. 阴   B. 阳   C. 阴中之阳

D. 阳中之阳   E. 阴中之阴

2. 用五行学说解释其疾病传变,正确的是

A. 木克土   B. 土侮木   C. 木乘土

D. 木侮土   E. 土生木

3. 由于未及时治疗,后频发咳嗽,时或咳血,面红,眼干红。用五行学说解释其疾病传变,正确的是

A. 土生金   B. 金克木   C. 金侮木

D. 金乘木   E. 木侮金

4. 近一周来,患者又出现心悸、失眠、多梦。舌淡,脉细数。用五行学说解释其疾病传变,正确的是

A. 火克金   B. 水克火   C. 木生火

D. 母子相及   E. 木克土

(温茂兴)

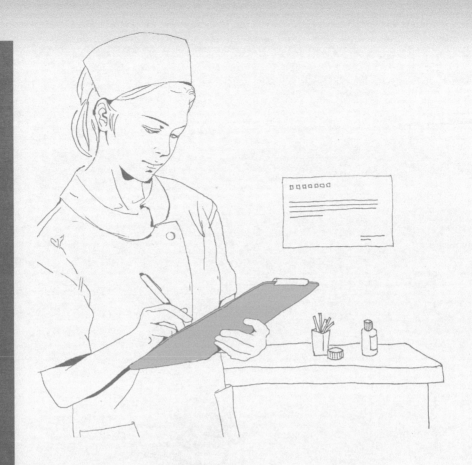

第二章　藏象及气、血、津液

学习目标

1. 说出五脏六腑的生理功能及其生理联系。

2. 了解中医藏象与西医脏器在名称和内涵方面的区别。

3. 简述气血津液的概念、生成、作用及相互之间的关系。

近来吴大爷为儿子的新房装修奔波各大建材市场，连日劳累。清晨起床后突然感到头晕，胸闷，心悸，气短，汗出，面色苍白，舌淡苔白，脉细弱。家人立即将其送往医院。

请问：1. 吴大爷病在何脏？为什么？

2. 其病变机制是什么？

藏即脏，是指藏于体内的内脏。象，指征象、现象，即人体内脏生理功能及病理变化反映于外的征象、现象。藏象，即藏于体内的内脏所表现于外的生理功能和病理现象。藏象学说是研究人体脏腑的生理功能、病理变化及其相互关系的学说。

藏象学说的基本特点主要体现为，在阴阳五行思想指导下的以五脏为中心的整体观。这种整体观念的主要特征：一是脏腑的整体联系。如五脏之间、六腑之间、奇恒之腑之间功能上的密切配合，脏与腑的表里关系，奇恒之腑藏蓄阴精，而精气源于五脏，故功能从属于五脏等，都是脏腑整体联系的具体体现。二是人身的整体联系。如藏象学说运用五行学说构筑其理论框架，以五脏为中心，分别与五腑、五体、五华、五液、五志等相联系，构成五脏功能结构系统。三是天人合一，人体与自然界是一个统一的整体。脏腑的生理功能与自然界的变化息息相关，五脏与五时相互通应，五味归五脏各有宜忌，五脏虚实与五时气候变化关系密切等，都是人与自然界通应联系的具体体现。以五脏为中心的整体观来研究人体生命现象及其规律，是藏象学说的基本特点。

藏象学说的形成，源于四个方面：一是古代的解剖知识，在形态方面奠定了基础；二是长期以来对人体生理、病理现象的观察，将活体生命现象作为认识内脏功能的依据，从象识脏，因而形成藏象学说的独特认识；三是反复的医疗实践，为其形成奠定了实践基础；四是古代唯物论、辩证法对中医学的渗透与影响。如精气学说、阴阳五行学说，为其奠定了哲学基础，形成了中医学的科学观和方法论。在藏象学说形成过程中，"以表知里"的整体观察研究方法大大地超越了个体解剖方法。因此，藏象学说中的脏腑，其名称虽然与现代医学的脏器相同，但在生理和病理的含义上却不尽相同。中医藏象学说中的一个脏腑的生理功能，可能包含着西医几个脏器的生理功能；而西医一个脏器的生理功能，也可能分散在藏象学说的几个脏腑的生理功能之中。如：肾不但是解剖学意义上的肾，更主要的是肾具有藏精、主生长发育与生殖、主水、主纳气、主骨生髓充脑等生理功能。肾与膀胱相表里。肾、膀胱、骨、齿、髓、脑、发、耳、二阴构成了一个肾系统。肾有病则可能出现生长发育迟缓、性功能减退、水肿、气喘、骨软、齿摇、腰酸、健忘、发白、听力下降、二便失禁等病理变化。因此，藏象学说中的脏腑,含有解剖、生理、病理学的综合含义。

第一节　脏腑

脏腑根据其功能特点,可分为五脏、六腑、奇恒之腑三类。五脏,即心、肺、脾、肝、肾,合称为"五脏";六腑,即胆、胃、小肠、大肠、膀胱、三焦,合称为"六腑";奇恒之腑,即脑、髓、骨、脉、胆、女子胞。

五脏多为实体性器官,其生理功能是化生和贮藏精气,生理特性为"藏而不泻""满而不实"。六腑多为空腔性器官,其生理功能是受盛和传化水谷,生理特性为"泻而不藏""实而不满"。奇恒之腑形体似腑多为空腔器官,生理功能似脏贮藏精气,似腑而非腑,似脏而非脏,生理特性也像脏"藏而不泻"。

藏象学说研究的内容还包括形体、官窍。形体,通常指皮、肉、筋、骨、脉等组织结构,称为五体。官,指具有特定功能的器官,如耳、目、口、鼻、舌,又称五官;窍,指孔穴,是人体与外界相连通的窗口,有七窍和九窍的称谓。七窍指头面部七个孔穴,即眼、耳、鼻、口;九窍指七窍加前阴、后阴。官必有窍,窍必成官,故官窍并称。

本节主要介绍五脏、六腑的生理功能及脏腑之间的相互关系。

一、五脏

(一) 心

心位于胸中,心包卫护于外。心为五脏之首,是人体生命活动的主宰。心的主要生理功能是:主血脉,主神志。心开窍于舌,其华在面,在志为喜,在液为汗。心与小肠相表里。心与自然界的夏气相通应。心的生理特性是,心为五脏六腑之大主和心为阳脏而主阳气。

1. 心的主要生理功能

(1) 主血脉　是指心具有推动血液在脉管中运行以营养全身的功能。全身脏腑组织器官都有赖于血液的濡养,才能发挥其正常的生理功能。心主血脉包括主血和主脉两个方面。血即血液,脉即脉管,又称经脉,脉为血之府,是容纳和运行血液的通道。血液能正常运行,有赖血液的充盈和脉道的通利。心推动血液在脉管中运行,周流不息,如环无端,维持全身各脏腑的生理功能。心、血、脉三者构成人体血液循行系统,在这个系统中,心起主导作用。血液的正常运行,依赖心气充沛,血液充盈,脉道通利。

心是血液运行的动力,心推动血液运行主要依赖心气的作用。心气旺盛,心血充盈,脉道通利,血液正常输布全身,则面色红润,脉搏均匀、和缓有力;心气不足,血脉不盈,脉道不利,血液运行障碍,则面色无华,脉搏细弱无力,甚则面唇青紫,心胸憋闷、疼痛,脉涩结代。

(2)主神志　心主神志亦称心主神明、心藏神。神的含义有广义和狭义之分。广义的神,是指整个人体生命活动的外在表现,可以从面色、眼神、语言、精神状态、肢体活动等反映出来。狭义的神,是指心所主的神。心主神志就是指心主管人的精神、意识、思维活动。现代医学认为,人的精神、意识、思维活动,是大脑的功能,即大脑对客观外界事物的反映,属于高级中枢神经活动。而中医学认为与五脏有关,人的精神、意识、思维分属于五脏,又为心所主。《素问·灵兰秘典论》称"心者,君主之官,神明出焉",指心为神明之脏,主宰人的精神、意识、思维及情志活动。《灵枢·本神》说"所以任物者谓之心",即通过人体的感觉器官,心能接受客观外界的信息,产生心理活动并做出反应。

心主血脉与心藏神的功能密切相关,血是神的物质基础,神是血的功能体现。如人准备跑步,但是还没有真正开始跑步时,血流速度和心率已明显加快,这种变化显然不是运动的结果,而是心神支配心主血脉功能的明证。同时,心神又必须得到心血的濡养才能正常地工作,发挥主神志的功能。心血充盈,则精神充沛,思维敏捷;心血不足,则精神萎靡,反应迟钝,健忘多梦。病邪扰心,则神志昏迷,谵语狂妄。

2. 心的系统联系

(1)心与小肠相表里　心与小肠以经络相互络属,构成表里关系,生理上互相联系,病理上互相影响。心有热可下移小肠,小肠有火,亦可上攻于心,可见心烦失眠,口舌生疮,小便短赤,疼痛不利等。

(2)在体合脉,其华在面　心合脉,百脉归心,心主血脉。华即光彩,面部血脉丰富,心的光彩体现在面部。心血充盈,面色红润光泽;心血不足,面色苍白无华;心脉瘀阻,面色青紫;心火亢盛,面色红赤。

(3)开窍于舌　心气通于舌,舌为心之苗。心的功能正常,舌体红润柔软,活动自如,语言流利,味觉灵敏。例如,心血不足,舌质淡白;心火上炎,口糜舌烂;心血瘀阻,舌质紫暗,或有瘀斑;心神失常,则见舌强、语謇、失语。

(4)在志为喜　志即情志。喜即喜悦,欢乐的情绪。喜是人们对客观外界所做出的一种良性反应。喜为心之志。心血充盈,喜形于色;心血不足,精神涣散;心火扰神,谵妄昏迷。

(5)在液为汗　汗为心之液。汗为津液所化,津液是血液的组成部分,心主血脉,故有"汗血同源"之说。汗出过多,津伤血耗,心液损伤,常出现心悸、气短、神疲乏力,甚则大汗亡阳,阴阳离决。

(6)与夏气相通应　五脏应四时,心与夏同属火。心与夏气相通应,是因为自然界在夏季以炎热为主,在人体则心为火脏而阳气最盛,故夏季与心相应。一般来说,心脏病证,特别是心阳虚衰的患者,其病情在夏季比较容易缓解。从养生和治疗角度来看,夏季是疗养心脏疾病的较好时间段。

3. 心的生理特性

(1) 心为五脏六腑之大主　五脏是人体生命活动的中心,因为心具有主神志和主血脉的重要生理功能,各脏腑的功能活动依赖于心的统领和调节。心的生理功能正常,则神志安定,血脉流畅,脏腑协调。反之,心的生理功能紊乱,则心神不安,血脉不畅,脏腑失调。

(2) 心为阳脏而主阳气　心居膈上阳位,为阳中之太阳,心的阳气能够推动血液循行,维持人体的生命活动,使之生机不息,故喻为人身之"日",有"心为火脏"之说。心脏阳热之气,既能维持本身的生理功能,又能对全身有温养作用。

知识链接

心　包

心包又称心包络,亦名膻中,是心脏外面的包膜,具有保护心脏、代心受邪的作用。外邪侵犯心脏时,心包首当其冲,"代君受邪"。如外感热病中出现神昏、谵语等症状,称为"热入心包",把痰浊引起的精神错乱,称为"痰浊蒙蔽心包"。因此,心包的功能和病变与心脏一致。

(二) 肺

肺位于胸腔之内,左、右各一,上通咽喉。肺的主要生理功能是主气,司呼吸,朝百脉,主宣发肃降,主通调水道。肺外合皮毛,开窍于鼻,在志为忧(悲),在液为涕。肺与大肠相表里。肺与自然界的秋气相通应。肺的生理特性是肺为五脏六腑之华盖和肺为娇脏。

1. 肺的主要生理功能

(1) 主气,司呼吸　气是人赖以维持生命活动的重要物质。肺主气是指人身之气皆由肺所主,司呼吸即掌管呼吸。肺主气包括两个方面,即主呼吸之气和一身之气。

1) 主呼吸之气　肺具有主持人体呼吸的作用。肺是体内外气体交换的场所,通过肺的呼吸运动,呼出体内之浊气,吸入自然界之清气,吐故纳新,完成体内外气体的交换,以维持人体的生命活动。肺司呼吸的功能正常,则气道通畅,呼吸调匀。若病邪犯肺,影响呼吸,则会出现胸闷、咳嗽、喘促、呼吸不利等。

2) 主一身之气　是指肺有主持、调节全身各脏腑之气的作用。包括两个方面的内容:一是气的生成方面,特别是宗气的生成。宗气是由肺吸入的自然界清气与脾运化的水谷精气结合在胸中而成。宗气助肺以司呼吸,助心以行气血,贯穿全身。肺的呼吸功能正常与否,直接影响宗气的生成,同时也影响全身之气的生成。二是气机的调节,气机指气的升、降、出、入运动。肺有节律的一呼一吸,带动全身之气的升、降、出、入运动,从而对全身气机起着重要的调节作用。所以说肺主一身之气。若肺主一身之气的功能失常,直接影响宗气的生成和全身气机的升降出入运动,出现少气懒言、声低气怯、肢倦乏力等。

肺主呼吸之气和一身之气,实际上都隶属于肺的呼吸功能。如果呼吸功能失常,势必影响宗气的生成和气的运行。若肺失去了呼吸功能,清气不能吸入,浊气不能排出,宗气不能生成,新陈代谢停止,人的生命活动也就终结。

(2)朝百脉 肺朝百脉,是指全身的血液通过百脉会聚于肺,通过肺的呼吸,进行气体交换,然后将富有清气的血液输布至全身。肺具有辅助心脏运行血液的重要作用。心主血脉,全身的血和脉统属于心。心的搏动,是血液运行的动力。血液的运行,又依赖气的推动。肺主一身之气,贯通百脉,调节全身的气机,气行则血行,肺能协助心主持血液循环。肺气充足,则助心行血。若肺气虚衰,则影响心主血脉的生理功能,导致血行障碍,出现胸闷、心悸、短气喘息、唇舌青紫等。

(3)主宣发肃降 宣发,即宣通、布散,是指肺向上升宣和向外布散的作用。肃降,即清肃、洁净、下降,是指肺气的向内向下清肃通降的作用。肺气宣发的生理作用主要体现在三个方面:一是呼出体内之浊气;二是向上向体表输布水谷精微和津液;三是宣发卫气,调节腠理开合,维持人体正常的体温。肺气肃降的生理作用也体现在三个方面:一是吸入自然界的清气;二是向下向体内输布精微和津液;三是保持呼吸道的洁净。

肺的宣发与肃降,在生理上相反相成、相互依存和相互制约,在病理上相互影响。没有正常的宣发就不能有正常的肃降,没有正常的肃降就影响正常的宣发。宣发与肃降正常,则气道通畅,呼吸调匀,体内外气体正常交换,水谷精微输布全身。肺失宣降常见咳嗽、气喘等。

(4)通调水道 通:疏通;调:调节;水道:水液运行和排泄的道路。通调水道,是指肺具有疏通和调节水液运行的作用,从而推动水液输布、运行和排泄。由于肺为华盖,位居最高,参与了人体的水液代谢,故有“肺主行水”“肺为水之上源”之说。

肺通调水道的功能是通过肺气的宣发和肃降实现的。通过肺的宣发,一方面将津液输布于体表皮毛和周身,发挥其滋润的作用,同时将一部分机体代谢后的水液,通过呼吸、皮肤、汗孔蒸发而排出体外。二是通过肺的肃降,将水液向下输布,以充养滋润人体,代谢后的水液下降于肾,经肾的气化形成尿液排出体外。肺的宣发肃降功能失常,不能通调水通,则水道不利,表现为小便不利、尿少、水肿、痰饮等水液运行障碍的病变。

2. 肺的系统联系

（1）肺与大肠相表里　肺与大肠以经络相互络属，构成表里关系，生理上互相联系，病理上互相影响。肺热可下移大肠，可见咳嗽痰黄、腹胀便秘等。

（2）在体合皮，其华在毛　合称肺主皮毛。皮毛，包括皮肤、汗腺、毫毛等组织，是一身之表，为抵御外邪的屏障。肺宣发卫气，输布精微温养润泽皮毛。肺气虚，则皮毛枯槁不泽，易感外邪而发病。

（3）开窍于鼻，上系于喉　鼻与喉相通连与肺，是呼吸的门户，肺气通于鼻，"鼻为肺之窍""喉为肺之门户"。肺气正常，鼻窍通畅，嗅觉灵敏，声音洪亮。肺病则鼻塞流涕，喉痒声哑。

（4）在志为忧（悲）　悲和忧都是肺之志。悲忧则气消，悲忧过度，则耗伤肺气，导致精神萎靡，意志消沉，少气音低。反之，肺气虚又易产生悲忧。

（5）在液为涕　涕为肺之液。肺宣发津液至鼻腔泌出为涕，正常情况下，涕润泽鼻窍不外流。肺气和，则鼻窍通畅而干润适中。若肺寒则鼻流清涕；肺热则鼻流浊涕；肺燥则鼻干燥。

（6）与秋气相通应　五脏应四时，肺与秋同属金。时令至秋，草木凋零，而人体肺脏主清肃下行，故与秋气相应。肺与秋气相通，故肺金之气应秋而旺，肺的制约和收敛功能强盛。治疗肺病时，秋季不宜过分发散，而应顺其敛降之性。秋季常见肺燥之证，出现干咳无痰、口鼻干燥、皮肤干裂，治疗应注意养阴润肺。

3. 肺的生理特性

（1）肺为五脏六腑之华盖　肺位于胸腔，居五脏六腑的最高位置，通过气管、喉、鼻直接与外界相通。所以其生理功能常受外界环境的影响。如六淫之邪侵犯人体，首先入肺而出现肺卫失宣、肺窍不利等病变。

（2）肺为娇脏　娇脏即娇嫩之脏。肺叶娇嫩，不耐寒热，外合皮毛，开窍于鼻，与天气直接相通。六淫之外邪入侵，皆易犯肺而致病。他脏之寒热病变，亦常累及肺，以其不耐寒热，易于受邪，故称娇脏。

（三）脾

脾居膈下，位于中焦。脾的主要生理功能是主运化，主统血。脾开窍于口，其华在唇，主肌肉四肢，在志为思，在液为涎。脾与胃相表里。脾与自然界的长夏之气相通应。脾的生理特性是脾以升为健和脾恶湿喜燥。

1. 脾的主要生理功能

（1）主运化　运即运输、运送；化即消化、吸收。脾主运化是指脾具有把饮食物转化为水谷精微和津液，并将其吸收、转输到全身各脏腑的生理功能。脾的运化功能包括运化水谷和运化水液两个方面。

1）运化水谷　水谷泛指各种饮食物。运化水谷是指脾能将水谷转化为水谷精微，并将水谷精微转运输送至全身的功能。饮食物的消化吸收，实际上是在胃和小肠进行，但必须依赖脾的运化功能才能完成。脾主运化的过程分为三个阶段：一是消化，即帮助胃"腐熟"，帮助小肠"化物"，将饮食物化为精微和糟粕；二是吸收，即帮助胃肠道吸收水谷精微；三是转运输布，即通过"散精"作用，将水谷精微上输，通过肺的宣发和肃降而输布全身，以营养五脏六腑、四肢百骸、皮毛筋肉等。食物残渣（糟粕）则转运大肠排出体外。由于人体正常生命活动所必需的水谷精微都依赖脾的运化，饮食水谷是人出生以后主要的营养来源，也是生成气血的物质基础，所以称"脾为后天之本""脾为气血生化之源"。若脾的运化水谷功能失常，可出现食欲缺乏，腹胀便溏，面色无华，形体消瘦。

2）运化水液　是指脾有吸收、输布水液，防止水液在体内停滞的作用。脾在运化水谷的同时，还将人体所需要的水液运送到全身各脏腑组织器官，以发挥其滋润濡养的作用。同时又把各组织器官利用后的多余水液，及时转输至肺和肾，通过肺的宣降与肾的气化，变成汗和尿排出体外，维持人体的水液代谢的平衡。若脾失健运，水液就会潴留于体内，产生痰饮，以及出现泄泻、尿少、水肿等。

脾的运化功能主要依赖脾气的作用。脾气的运化特点是主升，故有"脾以升则健"。水谷精微被称为"清"，脾将水谷精微通过上升的作用输布全身，所以称"脾主升清"。脾的升清作用还体现在升举维系固定内脏，防止内脏下垂。脾气不升，清气下陷，阴液下泄，可见多尿、泄泻、白带清稀、脱肛、内脏下垂等。

（2）主统血　统即统摄、控制。脾主统血是指脾气有统摄血液在脉管中运行而不溢出脉外的功能。脾气统摄血液，实际是气的固摄作用的体现。脾气健旺，则气血充盈，气旺则能摄血，血液在脉管中正常运行而不溢出脉外。若脾气虚弱，固摄功能减退，脾不统血，血离脉道，可见各种慢性出血的病证，如崩漏、便血、尿血、皮下出血等。

2. 脾的系统联系

（1）脾与胃相表里　脾与胃以经络相互络属，构成表里关系。脾主运化，胃主受纳；脾主升清，胃主降浊；脾恶湿喜燥，胃喜润恶燥。脾与胃纳运协调，升降相因，燥湿相济，共同完成饮食物的消化吸收，故称脾胃为后天之本，气血生化之源。病理上脾胃常相互影响。

（2）在体合肉，主四肢　肉即肌肉。脾运化水谷精微，营养肌肉和四肢。脾气健旺，运化正常，营养充足，肌肉丰满壮实，四肢强劲有力；脾失健运，肌肉瘦削痿软，四肢倦怠无力，甚至痿废不用。

（3）开窍于口，其华在唇　开窍于口是指人的食欲、口味与脾运化功能密切相关。其华在唇是指口唇能反映脾气的盛衰。脾气通于口,脾气健运,食欲旺盛,食而知味,口唇红润光泽;脾失健运,食欲减退,口淡乏味,口唇淡白无华。

（4）在志为思　思即思虑、思考。脾气健运,气血旺盛,表现为多思善思,深思远虑。但思虑过度,所思不遂,则食欲减退、纳少腹胀、倦怠乏力。

（5）在液为涎　涎为脾之液。口内津液较清稀的部分称为涎,乃脾所化生。涎为口津,有润泽口腔、帮助消化的作用。若脾胃不和,则涎的分泌增加或者减少,可以影响口腔的滋润清洁,甚则影响食欲和脾胃的消化功能。

（6）与长夏之气相通应　五脏应四时,脾与长夏同属土。长夏之季,气候炎热,雨水偏多,湿为热蒸,蕴酿生化。脾主运化,化生气血津液,故脾与长夏相通应。长夏之湿热主生化,而湿之太过,则可困脾,故夏秋之交,脾易为湿所伤,湿热交相为病,则可致身热不扬、肢体困重、纳呆、腹胀、泄泻等症。

3. 脾的生理特性

（1）脾以升为健　脾位于中焦,为人体气机升降之枢纽。脾气的运动特点是上升。脾气的升包括输布水谷精微和升举清阳之气。脾气得升,则运化健旺;反之,脾气不升,气血生化乏源,水谷精微不达头面四肢,则出现头昏眩晕、神疲乏力、腹胀便溏等;脾气下陷,则出现久泄、脱肛,或内脏下垂等。

（2）脾恶湿喜燥　脾为"太阴湿土之脏",能运化水湿。脾虚不运则最易生湿,而湿邪过盛又最易困脾,故有"脾主湿而恶湿"之说。历代医家对脾病治疗用药常慎用滋腻助湿之品,而多以香燥之药健脾化湿。

（四）肝

肝位于腹部,横膈之下,右胁之内。肝的主要生理功能是主疏泄,主藏血。肝开窍于目,在体合筋,其华在爪,在志为怒,在液为泪,肝与胆相表里。肝与自然界的春气相通应。肝的生理特性是肝体阴而用阳和肝喜条达而恶抑郁。

1. 肝的主要生理功能

（1）主疏泄　肝主疏泄是指肝具有疏通、宣泄、条达、升发的特性,有调畅人体全身气机的功能。气的升降出入运动的协调平衡,称为"气机调畅",是保证人体多种生理功能正常发挥的重要条件。

肝主疏泄,调畅气机的功能主要表现在以下几个方面。

1）协调气血运行　肝主疏泄直接影响气机的调畅和气血的运行。疏泄正常,气机调畅则气血调和;疏泄失常,可表现为疏泄不及,使气机郁结,气滞血瘀,出现胸胁、乳房胀痛、癥积结块等;疏泄太过,令肝气上逆,气血上冲,可见面红目赤、吐血、咯血、呕血,甚则晕厥等。

2）调节精神情志　肝的疏泄正常,气机调畅,气血和调,精神愉快,心情舒畅,理智开朗,既不抑郁又不亢奋。肝疏泄功能失常,若疏泄不及,则精神抑郁,孤独寡欢,多愁善感,叹息嗳气,甚则沉默痴呆、表情淡漠、悲伤啼哭等;肝疏泄太过,则烦躁易怒,头胀头痛,失眠多梦,甚则妄言失态,喧闹不宁等。

3) 促进消化吸收　肝的疏泄是保证脾胃气机升降的重要条件。肝的疏泄正常可促进脾升胃降,保证饮食物的消化吸收。肝失疏泄,可使脾胃升降失常。脾气不升,则腹胀、纳呆、泄泻;胃气不降,则嗳气、呃逆、呕吐、脘腹胀痛。肝的疏泄可以分泌排泄胆汁以助消化。肝气郁结,影响胆汁的分泌和排泄,则胁痛、口苦、纳呆,甚者可出现黄疸。

4) 调理冲任二脉　冲为血海,其血量依靠肝的疏泄调节;任脉为阴脉之海,与肝经脉相通。肝的疏泄直接影响冲任二脉的通利协调。肝的疏泄功能正常,任脉通利,冲脉充盈,月经应时,孕育正常。肝失疏泄,冲任失调,气血不和,则经行不畅,引发痛经、闭经、不孕等。

（2）主藏血　是指肝具有贮藏血液和调节血量的功能。血液生化于脾,藏受于肝。肝内贮存一定量的血液,可以濡养自身,制约肝之阳气升腾勿使过亢,维持肝的疏泄功能,且能防止血随气逆而出血。人体的血液,会随不同生理情况而改变血量。人动则血运于诸经,人静则血归于肝。当人体剧烈活动或情绪激动时,脏腑组织的血液需要量增加,于是肝内的血液向外周输布,以供人体活动的需要。当人体安静休息睡眠时,血液需要量减少,血液便归藏于肝。由于肝有贮藏血液和调节血量的作用,因此肝被称为“血海”。肝藏血功能失常可以表现为藏血不足,血液亏虚,视物模糊,肢体麻木,月经量少,甚至闭经;藏血失职,血液妄行,则出现各种急性出血病证,如吐血、衄血、月经过多、崩漏等。

2. 肝的系统联系

（1）肝与胆相表里　肝与胆以经络相互络属,构成表里关系。生理上互相联系,病理上互相影响。肝与胆关系十分密切,肝病常影响胆,胆病又影响肝,临床常肝胆同病,肝胆同治。

（2）在体合筋,其华在爪　筋即筋膜,包括肌腱和韧带,是联结关节、肌肉的一种组织,筋膜有赖于肝血的滋养。爪即指甲、趾甲。爪甲是筋的延续,故说“爪为筋之余”。肝主筋,肝血充盈,筋得所养,关节活动灵活,筋腱强壮有力;肝血不足,筋失所养,则肢体麻木,屈伸不利。肝血的盛衰可影响爪甲的荣枯。肝血充盈,则爪甲坚韧明亮,红润光泽;肝血亏虚,则爪甲薄软,枯萎脆裂。

（3）开窍于目　肝的经脉上系于目,肝血上输濡养目窍,目才能视。肝血不足,则两目干涩,视物模糊;肝经风热,则目赤痒痛;肝火上炎,则目赤生翳;肝风内动,则目斜上视。

（4）在志为怒　怒志活动与肝的疏泄升发功能关系密切。适度有节之怒,有疏展肝气之效;肝气虚,则该怒不怒,畏怯懦弱,失去斗志;大怒则伤肝,导致肝气升发太过,表现为烦躁易怒,激动亢奋,血随气逆,可发生呕血、咯血,或中风昏厥。

(5)在液为泪 泪为肝之液。泪有濡养、滋润和保护目窍的功能。肝血不足,则泪少目涩目眩;肝经湿热,则目肿、眵多、流泪。

(6)与春气相通应 五脏应四时,肝与春同属木。春季为一年之始,阳气始生,生机勃发,而人体之肝主疏泄、喜条达,故肝与春气相通应。因此春季养生,在精神、饮食、起居诸方面,都必须顺应春气的生发和肝气的条达之性。春季气候转暖而风气偏胜,肝气亦应之而旺,肝主疏泄,与精神情志活动有关,若肝失疏泄,则可引起情志活动异常,精神疾病多好发于春天。所以素体肝气偏盛、肝阳偏亢的人,于春季易出现眩晕、烦躁、昏厥等,故须因时制宜,未病先防。

3. 肝的生理特性

(1)肝体阴而用阳 肝居下焦,形质阴柔,为藏血之脏,故肝体属阴。肝主疏泄,主升主动,性喜条达,气常有余,易化火生风,故其用为阳。临床上肝病常见肝血肝阴之不足,肝气易上逆,肝火易上炎,肝阳易上亢,肝风易内动,肝之用(阳)有赖于肝的阴血敛之、柔之、润之。故临床治疗肝病时,正如《类证治裁》所言"用药不宜刚而宜柔,不宜伐而宜和。"

(2)肝喜条达而恶抑郁 肝为风木之脏,肝气升发,喜条达而恶抑郁。肝气宜保持柔和舒畅、升发条达的特性,才能维持其正常的生理功能。在正常生理情况下,肝气升发、柔和、舒畅,既非抑郁,也不亢奋,以冲和条达为顺。肝失条达,升发不及则表现为情志抑郁,情志抑郁又最易伤肝。肝病导致气机郁结,肝气横逆而欺凌他脏,变生他病。

(五)肾

肾有两枚,位于腰部,脊柱两侧,左、右各一,故有"腰为肾之府"之说。肾的主要生理功能是:主藏精,主水,主纳气。肾主骨、生髓、充脑,其华在发,开窍于耳和二阴,在志为恐,在液为唾。肾与膀胱相表里。肾与自然界的冬气相通应。肾的生理特性是肾主闭藏和肾为水火之脏。

1. 肾的主要生理功能

(1)主藏精 是指肾对精具有贮存、闭藏的功能。精即精华、精微,是构成人体、维持人体生命活动和生殖繁衍的基本物质。肾所藏的精,按其来源可分为"先天之精"和"后天之精"。先天之精,来源于先天,禀受于父母,与生俱来,是构成胚胎的原始物质,为生身之本,又称为"生殖之精",所以说"肾为先天之本"。后天之精,指人出生以后从饮食物中获取,由脾胃化生的水谷之精,并灌溉五脏六腑,故又称"水谷之精""五脏六腑之精"。先天之精和后天之精,虽然来源不同,却同归于肾,二者相互依存,相互为用,先天之精为后天之精准备了物质基础,后天之精不断供养先天之精。先天之精只有得到后天之精的补充滋养,才能充分发挥其生理效应;后天之精也只有得到先天之精的活力资助,才能源源不断地化生。这种关系,可概括为"先天生后天,后天养先天"。

肾所藏的精即为肾精;精能化气,所化之气即为肾气;常合称为肾中精气。肾中精气对人体的生长发育和生殖繁衍都起着决定性的作用。人从幼年开始,由于肾中精气逐渐充盛,所以有"齿更发长"的变化。青春时期,肾中精气进一步充盛,产生一种促进性功能成熟的物质,称为"天癸"。由于"天癸"的产生,男子开始排泄精液,女子有了月经来潮,从而具备生殖能力。进入中年,肾中精气渐弱,"天癸"变少,性功能和生殖能力减退直到消失,形体不再壮实。老年之后,"天癸"耗竭,性功能丧失,形体衰老。故《素问·上古天真论》云:"女子七岁,肾气盛,齿更发长;二七而天癸至,任脉通,太冲脉盛,月事以时下,故有子;三七肾气平均,故真牙生而长极;四七筋骨坚,发长极,身体盛壮;五七阳明脉衰,面始焦,发始堕;六七三阳脉衰于上,面皆焦,发始白;七七任脉虚,太冲脉衰少,天癸竭,地道不通,故形坏而无子也。丈夫八岁,肾气实,发长齿更;二八肾气盛,天癸至,精气溢泻,阴阳和,故能有子;三八肾气平均,筋骨劲强,故真牙生而长极;四八筋骨隆盛,肌肉满壮;五八肾气衰,发堕齿槁;六八阳气衰竭于上,面焦,发鬓斑白;七八肝气衰,筋不能动,天癸竭,精少,肾脏衰,形体皆极;八八,则齿发去。"由此可见,人的整个生命活动的生、长、壮、老、已的全过程,都与肾中精气密切相关。凡生长发育迟缓,生殖功能低下以及未老先衰都与肾中精气虚衰有关。

肾中精气的生理作用称为肾阴、肾阳,肾中的阴阳犹如水火一样内寄于肾,故肾有"水火之宅""水火之脏"之称。肾阴,又称元阴、真阴、真水,对全身脏腑组织起着滋润濡养作用,肾阴是人体一身阴精的根本;肾阳,又称元阳、真阳、真火,对全身脏腑组织起着推动温煦作用,肾阳是人体一身阳气的根本。肾阴和肾阳相互依存,相互制约,平衡协调,共同维持人体正常生理活动。当肾阴、肾阳的平衡协调关系遭到破坏,就会出现肾阴虚、肾阳虚或肾阴阳两虚的病理变化。若肾阴虚则虚热内生,可见五心烦热,颧红盗汗,头晕目眩,或男子遗精,女子梦交等;若肾阳虚,则阴寒内盛,可见形寒肢冷,腰膝冷痛,阳痿早泄,宫寒不孕,小便清长等。由于肾阴、肾阳都以肾中精气为物质基础,肾阴虚、肾阳虚、肾中精气不足,往往会相互影响。肾阴虚到一定程度,可累及肾阳;肾阳虚到一定程度,也可伤及肾阴,形成阴损及阳或阳损及阴的病理变化,从而导致肾阴、肾阳两虚。又因肾阴、肾阳为其他各脏腑阴阳的根本,故在阴阳失调时,也可导致其他各脏腑的阴阳失调;反之,若其他脏腑的阴阳失调,日久必然累及肾,导致肾的阴阳失调,临床上称为"久病及肾"。

(2)主水　是指肾具有主持全身水液代谢,调节全身水液代谢平衡的作用,故称"肾为水脏"。肾主水的功能主要是通过肾的气化作用实现。在正常生理情况下,水液的代谢是通过胃的受纳,脾的运化和转输,肺的宣发和肃降,肾的蒸腾气化,以三焦为通道,输送至全身;经过代谢后的水液主要化为汗液、尿液排出体外。肾的气化功能正常,则开合有度;肾的气化功能失常,则开合失度。若开多合少,可出现小便清长、遗尿、尿失禁;若合多开少,则表现为尿少、小便不利、水肿。

(3) 主纳气　纳,即固摄、受纳,是指肾具有摄纳肺吸入之清气而调节呼吸的作用。虽然人体的呼吸由肺所主,但是必须依赖肾的纳气作用。肺吸入之气,必须下达于肾,才能保持呼吸运动的平稳和深沉。正常的呼吸运动是肺、肾两脏相互协调作用的结果,故有"肺为气之主,肾为气之根""肺主呼气,肾主纳气"之说。肾气充足,摄纳正常,才能使肺的气道通畅,则呼吸调匀。肾气不足,摄纳无权,吸入之气不能归纳于肾,可出现呼吸表浅,动则气喘,呼多吸少等,称为"肾不纳气"。

2. 肾的系统联系

(1) 肾与膀胱相表里　肾与膀胱以经络相互络属,构成表里关系。生理上互相联系,病理上互相影响。

(2) 在体合骨,生髓充脑　肾藏精,精生髓,髓有骨髓、脊髓、脑髓;髓居骨中,滋养骨骼,齿为骨之余,骨的生长发育、齿的坚固与否,均与肾精密切相关。脊髓通于脑,脑为髓之海。若肾精充足,髓海得养,精力充沛,思维敏捷,记忆力强,耳聪目明;若肾精不足,髓海空虚,则神疲倦怠,反应迟钝,记忆力差,耳鸣目眩,腰膝酸软。

(3) 开窍于耳及二阴　耳是听觉器官,形颇似肾,左、右各一。肾的精气通于耳,耳能闻五音。肾精不足,则听力下降,耳鸣耳聋。二阴指前阴(尿道和外生殖器)、后阴(肛门)。前阴主排尿、生殖,后阴主排泄粪便。肾中精气不足,则会导致小便、大便的排泄异常,还会影响生殖功能,出现阳痿、遗精、不育、月经不调、不孕等。

(4) 其华在发　发为血之余。肾藏精,精化血,血养发,发为肾之外候,发的生长与脱落,润泽与枯槁,均与肾中精气的盛衰有关。精血充足,头发致密,乌而润泽;肾精不足,发失所养,则须发早白,稀疏易脱而枯槁。

(5) 在志为恐　恐即惊恐、害怕、畏惧的情志。惊自外来,恐自内生。惊则气乱,恐则气下。惊恐过度则伤肾,肾气不固,可致二便失禁,或遗精、早泄。

(6) 在液为唾　唾是口液中较稠厚的部分,有润泽口腔、滋润食物及滋养肾精的功能。唾为肾精所化,咽唾可滋养肾精;肾亏则唾少;多唾或久唾,则耗伤肾精。

(7) 与冬气相通应　五脏应四时,肾与冬同属水。冬季气候最为寒冷,自然界物类则静谧闭藏以度冬时。人体中的肾为水脏,以封藏为特性,故肾与冬气相通应。冬季养生、作息、饮食要顺应冬季以利阳气潜藏,阴精积蓄。冬季气候寒冷,若素体阳虚,或久病阳虚,多在阴盛之冬季发病,故应注意避寒,注意养护。

3. 肾的生理特性

(1) 肾主闭藏　《素问·六节藏象论》云:"肾者,主蛰,封藏之本,精之处也。"肾为封藏之本,肾主藏精,宜藏不宜泻,肾藏命火,宜潜不宜露。精藏于肾,气纳于肾,妇女月经来潮,胎儿孕育,二便排泄,均为肾主闭藏特性的体现。肾中精气越满盈则人体的生机越旺盛,因此肾只宜闭藏不宜耗泄,故前人有"肾无实不可泻"。若肾的闭藏失职,就会出现遗精、遗尿、大便滑脱不禁,女子带下不止、崩漏、滑胎等。

(2)肾为水火之脏　肾寓真阴真阳,为一身阴阳之根本,是五脏六腑阴阳的发源地。肾中阴阳亏损可累及五脏,五脏所伤亦"穷必及肾"。因此,临床治疗阴阳虚弱时,常用"壮水之主,以制阳光;益火之源,以消阴翳"的方法,以补真阴和真阳。

命　门

命门一词,首见于《黄帝内经》,指眼睛。《素问·根结》云:"命门者,目也。"《难经》首次将命门作为内脏提出,云:"肾两者,非皆肾也。其左者为肾,右者为命门。命门者,诸神精之所舍,元气之所系也……"就命门的生理功能,主要有以下几种说法:一是命门为原气之所系,是生命的原动力;二是命门藏精舍神,与生殖密切相关;三是命门为人体阳气的根本;四是命门为水火之宅等。概括起来,命门是强调肾阴肾阳重要性的一种称谓,一般认为命门之火即指肾阳,命门之水即指肾阴,肾阳是一身阳气的根本,肾阴是一身阴精的根本。

二、六腑

(一)胆

胆既是六腑,又为奇恒之腑。胆附于肝,位于右胁下。胆是中空的囊状体,内藏胆汁。胆汁是精汁,是一种清净、味苦、黄绿色的液体,有帮助消化的作用,胆有"中精之腑""清净之腑""中清之腑"之称。胆的主要生理功能是贮藏、排泄胆汁和主决断。胆的生理特性是胆气主升。

1. 胆的主要生理功能

(1)贮存和排泄胆汁　胆汁来源于肝,由肝之余气所化生,贮存在胆;在肝气疏泄作用下排泄入肠中,以促进饮食物的消化。若肝胆的功能失常,胆汁分泌排泄受阻,就会影响脾胃纳运功能,可出现胸胁胀满、食欲缺乏、腹泻便溏等。若湿热蕴结肝胆,肝失疏泄,胆汁外溢,浸渍肌肤,则可发为黄疸。胆气以降为顺,若上逆,则可出现口苦、呕吐苦水等。

(2)主决断　胆主决断,是指胆在精神意识思维活动中,具有判断事物、做出决定的能力,对于防御和消除大惊大恐之类的精神刺激的不良影响、维持和控制气血的正常运行、保证脏腑间的协调关系有着重要作用。《素问·灵兰秘典论》说："胆者，中正之官，决断出焉。"若胆气豪壮，则能勇敢应变，当机立断，判断准确；若胆气虚弱，则易惊善恐，失眠多梦，胆小怕事，遇事多疑等。

2. 胆的生理特性

胆气主升　胆合肝，同属于木，通于春季。春气主升，万物生长，这是自然界的规律。人与天地相参，胆气升发，肝气条达，脏腑之气机则调畅。《内经》有"十一脏取决于胆"之说，是指胆可助肝的疏泄，以调畅脏腑气机。

（二）胃

胃位于中焦，上口为贲门接食管，下口为幽门通小肠。胃分为上、中、下三部，分别称为上脘、中脘、下脘，统称胃脘。胃的主要生理功能是主受纳和腐熟水谷。胃的生理特性是主通降、人以胃气为本和胃喜润恶燥。

1. 胃的主要生理功能

（1）受纳水谷　受纳，是指接受和容纳。水谷入口，经过食管，容纳于胃，是说胃能够接受容纳所有的饮食物，故称胃为"太仓""水谷之海"。精、气、血、津液的化生，依赖于水谷中的营养成分，故胃又有"水谷气血之海"之说。胃主受纳，是主腐熟功能的基础，胃主受纳的强弱，取决于胃气的盛衰，通过食欲和食量反映出来。若胃有病变，胃的受纳功能减退，可出现纳呆、厌食、胃脘胀闷等。

（2）腐熟水谷　腐熟，是指饮食物经过胃的初步消化形成食糜的过程。胃把所受纳的水谷进行腐熟，变成食糜，下传小肠，通过进一步消化吸收，其精微物质经脾的运化而营养全身。若胃的腐熟水谷功能失常，则出现食滞胃脘之胃脘胀痛、嗳腐吞酸等。

2. 胃的生理特性

（1）主通降　是指胃气宜保持通畅下降的运动趋势。饮食物入胃，经胃气的受纳腐熟作用，形成食糜，下传小肠分清别浊，其浊者下移大肠，然后变为粪便排出体外。这是由胃气的通降作用完成的，所以胃气贵于通降，以下行为顺。胃的通降是受纳的前提，胃保持了通降，才能不断接受和容纳饮食物。中医藏象学说以脾胃的升降来概括整个消化系统的功能。若胃失通降，饮食物和残渣就不能下行，停留于胃，不仅影响胃的通降，出现纳呆、厌食、腹胀、腹痛、便秘等，也可导致胃气上逆，则可出现恶心、呕吐、呃逆、嗳气等。又因脾胃是人体气机升降的枢纽，不仅导致中焦不和，还会影响其他脏腑的气机升降，出现全身的病理变化。

（2）人以胃气为本　胃气是胃的受纳、腐熟水谷功能和脾主运化功能的概括。历代医家都非常重视胃气，《脾胃论》强调"人以胃气为本"。人体气血津液的化生，都源于胃受纳的水谷。脏腑的盛衰，主要取决于胃气的强弱。胃气强则五脏俱盛，胃气弱则五脏俱衰。胃气关系着人体生命活动和存亡,临床治疗疾病时,历代医家都非常重视保护胃气,故"有胃气则生,无胃气则死"。

(3) 胃喜润恶燥 是指胃喜滋润而恶燥烈的特性。胃为燥土,赖水以济燥,故喜润恶燥,一方面胃气通降必赖胃阴的濡养,另一方面与脾之喜燥恶湿,阴阳互济,保证脾升胃降的动态平衡。治疗胃病时,须密切注意护养胃阴,不可妄施化燥伤阴之品。需要使用苦寒清泻之剂时,应当中病即止,切勿过量。

(三) 小肠

小肠位于腹中,上接幽门与胃相通,下接阑门与大肠相连。小肠的主要生理功能是主受盛化物和泌别清浊。小肠的生理特性是升清降浊。

1. 小肠的主要生理功能

(1) 受盛化物 受盛,即接受盛放;化物,即消化食物。受盛化物,是指小肠具有接受盛放胃初步消化的饮食物,并在小肠内停留一定的时间,以利小肠对饮食物进行再消化,将饮食物化为水谷精微以营养全身。若小肠受盛化物功能失常,则可见腹胀、腹泻等。

(2) 泌别清浊 泌,即分泌;别,即分别;清,即水谷精微;浊,即食物残渣(糟粕)和多余的水液。泌别清浊,是指小肠在受盛化物的同时进行分清别浊的功能。分清,是将食物中的精微和津液吸收。别浊,一是将食物的残渣下输大肠;二是将多余的水液通过肾的气化渗入膀胱。小肠的泌别清浊功能与二便生成有关。如小肠泌别清浊功能正常,则水液和糟粕各行其道,二便正常;若小肠清浊不分,则可出现小便短少,便溏泄泻。临床治疗泄泻时常用"利小便即所以实大便"的方法,正是缘于此。因小肠与人体水液代谢有关,故有"小肠主液"之说。

2. 小肠的生理特性

升清降浊 小肠化物而泌别清浊,将水谷化为精微和糟粕,精微赖脾的升清输布全身,糟粕靠小肠通降下传大肠。升降相因,清浊分别,小肠则能受盛化物;反之,升降紊乱,清浊不分,则表现为腹胀、呕吐、泄泻等。

(四) 大肠

大肠位于腹中,上于阑门处与小肠相接,下接肛门。大肠的主要生理功能是传化糟粕和主津。大肠的生理特性是通降为用。

1. 大肠的主要生理功能

(1) 传化糟粕 传化,即传导变化。大肠接受小肠下输的食物残渣(糟粕),向下传导,同时吸收其中的水液,将糟粕变化为粪便,经肛门排出体外。大肠的传导功能失调,可表现为便秘或腹泻;若湿热蕴结大肠,大肠气滞,可出现腹痛、里急后重、下痢脓血等。

（2）主津　大肠在传导由小肠下注的饮食残渣过程中,将其中多余的水分重新再吸收,故有"大肠主津"之说。如大肠虚寒,无力吸收水分,可出现肠鸣、腹痛、泄泻;大肠有热,消烁水分,肠道失润,则大便秘结不通。

2. 大肠的生理特性

通降为用　六腑以通为用,尤以大肠为最。大肠将小肠的饮食残渣下移并形成粪便而排出体外,始终处于"实而不满""泻而不藏"的状态,故大肠以降为顺,以通为用。若大肠不通不降,则出现腹痛、腹胀、便秘等。治疗大肠病变以"通降"为其首要大法。

（五）膀胱

膀胱位于小腹,上有输尿管与肾相通,下有尿道与前阴相连。膀胱的主要生理功能是贮存和排泄尿液。膀胱的生理特性是肾主膀胱开合。

1. 膀胱的主要生理功能

（1）贮存尿液　尿液为津液所化。人体代谢过的多余的津液,下归于肾,经肾的气化作用,升清降浊,清者回升体内,供人体再利用;浊者变成尿液,下输于膀胱贮存。

（2）排泄尿液　尿贮存于膀胱,达到一定的量,经肾和膀胱的气化作用,自主及时排出体外。膀胱功能失调,主要表现为排尿异常。如,膀胱湿热,则尿频、尿急、尿痛;肾气不固,膀胱失约,则出现尿失禁、遗尿。

2. 膀胱的生理特性

肾主膀胱开合　开,即排尿;合,即贮尿。膀胱的开合功能直接关系到尿液的贮藏与排泄,是维持膀胱贮尿与排尿正常功能的基本保证。肾合膀胱,开窍于二阴。膀胱的贮尿和排尿作用有赖于肾的气化和固摄功能,即肾主膀胱的开合。若肾的功能失常,则膀胱气化失司,开合功能失常。开多合少,则见小便清长、遗尿、尿失禁等;合多开少,则见小便不利、癃闭等。临床治疗小便异常,多从肾治疗。

（六）三焦

三焦是上焦、中焦、下焦的合称。三焦的概念有两个方面:一是指六腑之一,是分布于胸腹腔的一个大腑,在人体五脏六腑中,唯三焦最大,可包容其他脏腑,无脏与之相匹配,故亦称"孤府"。二是指人体部位划分的概念,膈以上为上焦,膈以下脐以上为中焦,脐以下为下焦。上焦包括心肺,中焦包括脾胃和肝胆,下焦包括肾、大肠、小肠、膀胱、女子胞等。由于肝肾同源,生理和病理上关系密切,常将肝肾一并划归下焦。因此,将三焦列为一腑,主要是根据脏腑生理、病理联系及所处部位特点建立起来的独特的系统概念。三焦的主要生理功能有通行元气,运行水液。三焦的生理特性是上焦如雾、中焦如沤、下焦如渎。

1. 三焦的主要生理功能　作为六腑之一的三焦,主要生理功能是通行元气和运行水液。

（1）通行元气　元气是人体最根本的气,发源于肾,由先天之精所化,赖后天之精以养,是生命活动的原动力,人体脏腑阴阳之本。元气越充沛,生命力越旺盛,脏腑功能越强大。元气通过三焦输布全身,发挥推动人体生长发育、激发脏腑组织功能的作用。三焦通行元气的功能关系到全身的气化功能,故又称三焦主持诸气,总司人体的气化。

（2）运行水液　三焦具有疏通水道、运行水液的功能。全身水液代谢主要由肺、脾、肾三脏协同完成,但必须以三焦为通道,水液才能正常升降出入,三焦是水液升降出入的道路,三焦的水道通利,水液才能正常代谢。故《素问·灵兰秘典论》云:"三焦者,决渎之官,水道出焉。"如果三焦水道不利,则可发生水液代谢障碍,水湿内停的病变。

2. 三焦的生理特性　作为部位概念的三焦,各有其功能特性。

（1）上焦如雾　是指上焦主宣发卫气,敷布精微的作用。雾,就是形容轻清水谷精微弥漫的状态。这里主要是指心肺宣发敷布水谷精微,如雾露之溉,将营养物质布散全身。

（2）中焦如沤　是指脾胃运化水谷,化生气血的作用。沤,就是形容水谷腐熟成为食糜的状态。这里主要是指中焦脾胃的消化、吸收、运化水谷精微,化生气血的功能。

（3）下焦如渎　是指肾、膀胱、大小肠等脏腑主分别清浊,排泄废物的作用。渎,是水道、沟渠,形容水浊不断向下、向外排泄的状态。这里主要是指肾与膀胱的泌尿和肠道的排便作用。排泄尿液和糟粕,有如水浊不断向下疏通和向外排泄。

知识链接

藏象十二官

《素问·灵兰秘典论》云:"心者,君主之官也,神明出焉。肺者,相傅之官,治节出焉。肝者,将军之官,谋虑出焉。胆者,中正之官,决断出焉。膻中者,臣使之官,喜乐出焉。脾胃者,仓廪之官,五味出焉。大肠者,传道之官,变化出焉。小肠者,受盛之官,化物出焉。肾者,作强之官,伎巧出焉。三焦者,决渎之官,水道出焉。膀胱者,州都之官,津液藏焉,气化则能出矣。"

三、奇恒之腑

奇恒之腑包括脑、髓、骨、脉、胆及女子胞,形态上多属中空有腔而与腑相似,在功能上则"藏精气而不泻"而与脏相类,既区别于腑又不同于脏,似腑而非腑,似脏而非脏,故称"奇恒之腑"。其中髓、骨、脉、胆的主要功能已另有论述,故此处仅介绍脑与女子胞。

(一) 脑

脑位于颅腔之内,与脊髓相通,由髓汇集而成,故《灵枢·海论》云:"脑为髓之海",脑的主要生理功能是主神明,即主司人的精神、意识、思维和感觉。

1. 脑主精神意识思维活动　人的精神、意识、思维及情志活动,与脑密切相关。脑的功能正常,则精神饱满,意识清楚,思维敏捷,记忆力强,情志正常。若脑有病变,则可出现精神萎靡,意识不清,思维迟钝,记忆力差,情志异常。

2. 脑主感觉功能　脑主感觉的功能正常,则视物精明,听力聪颖,嗅觉灵敏,感觉正常;若大脑感觉功能失常,则视物不明,听觉失聪,嗅觉不灵,感觉迟钝;如髓海不充,可见头晕,目眩,耳鸣,甚至痴呆。

(二) 女子胞

女子胞位于小腹中,在膀胱之后,直肠之前,下口接阴道,又称胞宫,即子宫、子脏。是女子发生月经和孕育胎儿的器官。女子胞的主要生理功能是主持月经和孕育胎儿。

1. 主持月经　女子胞是女性生殖功能发育成熟后产生月经的主要器官。女子14岁左右,肾中精气旺盛,天癸至,任脉通,太冲脉盛,女子胞发育成熟,月经来潮。49岁左右,肾中精气渐衰,天癸渐绝,冲任二脉的气血也逐渐衰少,月经紊乱,终至绝经。因此,女子胞主持月经的功能与肾、天癸、冲任二脉关系密切并受其制约和调节。

2. 孕育胎儿　月经正常来潮后,女子胞就具备了生殖和养育胎儿的能力;受孕以后,胎儿在母体子宫中发育,女子胞就聚集气血以养胎,成为保护胎元和孕育胎儿的主要器官。

四、脏腑之间的关系

(一) 五脏之间的关系

1. 心与肺

(1) 生理方面　心与肺之间的生理关系,主要表现为气与血的关系。心主血脉,上朝于肺;肺主宗气,贯通心脉。血的运行虽为心所主,但必须依靠肺气的推动,宗气要贯通心脉,又必须有血液的运载,才能运行输布至全身。肺朝百脉,助心行血,是血液正常运行的必要条件,只有正常的血液循行,才能保证肺司呼吸功能的正常进行。

由于宗气具有贯通心脉、行呼吸的作用,从而加强了血液循环和呼吸之间的密切联系。心与肺相互配合,血与气相互依存,相互为用,保证了气血正常运行,维持了人体各脏腑组织器官的功能活动,即"气为血之帅,血为气之母"。

（2）病理方面　心肺之间也常相互影响。若肺气虚或肺失宣肃时,可导致心血运行失常,心血瘀阻,出现胸闷疼痛、唇舌青紫等;若心气虚或心阳不振,血脉瘀阻时,也会影响肺的宣发和肃降,出现咳嗽、气喘、胸闷等。

2. 心与脾

（1）生理方面　心与脾之间的生理关系,主要表现在血液的生成和运行方面。心主血,脾统血生血。心血赖脾气健运以化生,而脾气的运化功能又赖心血的滋养和心阳的温煦。脾气健运则化生血液之源旺盛,而心血自能充盈。心阳温运脾土,心主神志,调节脾的运化,有利于气血生成,心与脾在血液生成方面相辅相成。血液之所以能正常运行于经脉之中,既赖心气的推动,又需脾气的统摄,使血行脉中而不溢出脉外。心脾配合,维持正常血运。

（2）病理方面　若思虑过度,不仅暗耗心血,而且影响脾的运化功能;若脾气虚弱,化源不足,或脾不统血,血液妄行,可致心血不足;若心血亏虚,无以滋养于脾,又可致脾气不足。最终均可导致心脾两虚,出现腹胀便溏、食少肢倦、心悸失眠、面色无华等。

3. 心与肝

（1）生理方面　心与肝之间的生理关系,主要表现在血液和精神情志方面。① 心主血,推动全身血液运行;肝藏血,贮藏血液及调节血量。心肝相互配合,维持血液的正常运行。全身血液充盈,则肝有所藏,心有所主。心主血,肝主疏泄,肝的疏泄正常,血液运行通畅,有助于心血运行;而心血充足,肝血亦旺,肝得阴血濡养,疏泄方能够正常。② 心主神志,精神之所舍;肝主疏泄,调畅精神情志。人的精神活动虽由心所主,但与肝的疏泄密切相关,只有在肝的疏泄功能正常、气机调畅的情况下,气血平和,心情舒畅,精神情志活动才能正常。血液是神志活动的物质基础,心、肝又都赖血液的滋养,故心与肝共同调节精神情志活动。

（2）病理方面　若心血虚可引起肝血虚,肝血虚可引起心血虚,最终形成心肝血虚,可见心悸、失眠、眩晕、两目干涩、肢体麻木等。心火可引动肝火,肝火亦可引发心火,最终形成心肝火旺,可见心烦失眠、哭笑无常、面红目赤、急躁易怒等。

4. 心与肾

（1）生理方面　心与肾之间的生理关系,主要表现在水火既济、精血互化、精神互用三个方面。① 心居于上,主火属阳;肾居于下,主水属阴。心火必须下降于肾,与肾阳共同温煦肾阴,使肾水不寒;肾水必须上济于心,与心阴共同涵养心阳,使心火不亢。心、肾阴阳升降的动态平衡,维持着心、肾功能的协调,这种关系,称为"水火既济"、"心肾相交"。② 心主血,肾藏精,精血之间相互资生,相互转化。③ 心藏神,肾藏精,精能化气生神,神能驭精役气。

（2）病理方面　若心火不能下降于肾而独亢于上,肾水不能上济于心而凝聚于下,心肾之间的生理功能就会失去协调平衡,而出现一系列的病理表现,即称为"心肾不交"或"水火未济"。心肾不交的具体表现有心悸失眠、多梦健忘、耳鸣、腰膝酸软,或见男子梦遗、女子梦交等症。若心阳不振,不能下温于肾,而出现水寒不化,上凌于心,称为"水气凌心",可见心悸、小便不利、水肿等症。

5. 肺与脾

（1）生理方面　肺与脾之间的生理关系,主要表现为气的生成和水液代谢两个方面。① 肺司呼吸,吸入自然清气;脾主运化,化生水谷精气,两者结合生成宗气。宗气走息道司呼吸,贯心脉行气血。肺气有赖脾运化水谷精气以充养,脾运化的水谷精微则需肺气的宣发和肃降布散全身。② 肺主通调水道,脾主运化水液,两者分工合作,共同维持水液代谢。肺的宣发和肃降及通调水道,有助于脾的运化水液;脾转输水液于肺,是肺通调水道的前提,也是肺中津液的来源。

（2）病理方面　若脾气不足,则肺失滋养;肺气不足,也会影响及脾,最终导致脾肺气虚,可见纳呆腹胀、大便溏薄、咳嗽气喘,容易感冒。另外,脾失健运,水湿停滞,聚湿成痰,阻滞于肺,则成痰饮,影响肺的宣发和肃降,出现咳喘痰多等。故有"脾为生痰之源,肺为贮痰之器"之说。

6. 肺与肝

（1）生理方面　肺与肝之间的生理关系,主要表现在气机升降和气血运行方面。① 肺居膈上,其气肃降,肝居膈下,其气升发,肝升肺降,升降相宜,维持人体气机的升降运动。② 肝藏血,调节全身血液;肺主气,调节一身之气。气血运行,虽以心为动力,而肝和肺也参与人体的血液循环。

（2）病理方面　常见肝火犯肺,肝气升发太过,或肺气肃降不及,气火上逆,出现胸胁疼痛、咳喘上气,甚则咯血。五行学说称之为"木火刑金"。

7. 肺与肾

（1）生理方面　肺与肾之间的生理关系,主要表现在呼吸、水液代谢和阴液相互滋生方面。① 肺司呼吸,肾主纳气。肺的呼吸功能需要肾的纳气功能协助。肾气充盛,吸入之气才能经肺的肃降下纳于肾。故有"肺为气之主,肾为气之根"之说。② 肾主水,肺为水之上源。肺的宣发和肃降及通调水道,有赖于肾的蒸腾气化;肾主水的功能,有赖于肺的宣发和肃降及通调水道。肾阳气化,升清降浊;肺宣发和肃降,通调水道。两者相互配合,共同维持水液代谢的协调平衡。所以有"其本在肾,其标在肺"。③ 肺肾两脏的阴液相互滋生,肺属金,肾属水,金能生水,肺阴充足,输精于肾,使肾阴充盛;水能润金,肾阴为一身阴液之根本,肾阴充足,循经上润于肺,保证肺气清宁,宣降正常。

（2）病理方面　常见肺肾同病。若肾气虚衰,摄纳无权,或肺气久虚,久病及肾,肾不纳气,皆可见呼多吸少,动则气喘;若肺失宣降,通调失职,必累及于肾,肾的气化失司,关门不利,均可出现尿少、水肿;肾失气化,必然影响肺气肃降,可见喘促、咳逆不得平卧,肾阴虚亏不能滋养肺阴,可见干咳少痰、痰中带血、潮热盗汗、腰膝酸软。

8. 肝与脾

（1）生理方面　肝与脾之间的生理关系,主要表现在疏泄与运化的相互为用,藏血与统血的相互协调方面。① 肝主疏泄,调畅气机,协调脾胃升降,促进脾胃纳运。脾气健运,气血化生有源,肝体得以滋养,有利肝主疏泄。② 血液循行,心所主持,但是需要肝、脾的配合。肝贮藏血液,调节血量,脾主运化,统摄血液,相互配合,使得生血有源,统血有权,肝有所藏,藏泻有度,维持血液的正常运行。

（2）病理方面　若肝失疏泄,横犯脾胃,引起肝脾不调或肝胃不和,可出现胁胀太息、食少纳呆、腹胀便溏等;若脾失健运,生血不足,或脾不统血,失血过多,都可导致肝血不足而形成肝脾两虚。

9. 脾与肾

（1）生理方面　脾与肾之间的生理关系,主要表现在先天和后天相互促进及水液代谢方面。① 肾为先天之本;脾为后天之本。脾主运化,化生精微,有赖肾阳的温煦;肾藏精,肾中精气有赖脾所运化的水谷精微的培育和充养。脾与肾之间存在着"先天温养后天,后天滋养先天"的关系。② 肾主水液,肾阳气化,升清降浊;脾主运化水液,为水液代谢的枢纽。脾主运化水液,须有肾阳温煦蒸腾气化;肾主水,又赖脾气的制约,两者协调配合,维持水液代谢的正常进行。

（2）病理方面　若肾阳不足,不能温煦脾阳,或脾阳久虚,进而损及肾阳,常见脾肾阳虚。肾阳虚不能温煦脾阳,运化不利,可见腰膝冷痛,形寒肢冷,纳呆便溏,甚或五更泄泻;脾虚不运或肾虚不化,均可导致水液代谢障碍,可见小便不利、水肿。

10. 肝与肾

（1）生理方面　肝与肾之间的生理关系,主要表现在精血阴液相互资生转化及藏泄互用方面。① 肝肾同居下焦,肝藏血,肾藏精,精血相互资生转化。肝血有赖肾中精气的化生,肾中精气也依赖肝血的滋养。精能生血,血能化精,精与血都化源于脾胃运化的水谷精微,故有"精血同源""肝肾同源"的说法。五行中肝属木,肾属水,"水能涵木"是指肾阴能滋养肝阴,制约肝阳,使肝阳不亢。② 肝主疏泄,肾主封藏,相互为用,相反相成,其协调作用表现在女子经、孕和男子排精方面。

（2）病理方面　肝肾常相互影响,同盛同衰。若肾精亏损,可致肝阴血不足;若肝阴血不足,亦可致肾精亏损。肝肾阴虚,可见眩晕、健忘、耳鸣、腰膝酸软。若阴不制阳,则可出现头痛失眠、急躁易怒等。

(二) 六腑之间的关系

1. **生理方面** 六腑之间的关系,主要体现在饮食物的消化、吸收和排泄过程中的相互联系和密切配合。饮食入胃,经胃的受纳和腐熟,下传小肠。胆排泄胆汁进入小肠以助消化。小肠泌别清浊,清者为水谷精微和津液,经脾的运化和转输,以营养全身;浊者为多余的水液和食物的残渣,水液经肾的气化,一部分渗入膀胱,形成尿液,再经肾和膀胱的气化,排出体外。食物的残渣下传大肠,经大肠吸收水液并向下传导,形成粪便,排出体外。饮食物的消化吸收和排泄过程中,还依赖三焦的气化推动。六腑传化水谷,需要不断受纳、消化、传导和排泄,虚实更替,宜通宜降而不宜滞。故有"六腑以通为用""六腑以通为补"之说,即是强调六腑功能的"通"和"降"的特点。

2. **病理方面** 六腑之间在病理上亦是相互影响,胃有实热,消灼津液,则可致腑气不通,大便秘结。反之,大肠传导失司,大便不通,也会导致胃失和降,胃气上逆,出现恶心、呕吐。肝失疏泄,胆火炽盛,常可犯胃,胃失和降,呕吐苦水;胆汁外溢,浸渍肌肤,发为黄疸。

(三) 五脏与六腑之间的关系

1. **心与小肠** 心与小肠通过经络互为络属构成表里关系。

(1) **生理方面** 心火下行温煦小肠,有助小肠的"受盛化物"和"泌别清浊"功能正常发挥。而小肠泌别清浊,精微物质经脾转输,上归于心。

(2) **病理方面** 心火炽盛,移热小肠,则可见小便短赤涩痛;若小肠有热,亦会循经上犯于心,可出现心烦舌红、口舌生疮等。

2. **肺与大肠** 肺与大肠通过经络互为络属构成表里关系。

(1) **生理方面** 肺气下降,气机调畅,津液得以布散,促进大肠传导。大肠传导正常,亦有助肺气肃降。

(2) **病理方面** 肺失肃降,气不下行,津不下达,可致肠燥便秘;若大肠实热,传导失常,腑气不通,亦可影响肺气宣降,出现咳喘、胸闷等。

3. **脾与胃** 脾与胃通过经络互为络属构成表里关系。

(1) **生理方面** 胃主受纳,脾主运化。脾气主升,水谷精微得以上输;胃气主降,水谷糟粕得以下行。脾喜燥恶湿而胃喜润恶燥,以各自的特点完成各自的功能。脾胃纳运协调,升降相因,燥湿相济,共同完成饮食物的消化、吸收、传输、散精的生理过程,化生气、血、津液以营养全身。

(2) **病理方面** 脾失健运,可致胃失和降,出现恶心、呕吐;若胃失和降,也可致脾不升清,出现腹胀、泄泻。

4. 肝与胆　肝与胆通过经络互为络属构成表里关系。

（1）生理方面　肝气化生胆汁贮存于胆,胆汁排泄依赖肝气疏泄的调节。

（2）病理方面　若肝失疏泄,则胆汁分泌和排泄异常,可出现胁肋胀痛、纳呆、呕吐,或见黄疸。若结石等因素使胆汁排泄不畅,也会影响肝的疏泄功能。

此外,肝主谋虑,胆主决断,与主情志方面密切相关。

5. 肾与膀胱　肾与膀胱通过经络互为络属构成表里关系。

（1）生理方面　肾主水液代谢,膀胱主贮尿、排尿。膀胱的气化功能有赖肾阳气化功能的推动和调节。肾气固摄有权,膀胱开合有度,则贮尿正常,排泄顺畅。

（2）病理方面　肾阳虚衰,膀胱气化不利,可见尿少、尿闭等;肾气不固,膀胱失约,则可见尿频、遗尿、尿失禁。

第二节　气、血、津液

情景导入

> 护士小王半年前分娩时大出血,体质急剧下降,时感神疲乏力,头晕,眠差,面色苍白,唇舌淡白,脉细弱。医师诊断为血虚。拟补气血方治之。
>
> 请问:1. 医师诊断小王血虚的依据是什么?
>
> 　　　2. 为什么治疗方中加入补气之品?

气、血、津液是构成人体和维持人体生命活动的基本物质。气、血、津液的生成输布和代谢,依赖脏腑、经络等组织器官的功能作用,而脏腑、经络的生理活动,又依靠气、血、津液的推动、温煦、濡养。气、血、津液既是人体生命活动的产物,又是人体生命活动的物质基础。因此,无论在生理或病理方面,气、血、津液和脏腑、经络等组织器官之间都存在着互为因果的密切关系。

一、气

（一）气的分类与生成

1. 气的基本概念　气是体内不断运动着的活力很强的精微物质,是构成人体和维持人体生命活动最基本的物质。

2. 气的生成　气从来源上说,有三个方面:先天之精气、水谷之精气、自然界之清气。由于肾藏先天之精气,脾胃化生水谷之精气,肺吸入自然界之清气,所以气的生成与肾、脾胃、肺的关系密切,以脾胃的功能尤为重要。

3. 气的运行　气的运动形式各种各样,归纳起来有升、降、出、入四种基本形式。气的升降出入运动,称为"气机"。气的升降出入运动,是人体各种生理活动的基础,具体体现在脏腑、经络等组织器官的生理活动中。如,肺主气司呼吸的过程,有气的出入,又有气的升降;脾胃的纳运过程,有脾气主升,又有胃气主降;肾主水液代谢过程,有升清,又有降浊。虽然各个脏腑的生理活动体现的运动形式有所侧重,但从整个机体的生理活动来看,气的升和降、出和入,必须对立统一,协调平衡。气的升降出入运动的协调平衡,称为"气机调畅"。只有气机调畅,才能维持人体正常的生理功能。若气的升降出入运动平衡失调,即为"气机失调",就会发生病变。气的升降出入运动一旦停止,就意味着生命活动的终结。

4. 气的分类　人体之气来源各异,分布部位有别,具有不同的功能,因而气分为元气、宗气、营气、卫气四类。

(1) 元气　元气又称"原气""真气",是人体最根本、最重要的气。元气根源于肾,由肾中精气所化生,以禀受于父母的生殖之精为基础,又赖后天水谷之精的充养。故元气的盛衰与先天禀赋和后天营养,尤其是与肾和脾胃的功能密切相关。元气以三焦为通道布达全身,内而五脏六腑,外而肌肤腠理,无所不至。元气的功能,一是推动人体的生长发育与生殖,是人体生命活动的原动力;二是激发和推动各脏腑、经络等组织器官的生理功能。元气充沛,则生命力旺盛,体格强健,全身脏腑、经络等组织器官生理功能正常。若元气大伤,则人体生长发育迟缓,多脏器功能受损,甚至危及生命。

(2) 宗气　宗气又称"大气""动气",是积于胸中之气。宗气由肺吸入的自然界之清气与脾胃运化的水谷之精气结合在胸中而生成,故宗气的盛衰与肺、脾胃的功能密切相关。宗气积于胸中,又从胸中出发,贯注心肺,布散于全身。胸中称"膻中",又称"气海"。宗气的主要功能有两个方面:一是对呼吸运动有推动作用。宗气走息道而司呼吸,语言、声音、呼吸与宗气的盛衰有关。二是助心推动血液运行。宗气贯心脉以行气血,心脏的搏动、气血的运行、肢体的寒温与宗气的盛衰有关。宗气旺盛,则言语清晰,声音洪亮,呼吸调匀,心搏有力,四肢温暖,脉搏和缓。若宗气不足,则言语不清、声音低微、呼吸气短、心搏无力、四肢不温、脉微欲绝。

(3) 营气　营气是行于脉中富有营养之气。营气与血同行于脉中,故常"营血"并称。营气是由脾胃化生的水谷精微中精纯柔和的部分所化生。营气运行于脉中,成为血液的重要组成部分,循脉上下,营运全身。营气的功能主要有两个方面:一是化生血液。营气与津液注入脉中,化而为血,是血液的组成部分。二是营养全身。营气富有营养,循脉运行于周身上下内外,为脏腑、经络等组织器官提供营养物质。

(4) 卫气　卫气是运行于脉外的剽悍之气。卫气来源于脾胃运化的水谷精微,由其中最为慓疾滑利的部分所化生。卫气运行于脉外。卫气具有很强的活力,不受脉道约束,内而脏腑,外而肌腠皮毛,布散于全身。卫气的功能有三个方面:一是护卫肌表,防御外邪入侵;二是温养脏腑、肌肉、皮毛;三是调节腠理开合,控制汗液排泄,维持体温相对稳定。

营气和卫气,均来源于水谷精微。营行于脉中,卫行于脉外;营主内守而属于阴,故有"营阴"之称;卫主卫外而属于阳,故有"卫阳"之称。营卫彼此协调,维持人体腠理开合、体温调节和防御功能。若营卫不和,则易伤风感冒,出现恶寒发热、汗出异常等。

(二) 气的功能

气的功能概括起来有五个方面。

1. **推动作用** 是指气的激发和推动作用。人体的生长发育,各脏腑、经络等组织器官的生理活动,血的生成和运行,津液的生成、输布和排泄等,均依靠气的激发和推动。若气的推动作用减弱,可见生长发育迟缓或未老先衰、脏腑经络功能减退、血和津液的生成不足、血行淤滞、水液停聚等病变。

2. **温煦作用** 是指气有温煦和熏蒸的功能。人体正常体温的维持,脏腑、经络等组织器官的生理活动,血和津液的运行等,都要依赖气的温煦作用。若气的温煦作用失常,可表现体温低下、畏寒肢冷、四肢不温、脏腑功能减退、血和津液的运行迟缓等。

3. **防御作用** 是指气有保卫人体,抗御邪气的功能。气的防御作用,一方面可以抵御外邪入侵;另一方面可以驱邪外出。如《素问·刺法论》云"正气存内,邪不可干。"因此,气的防御功能正常,邪气不易侵入,或虽有邪侵入,也不易发病,即使发病,病情轻,易痊愈。当气的防御功能减退时,机体的抗病能力减弱,则易感邪致病,且患病后难以速愈。

4. **固摄作用** 是指气对体内的液态物质有统摄和控制的作用,对脏腑有固护作用。如,固摄血液,使其在脉管中运行,不溢出脉外;固摄津液,控制其分泌排泄量,防止其无故流失;固摄精微,防止其妄泄损耗;固护脏器,使其位置固定而不下移。气的固摄作用减退,可见出血、自汗、流涎、遗尿、遗精、滑胎、内脏下垂等。

气的固摄和推动作用相反相成,相互协调,调节和控制着体内液态物质的正常运行、分泌和排泄。

5. **气化作用** 气化是指气的运动所产生的各种变化,亦指在气的作用下,精、气、血、津液等物质各自的新陈代谢、物质相互之间的转化、物质与功能之间的转化。如,饮食物转化为水谷精微,然后再化生为气、血、津液,津液转化为汗液、尿液排出体外,食物的残渣转化为粪便排出等,都是气化的具体体现。若气化功能失常,将直接影响体内物质和能量的转化。如影响饮食物的消化吸收,影响气、血、津液的生成及相互转化,影响汗液、尿液、粪便的排泄等。

二、血

(一) 血的生成

1. 血的基本概念　血是循行于脉中富有营养的红色液体,是构成人体和维持人体生命活动的基本物质之一。血必须在脉中运行不息,才能发挥其生理作用。

2. 血的生成　血的生成主要来源于脾胃运化的水谷精微。脾胃受纳运化水谷,吸取其精微上归于心肺,经心肺的气化作用,注入脉中,化为血液。水谷精微所化生的营气和津液是血液的主要组成成分。此外,精血同源,肾精可化血。肾精化血主要是通过骨髓和肝的作用实现。肾藏精,精生髓,髓充骨,可化为血。肾精输于肝,在肝的作用下,也可化为血。

(二) 血的循行

血在脉中循环运行,心、血、脉构成了血循行系统。心主血脉,肺朝百脉和主宗气,肝主疏泄和藏血,脾主统血,是推动和维持血液运行的重要因素。心、肺、肝、脾四脏功能的协调配合,在血液正常循行中起着重要的作用。

心主血脉,心能推动血液在脉管内运行,是血液运行的动力。肺主气,一身之气皆由肺所主,肺气能助心行血。肺朝百脉,全身的血液都通过百脉会聚于肺,通过肺的呼吸,进行体内外清浊之气的交换,然后再将富含清气的血液通过百脉输送到全身。脾主统血,气有固摄作用,脾气旺盛,则气的固摄功能正常,血液才能得以在脉管中正常运行而不溢出脉外。肝具有贮藏血液和调节血量的功能。根据人体动静的不同情况,调节脉管中的血液流量,使脉中循环血量维持在一个恒定水平上。肝的疏泄能调畅气机,气行则血行,对血液循行有促进作用。

血液能够正常地循行需要两种力量,即推动力和固摄力。推动力是血液循行的动力,具体地体现在心肺行血及肝的疏泄功能方面。固摄力是保障血液不致外溢的因素,体现在脾统血和肝藏血的功能方面。这两种力量的协调平衡,维持着血液的正常循行。若推动力量不足,则可出现血液流速缓慢,出现滞涩、血瘀等;若固摄力量不足,则可出现血液外溢,导致各种各样的出血。

(三) 血的功能

1. 营养和滋润作用　血液具有丰富的营养,人体脏腑组织器官需要血液的营养和滋润,才能发挥正常的生理功能。血液充盈,则面色红润,肌肤润泽,形体壮实,感觉灵敏,运动自如。若血生成不足,则面色无华、肌肤干枯、形体瘦弱、肢体麻木、运动障碍等。

2. 神志活动的物质基础　血液是人体精神活动的主要物质基础。《灵枢·营卫生会》云:"血者,神气也。"血气充盈,心神得养,则精神充沛,神志清晰,思维敏捷。若血生成不足,或热入血分,或运行失常,则可出现反应迟钝、健忘失眠、神昏谵语、烦躁狂乱等。

三、津液

(一) 津液的生成、输布和排泄

1. 津液的基本概念　津液是机体一切正常水液的总称,包括各脏腑组织器官内的液体及人体正常的分泌物。津液也是构成人体和维持人体生命活动的基本物质。津液中性质清稀,流动性大,分布于体表、肌肤、孔窍,并渗注于血脉起滋润作用者称为津;性质稠厚,流动性小,灌注骨节、脏腑、脑髓等起濡养作用者称为液。津与液互相补充,相互转化,常津液并称。

2. 津液的生成、输布和排泄

(1) 津液的生成　津液来源于饮食水谷,由脾胃所化生。胃的受纳腐熟,小肠的泌别清浊,大肠传导吸收水液,经脾运化,化生津液,上归于肺,布散全身。

(2) 津液的输布　津液的输布主要通过脾的运化,肺的通调水道,肾的蒸腾气化,以及肝的疏泄,三焦的决渎,通利水道等功能实现。

(3) 津液的排泄　肺气宣发津液和卫气于体表,卫气司腠理开合,形成汗液排出体外;肺在呼气时带走部分水液;肺气肃降,水液降至肾与膀胱,经肾的蒸腾气化,变成尿液排出体外;大肠排泄粪便亦带走部分水液。

综上所述,津液的生成、输布和排泄,是多个脏腑共同参与的复杂过程。其中,肺、脾、肾三脏的功能最为主要,故有"其本在肾""其标在肺""其制在脾"的说法。如肺、脾、肾三脏功能失常,可导致生成不足而出现伤津、脱液,亦可导致水液停滞,出现痰饮、水肿。

(二) 津液的功能

1. 滋润和濡养作用　津液是人体必不可少的物质之一,"水是生命之源泉"。如:布散于肌表的津液,具有滋润皮毛肌肤的作用;流注于孔窍的津液,具有滋润和保护眼、鼻、口等孔窍的作用;渗入于骨骼的津液,具有充养和濡润骨髓、脊髓和脑髓等作用;注入于内脏组织器官的津液,具有滋润和濡养各脏腑组织器官的作用。

2. 化生血液　津液与营气共同组成血液,如《灵枢·邪客》云"营气者,泌其津液,注之于脉,化以为血。"津液在脉管中就是血液的组成部分。渗入血脉的津液,是组成血液的基本物质,直接关系到血液的盈亏,且具有充养和滑利血脉的作用,津液可根据血液浓度的变化,出入脉道内外,以调节血液的浓度。当血液浓度增高时,津液就渗入脉中稀释血液;当机体的津液亏乏时,血液可从脉中渗出,以补充津液。

3. 排泄代谢产物　津液在其自身代谢过程中,将人体新陈代谢的废物,通过汗液和尿液不断排出体外,维持机体各脏腑功能正常。若机体代谢产物不能及时排出体外,就会蓄积起来,产生各种病理变化,如无汗、尿少、水肿等水液代谢障碍等病证。

4. 调节机体阴阳平衡　人体津液的生成和代谢,对调节阴阳的相对平衡起着非常重要的作用。在生理情况下,津液生成与代谢常随人体内生理状态和外界环境的变化而变化,通过这种变化来调节阴阳的动态平衡。如夏季天气炎热,人体则汗多尿少;冬季天气寒冷,人体则尿多汗少。这种生理性的调节作用,保持了人与自然界的统一,维持了人体阴阳的平衡状态。

四、气、血、津液的相互关系

(一) 气与血的关系

气与血是构成人体的两大类基本物质,故《素问·调经论》云"人之所有者,血与气耳。"气和血皆为水谷精微所化生,气属阳而偏动,血属阴而偏静,二者不可分离,气是血液生成和运行的动力,血是气的物质基础和载体。《难经·二十二难》云"气主煦之,血主濡之。"气与血的关系概括为"气为血之帅""血为气之母"的关系。无论在生理上,还是病理上,气与血都是紧密联系、互相影响的。

1. "气为血之帅"　强调气对血的作用,包括三个方面。

(1) 气能生血　从水谷转化为水谷精气,水谷精气转化为营气和津液,营气和津液转化为血,都离不开气和气化。气足则血充,气虚则血虚。治疗血虚常配合补气,以提高生血效果。

(2) 气能行血　气具有推动血液在脉管中运行的作用。血属阴主静,血的运行有赖气的推动,气行则血行,气虚、气滞则血瘀,气机逆乱则血妄行。治疗血行失常,常配以补气、行气、降气等法。

(3) 气能摄血　气具有统摄血液,使血行脉中而不溢出脉外的作用。若气虚不能摄血,可导致各种出血证。治疗须补气摄血。若因气不摄血而致大出血,应投大剂补气之品,补气方能恢复摄血功能,达到止血的目的。

2. "血为气之母"　强调血对气的作用,包括两个方面。

(1) 血能载气　血是气的载体,气必须依附于血。若血不载气,气失去依附,则漂浮无根而发生气脱。若大出血者,可致气随血脱,治宜益气固脱。

（2）血能养气　气存在于血中,血在载气的同时,不断为气的生成和功能活动提供营养。因此,血足则气旺,血虚则气衰。若血虚时,治宜益气养血。

（二）气与津液的关系

气无形主动,属阳;津液有质主静,属阴。气和津液与气和血的关系相似,津液的生成、输布和排泄,依靠气的推动、固摄和气化的作用,而气在体内的存在和运动也依赖津液的运载和滋养。因此,津液也是气的载体,是气存在、运动、变化的场所。

1. 气对津液的作用,包括三个方面。

（1）气能生津　津液的生成依赖气的推动和气化作用。脾胃、大肠、小肠等脏腑之气在津液生成过程中发挥了重要的作用。各有关脏腑之气虚衰,均可影响津液的生成,使津液不足。

（2）气能行津　津液的输布和排泄,依赖气的推动和升降出入运动。肺、脾、肾、三焦等脏腑之气促使津液正常地输布和排泄。若气虚、气滞,可使津液停滞,称为"气不行水";津液停聚,又可致气机不利,称为"水停气滞",两者常互为因果。

（3）气能摄津　气具有固摄津液防止其无故流失的作用,如肺卫之气对汗液的固摄、肾气对尿液的固摄等。若气虚,固摄作用减弱,则可见多汗、多尿、遗尿、尿失禁等,治宜补气摄津。

2. 津液对气的作用,主要表现在津能载气。津液是气的载体,是气运动变化的场所。气无形主动,必须附着于有形之津液,才能存在于人体,气蕴含于津液之中,以发挥其温煦、推动、固摄、气化的作用。气只有依附津液而存在,故称"津能载气"。若气失去津液的依附,气便涣散不定而无所归。临床上因为大吐、大泻、大汗导致津液大量丢失时,必然出现"气随津泄"或"气随液脱"的病证,应急以益气固津、回阳救逆之法治之。

（三）血与津液的关系

血和津液都是液态物质,相对于气而言均属于阴。血和津液都由饮食水谷所化生,都具有滋润和濡养的作用,彼此之间可以相互资生和转化,津液不断渗注脉中,成为血液的组成部分;而脉中的血液,渗出脉外便化为津液,这种关系称为"津血同源"。当津液大量丢失,不仅渗入脉中的津液不足,甚至脉中的津液亦可渗出脉外,以补充体内津液之亏损,则会形成血脉空虚,称为"津枯血燥";当血液亏虚时,脉外的津液大量渗透于脉中以补偿血液的不足,则会导致脉外的津液亦虚,称为"耗血伤津"。因此,失血的患者不宜采用汗法;多汗夺津或津液大量丢失的患者,亦不可轻用破血、逐瘀等动血耗血之法。故《灵枢·营卫生会》云"夺血者无汗,夺汗者无血。"医圣张仲景也告诫,"衄家不可发汗""亡血家不可发汗"。

思考题

答案及解析

1. 熊某,男,32 岁。腹胀、便溏 3 个月余,不思饮食,近来伴心悸、失眠、多梦。舌淡,脉细弱无力。辨证属于

A. 心血不足　　　　B. 脾气虚弱　　　　C. 脾阳不足

D. 心脾两虚　　　　E. 脾肺气虚

2. 方某,女,56 岁。孤僻少言,不喜与人接触,近一个月来胁肋胀满,精神抑郁,腹胀,纳呆,便溏,肠鸣矢气。辨证属于

A. 肝阳上亢　　　　B. 心脾两虚　　　　C. 肝脾不调

D. 肝血不足　　　　E. 脾胃不和

3. 刘某,男,67 岁。平素体虚,腰膝酸软,形瘦神疲,常自汗出,近半年来呼吸困难,动则气喘,呼多吸少,气不得续。辨证属于

A. 心气不足　　　　B. 肾不纳气　　　　C. 胃失肃降

D. 脾失健运　　　　E. 肝阴不足

(4~6 题共用题干)梁某,女,35 岁。近期工作压力很大,烦躁不安,逐渐出现精神抑郁,胸闷太息,嗳气呃逆,纳呆,腹胀,泄泻。舌淡,脉弦。

4. 其病位在

A. 肝、脾　　　　　B. 脾、小肠　　　　C. 脾、大肠

D. 心、脾　　　　　E. 脾、胃

5. 辨证属于

A. 脾胃气滞　　　　B. 肝脾不调　　　　C. 肝胃不和

D. 肝气郁滞　　　　E. 脾失健运

6. 治疗方法是

A. 补气健脾　　　　B. 疏肝理气　　　　C. 健脾和胃

D. 疏肝健脾　　　　E. 疏肝和胃

(周少林)

在线测试

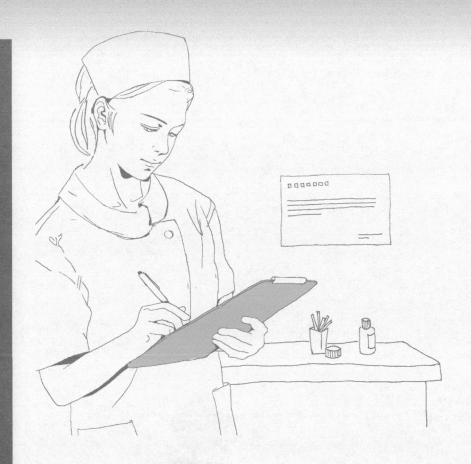

第三章　经络

学习目标

1. 掌握经络系统的组成、十二正经、奇经八脉的名称。

2. 熟悉经络的分布循行规律及络属关系。

3. 了解经络的生理功能及在诊断、治疗方面的应用。

> 小李一个月前工作岗位突然发生变动，心情一直不愉快，多次和同事及领导发生争吵，近一周来开始出现右胁部胀闷不舒，隐隐作痛，胸闷气短，苔薄白，脉弦。
>
> 请问：如果采用针灸治疗，你主要选用哪条经脉上的穴位？

经络学说是研究人体经络的生理功能、病理变化及其与脏腑相互关系的学说。它是中医学理论体系的重要组成部分，是针灸学的理论核心，是推拿按摩、气功等学科的理论基础。

第一节 经络的概念及经络系统

一、经络的概念

经络是人体运行全身气血、联络脏腑肢节、沟通内外、贯穿上下的通路。经络包括经脉和络脉。"经"的原意是"纵丝"，有路径之意，经脉是经络系统中的纵行主干，大多循行于人体的深部，有一定的巡行径路。简单地说就是经络系统中的主要路径，存在于机体内部，贯穿上下，沟通内外；"络"的原意是"网络"，络脉是经脉的分支，纵横联络，无处不至，网络全身，其分布部位较浅。经络内属于脏腑，外络于肢节，沟通于脏腑与体表之间，把人体的五脏六腑、四肢百骸、五官九窍、皮肉筋脉等组织器官联结成一个统一的有机整体，使人体各部分的功能活动保持相对的协调和平衡。简单地说就是主路分出的辅路，存在于机体的表面，纵横交错，遍布全身。《灵枢·脉度》说："经脉为里，支而横者为络，络之别者为孙。"这是将脉按大小、深浅的差异分别称为"经脉""络脉""孙脉"。经络的主要内容有：十二经脉、十二经别、奇经八脉、十五络脉、十二经筋、十二皮部等。其中属于经脉方面的，以十二经脉为主，属于络脉方面的，以十五络脉为主。它们纵横交贯，遍布全身，将人体内外、脏腑、肢节联成一个有机的整体。

二、经络系统

经络系统由经脉和络脉两大部分组成。

经脉分为正经和奇经两类。正经有十二条，即手足三阴经和手足三阳经，合称"十二经脉"，是经络系统的主要组成部分。奇经有八条，称为"奇经八脉"。络脉有别络、浮络、孙络之分。别络是较大的和主要的络脉，共十五条，其中十二经脉与任、督二脉各有一支，加上脾之大络，合为"十五别络"。别络的主要功能是加强相为表里的阴阳两经的联系与调节。浮络是浮行于体表的络脉，孙络是最细小的络脉，两者分布全身，难以计数。经络系统的组成如图3-1。

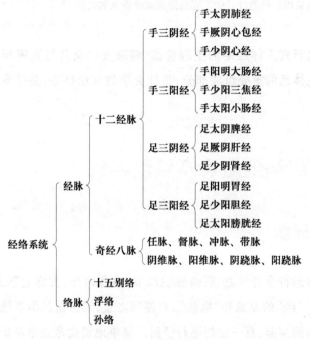

图3-1 经络系统

第二节 十二经脉

一、十二经脉名称及分类

十二经脉的名称是依据各经所属的脏腑名称，结合经脉循行的部分，根据阴阳学说而给予的不同命名。每一经脉分别属于一个脏或一个腑，因此，十二经脉中每一经脉的名称各不相同，依据手足、阴阳、脏腑三个方面而命名。十二经脉按其循行顺序分别称为手太阴肺经、手阳明大肠经、足阳明胃经、足太阴脾经、手少阴心经、手太阳小肠经、足太阳膀胱经、足少阴肾经、手厥阴心包经、手少阳三焦经、足少阳胆经和足厥阴肝经。十二经脉是经络系统的主体，所以称其为"正经"。手经行于上肢，足经行于下肢。

二、分布循行规律

（一）走向和交接规律

十二经脉的走向和交接规律：手三阴经从胸走手，交手三阳经；手三阳经从手走头，交足三阳经；足三阳经从头走足，交足三阴经；足三阴经从足走腹（胸），交手三阴经。这样就构成一个"阴阳相贯，如环无端"的循环路径。

（二）分布规律

十二经脉在人体头面、躯干及四肢有一定的分布规律。手足三阴经分布于四肢的内侧和胸腹，即上肢的内侧为手三阴经，下肢的内侧为足三阴经；前后分布顺序是太阴经在前，厥阴经在中，少阴经在后。手足三阳经分布于四肢的外侧和头面躯干，即上肢外侧为手三阳经，下肢外侧为足三阳经；前后分布顺序是阳明经在前，少阳经在中，太阳经在后。

（三）表里络属关系

手足三阴经、三阳经，通过经别和别络互相沟通，组合成六对表里相合关系。手阳明大肠经与手太阴肺经为表里；手少阳三焦经与手厥阴心包经为表里；手太阳小肠经与手少阴心经为表里；足阳明胃经与足太阴脾经为表里；足少阳胆经与足厥阴肝经为表里；足太阳膀胱经与足少阴肾经为表里。在循行路线上，凡是有表里关系的两条经脉，均在四肢末端交接，行于四肢内外两个侧面的相对位置。阴经属脏络腑，阳经属腑络脏。属，即隶属的意思，络，即关联的意思。由于手足十二经脉存在着这种表里络属关系，因此在生理上是相互配合协调的，在病理上也是相互影响的。

（四）流注次序

十二经脉分布于人体内外，走向交接是有规律的。从手太阴肺经开始，依次传至足厥阴肝经，再传至手太阴肺经，首尾相贯，环流不止。其流注次序如图3-2。

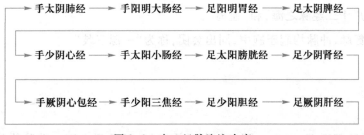

图3-2 十二经脉流注次序

第三节　奇经八脉

奇，异、不同的意思。奇经是十二经脉之外的特殊通路，与十二正经不同，既不直属脏腑，又无表里相配。八脉是任脉、督脉、冲脉、带脉、阴维脉、阳维脉、阴跷脉、阳跷脉的总称，故称"奇经八脉"。奇经八脉纵横交叉于十二经脉之间，其生理功能主要是加强十二经脉之间的联系，并对十二经气血有蓄积和渗灌的调节作用。以下主要介绍任、督、冲、带四脉。

一、任脉

任脉起于胞中，下出于会阴部，向前进入阴毛处，沿着腹、胸、颈部的正中线上行，到下唇，环绕口唇，沿面颊，分行至目眶下。任脉能总任一身阴经，十二正经中的足三阴经及冲脉均会于任脉，故称任脉为"阴脉之海"。与女子妊娠有关，所以又有"任主胞胎"的说法。

二、督脉

督脉起于胞中，下出于会阴部，向后进入骶部，沿着背部脊柱正中线上行，至颈部后进入颅内，络脑，并由项沿头部正中线，经头顶、额部、鼻部、上唇，到上唇内系带处。督，有总督的意思。督脉行于背正中，能总督一身阳经，十二经脉中的手足三阳经均会于督脉，故称督脉为"阳脉之海"。

三、冲脉

冲脉起于胞中，下出会阴部，在腹股沟处与足少阴肾经相并，沿腹部两侧上行，散布于胸中。再上行达咽喉，环绕口唇。从小腹分出一支向上行，与督脉相通，行于脊柱内。冲脉有总管全身气血的功能，为十二经脉的要冲，与妇女的月经有密切关系，故称冲脉为"十二经脉之海"和"血海"。

任脉、督脉、冲脉均起于胞中，同出会阴，称为"一源三歧"。

四、带脉

行于季胁部下面，绕身一周。在腹面的带脉，下垂到少腹。带脉能约束纵行诸脉。带脉不和,多见妇女带下诸病。

第四节 经络的生理功能及应用

一、经络的生理功能

(一)沟通表里上下,联系脏腑器官

十二经脉及其分支纵横交错,通达上下,入里出表,相互络属于脏腑;奇经贯通联络十二正经;十二经别、经筋、皮部等联络筋脉皮肉;从而使机体五脏六腑、四肢百骸、五官九窍、皮肉筋骨等组织器官有机地联系起来,构成一个彼此之间紧密联系的统一整体。

(二)通行气血,濡养脏腑组织

人体各个组织器官均需气血以濡养,才能维持其正常的生理功能,而气血之所以能通达全身,发挥其营养脏腑组织器官,抗御外邪,保卫机体的作用,则必须依赖于经络的传注。所以《灵枢·本脏》说:"经脉者,所以行血气而营阴阳,濡筋骨,利关节者也。"

(三)感应传导信息

感应传导是指经络系统对于针刺或其他刺激的感觉传递和通导作用,所以经络也是人体各组成部分之间的信息传导网。针刺中的"得气"和"行气"现象就是经络传导感应作用的表现。

(四)调节机能平衡

经络能运行气血和协调阴阳,以维持人体内外环境的相对平衡。当人体发生疾病时,出现气血不和及阴阳失调的证候,可运用针灸等治法以激发经络的调节作用,以"泻其有余,补其不足",促使机体恢复正常状态。

二、经络学说的应用

(一)阐释病理变化

经络在生理上是运行气血的通路,在病理上则是疾病发展传变的途径。疾病发生后,病邪常沿着经络自外向内,由表入里而传变。经络不仅是外邪由表入里的传变途径,而且也是脏腑之间、脏腑与体表组织器官之间病变相互影响的重要渠道。通过

经络的沟通联系,脏腑病变可以互相影响,如肝气犯胃,心火循经下移小肠等。同时,内脏病变也可以通过经络的传导,反映到体表特定的部位,如肝火上扰可致目赤肿痛,胆火上炎可致耳聋、耳鸣等。

（二）指导疾病的诊断

由于经络是沟通人体脏腑与组织器官的通道,因此内脏病变可以在有关的经脉上反映出来。临床上根据疾病所出现的症状,结合经络的循行部位及所属的脏腑,可为诊断提供依据。如两胁疼痛多为肝胆疾病,因为两胁是肝胆的经脉所过之处;牙龈红肿常属胃中有火,因为牙龈是胃的经脉所过之处。临床上,常发现在经络循行的通路上,或在经气聚集的某些穴位处,有明显的压痛,或有结节状、条索状的反应物,或局部皮肤有形态变化,这些都有助于疾病的诊断。如肠痈可在阑尾穴处有压痛,长期消化不良的患者可在脾俞穴见到异常变化,肺脏病变时可在肺俞穴出现结节或中府穴有压痛。

（三）指导疾病的治疗

经络学说被广泛地应用于临床各科的治疗,尤其是对针灸、推拿、气功疗法具有重要的指导意义,对药物治疗也有一定的指导意义。

在应用针灸和推拿疗法时,主要是对于某一经或某一脏腑的病变,在其病变的邻近部位或经络循行的远隔部位上取穴,通过针灸或推拿,以疏通经络气血,调整经络的功能活动,从而达到治疗的目的。如胃病取足阳明胃经的足三里,肝病刺足厥阴肝经的期门穴等。

药物治疗也是以经络为渠道,经过经络的传递输送,使药物到达病所,发挥其治疗作用。临床上可根据药物的归经,选择相应的药物。如同样是治疗头痛的药物,白芷入阳明经,善治阳明头痛;柴胡入少阳经,善治少阳头痛;羌活、藁本入太阳经,善治太阳头痛。

（四）用于疾病的预防

临床上可以用调理经络的方法预防疾病。保健灸法是自古以来的防病治病之术。如常灸足三里穴可强壮身体,增强免疫力。

思考题

(1~4题共用题干)李某,女,36岁。右侧胁痛3个月。因工作调动不顺,情绪郁闷,渐出现右胁部隐隐作痛,胸闷气短。苔薄白,脉弦。

1. 该患者中医诊断是什么

A. 胃痛　　　　　　　　B. 痹症　　　　　　　　C. 胁痛

D. 臌胀　　　　　　　　E. 水肿

答案及解析

2. 该患者的辨证分型是什么

A. 肝气郁结　　　　　　B. 胆汁瘀阻　　　　　　C. 瘀血内阻

D. 气逆　　　　　　　　E. 气虚不足

3. 下面何方对症

A. 理中丸　　　　　　　B. 逍遥散　　　　　　　C. 血府逐瘀汤

D. 柴胡疏肝散　　　　　E. 保和丸

在线测试

4. 针刺处方主要取何经为主

A. 足阳明胃经和足太阴脾经　　　　B. 背腧穴和足厥阴肝经

C. 足阳明胃经和足厥阴肝经　　　　D. 足阳明胃经和足少阳胆经

E. 足厥阴肝经和足少阳胆经

（王加谋）

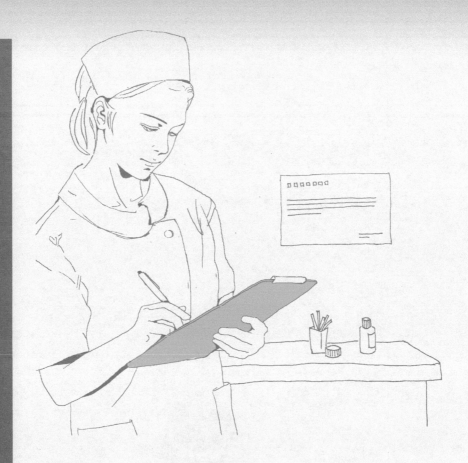

第四章 病因病机

学习目标

1. 叙述病因的概念及中医认识病因的方法。

2. 叙述六淫、疠气、七情、痰饮、瘀血的概念及各自的致病特点。

3. 能根据常见病因的性质和致病特征,进行辨证施护;正确指导患者养生防病。

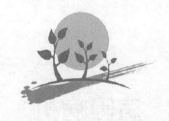

情景导入

　　小张，是一个20岁爱美的女孩，近半年来自觉形体偏胖而节食减肥，每天仅食少量鸡蛋和瓜果，体重从60kg减至45kg（身高165cm），但同时亦出现厌食，倦怠乏力，健忘失眠，月经量少，后期，渐至停闭不行已两个周期。3天前又和朋友外出游玩淋雨受寒，出现恶寒发热，头身疼痛，鼻塞流清涕，自觉没事，未予治疗，今晨起发热加重，体温38.5℃，伴咳嗽气粗，咳吐黄稠痰，咽痛，口渴，舌苔薄黄，脉浮数。到医院就诊，胸部X线片提示：两肺纹理增粗。

　　请问：1. 小张发病的原因有哪些？
　　　　　2. 试从"邪正盛衰"和"阴阳失调"两个方面分析一下患者发热咳嗽、月经后期的病机。

第一节　病因

　　病因，又称为致病因素，是指破坏人体相对平衡状态而引起疾病的原因。

　　中医学认为，人体是一个有机的整体，人体各脏腑组织之间，以及人体与外界环境之间维持着既对立又统一的相对动态平衡状态，以保持人体正常的生命活动，即"阴平阳秘""阴阳协调"。如果这种平衡状态因某种原因而受到破坏，机体又不能自行调节、及时恢复时，就会导致疾病的发生，即"阴阳失调"。因此，一切破坏人体相对平衡状态而引起疾病的原因都是病因。

　　导致疾病发生的原因是多种多样的，概括起来可分为以下几大类：外感致病因素，包括六淫、疠气；精神致病因素，主要指内伤七情；其他致病因素，包括饮食、劳倦、外伤、虫兽所伤等；继发致病因素，包括痰饮、瘀血。这些因素在一定条件下都可使人发病。

　　中医学历来重视病因在疾病发生发展过程中的作用，认为临床上没有无原因的证候，任何疾病的证候表现，都是在某种致病因素影响和作用下，患病机体所产生的一种病态反映。中医认识病因，亦是从整体观念出发，除了解可能作为致病因素的客观条件外，主要是以疾病的临床表现为依据，通过分析疾病的症状、体征，来推求病因，从而为治疗用药、护理提供根据，这种探求病因的方法称为"辨证求因"。因此，学习各种致病因素的性质和特点，掌握它们所致病证的临床表现，对临床辨证论治、施护有着重要的指导意义。

一、外感致病因素

外感致病因素是指病因来源于自然界,多从肌表、口鼻侵入机体,引起外感性疾病的致病因素,主要包括六淫和疠气两大类。

(一) 六淫

六淫,即风、寒、暑、湿、燥、火六种外感病邪的统称。

风、寒、暑、湿、燥、火,在正常情况下称为“六气”,是自然界六种不同的气候变化。六气是万物赖以生存的条件,对人体是无害的。人们在长期的生活实践中逐步认识了六气的变化规律和特点,并且通过自身调节产生了一定的适应能力,所以在正常的情况下,六气不会使人发病。当气候变化异常,六气发生太过或不及,或非其时而有其气,以及气候变化过于急骤,在人体的正气不足,抵抗力下降时,六气才能成为致病的因素,乘虚侵犯人体而发生疾病,这种情况下的六气,便称为“六淫”。淫,有太过、浸淫之意。由于六淫是不正之气,所以又称其为“六邪”。

1. 六淫共同的致病特点

(1) 外感性　六淫之邪多从肌表或口鼻而入,或同时从这两个途径侵犯人体而发病,故有“外感六淫”之称,其所引起的疾病统称为“外感病”。

(2) 季节性　六淫致病常有明显的季节性,如:春季多风病,夏季多暑病,长夏多湿病,秋季多燥病,冬季多寒病等,所以六淫所致疾病又称为“时令病”。

(3) 地域性　六淫致病常与生活地区和居住环境密切相关,所以不同的地域有不同的发病特点。如:西北多燥病、东北多寒病、江南多湿热为病;久居潮湿阴冷环境多寒湿病;高温环境下工作多易患火热燥病。

(4) 相兼性　六淫既可单独侵袭人体发病,又可两种以上同时侵犯人体而致病,如风寒感冒、湿热泄泻、风寒湿痹等。

(5) 转化性　六淫致病后,在疾病发展过程中,不仅可以互相影响,而且在一定条件下可发生相互转化,如寒邪可入里化热,暑湿日久可化燥伤阴,六淫皆可化火等。

六淫致病从现代医学角度看,除气候因素外,还包括生物(细菌、病毒等)、物理、化学等多种致病因素作用于机体所引起的病理反应。

此外,临床上还有些并非是因外感六淫所引起的疾病,而是由于脏腑功能失调所产生的类似风、寒、湿、燥、火的证候,因不是外来之邪引起,而是由内而生,故称为内风、内寒、内湿、内燥、内火,简称“内生五邪”。

2. 六淫各自的性质和致病特点

(1) 风　风是自然界一种无形的流动气流,具有轻扬开泄、喜动多变的特点,为春季的主气,故风邪引起的疾病以春季居多,但一年四季皆有风,故风邪致病不独见于春季,其他季节亦可发生。风邪侵袭人体多从皮毛而入,是六淫中最常见、最主要的致病因素,故称"六淫之首"。

风邪的性质和致病特点:

1)风为阳邪,其性开泄,易袭阳位　风邪具有升发、向上、向外的特性,故属阳邪。风邪伤人,易侵袭人体上部头面和肌表,使皮毛腠理开泄,而出现发热、恶风、汗出、头痛、咳嗽、流涕、脉浮等症状。故《素问·太阴阳明论》说"伤于风者,上先受之"。

2)风性善行而数变　"善行",是指风邪致病具有病位游移、行无定处的特性。如风寒湿三气杂至而引起的痹证,若见游走性关节疼痛、痛无定处,则属于风邪偏盛的表现,称为"行痹"或"风痹"。"数变",是指风邪致病具有发病急、变化快、症状变幻无常的特性,如荨麻疹就表现为疹块发无定处、此起彼伏、时隐时现等特征,故又名"风瘾疹";再如,风中于头面,可突发口眼㖞斜;小儿风水证,起病仅有表证,短时间内即可现头面一身俱肿、小便短少等,皆属此类。故《素问·风论》说"风者,善行而数变"。

3)风性主动　动,即动摇、抽动之意,是指风邪致病具有动摇不定的特点。临床上常表现为眩晕、震颤、四肢抽搐、颈项强直、角弓反张;或突然晕倒、不省人事、口眼㖞斜、半身不遂等症状。如外感热病中的"热极生风"、内伤杂病中的"肝阳化风"等证候,皆属风的病变。故《素问·阴阳应象大论》说"风胜则动"。

4)风为百病之长　一是指风邪常为外邪致病的先导,凡寒、湿、燥、热诸邪多依附于风而侵犯人体,从而形成外感风寒、风热、风燥、风寒湿、风湿热等证。二是指风邪终岁常在,袭人致病最多。古代医家甚至把风邪作为外感致病因素的总称,故《素问·骨空论》说"风者,百病之始也"。

【附】　内风

内风是由脏腑功能失调,尤其是肝的功能失常,气血逆乱,筋脉失养所致,临床常见眩晕、抽搐、震颤、口眼㖞斜、言语不清、昏仆、偏瘫等症。这些症状均有"风"的特点,故称为"肝风内动"。

(2)寒　寒是以气温较低或气温骤降为特点,为冬季的主气,故冬季多见寒证,但其他季节也可因汗出当风、淋雨涉水、贪凉饮冷等感受寒邪而致病。寒邪致病,有伤寒和中寒之别。寒邪伤于肌表,郁遏卫阳者,称为"伤寒";寒邪直中于里,伤及脏腑阳气者,称为"中寒"或"寒邪直中"。

寒邪的性质和致病特点:

1)寒为阴邪,易伤阳气　寒为阴气盛的表现,故其性属阴。"阴盛则阳病",所以感受寒邪,最易损伤人体阳气。阳气受损,失其正常的温煦、气化作用,则全身或局部都可出现机能减退的寒证。如寒邪袭表,卫阳被遏,可见恶寒无汗、头身疼痛;寒邪直中于里,损伤脾阳,则见脘腹冷痛、呕吐泄泻等症。

2)寒性凝滞,主痛 "凝滞",即凝结、阻滞不通的意思。寒邪入侵机体,阳气受损,失其温煦推动之力,易使经脉气血运行不畅,甚或凝结,阻滞不通,不通则痛。疼痛是寒邪致病的重要特征之一,其痛具有得温痛减,遇寒加剧的特点。如寒客肌表经络,气血凝滞不通,则见头身、肢体关节疼痛;寒邪直中胃肠,则见脘腹冷痛或绞痛;寒客肝脉,可见少腹或阴部冷痛等。正如《素问·痹论》说"痛者,寒气多也,有寒故痛也"。

3)寒性收引 "收引",是收缩牵引之意。寒邪侵袭人体,可使气机收敛,腠理闭塞,经络、筋脉收缩而挛急,故寒邪致病具有收引挛急之特性。如寒邪客于肌表,毛窍腠理闭塞,卫阳郁闭不得宣泄,可见恶寒发热、无汗、脉紧;若寒邪客于经络关节,则筋脉、经络收缩拘急,可见拘挛作痛,肢体屈伸不利等症。《素问·举痛论》所说的"寒则气收"就是此意。

4)寒性清澈 是指寒邪伤人可出现分泌物、排泄物澄澈清冷的症状。如风寒感冒,出现鼻流清涕;寒邪束肺,可见咳痰清稀;脾肾阳虚,寒自内生,则见下利清谷,或五更泄泻等虚寒证候。故《至真要大论》说"诸病水液,澄澈清冷,皆属于寒"。

【附】 内寒

内寒是由于机体阳气不足,寒自内生,脏腑功能活动衰退所致。常见面色㿠白,畏寒喜暖,四肢不温,小便清长,大便溏薄,舌淡苔白润,脉沉迟等虚寒证候。

(3)暑 暑为夏季的主气,乃火热之气所化,故暑邪致病独见于夏令,有明显的季节性,主要发生在夏至以后,立秋之前。其起病缓,病情轻者为"伤暑";起病急,病情重者为"中暑"。暑邪纯属外感,无内暑之说。

暑邪的性质和致病特点:

1)暑为阳邪,其性炎热 暑邪为盛夏火热之气所化,火热属阳,故暑为阳邪。因为暑为炎热之气,热势炽盛,所以暑邪伤人,多出现高热、烦渴、汗出、脉洪大等一派典型的阳热亢盛症状。

2)暑性升散,易伤津耗气 "升散"是上升、发散之意。暑为阳邪,主升主散,故暑邪伤人,一方面可出现头昏、目眩、面赤、心烦等上部心胸头目的症状;另一方面又见腠理开泄而多汗,汗多伤津而口渴、尿少,气随津泄而又见气短懒言、体倦乏力等气虚证。暑邪伤人,还可致阳热内闭,轻则头晕、恶心;重则暑热上传,扰乱心神,而见心烦不宁,甚则出现突然晕倒,不省人事的"中暑"重症。

3)暑多挟湿 暑季不仅气候炎热,而且多雨潮湿,热蒸湿动,水气弥漫,使空气中湿度增加,故暑邪致病,多挟湿邪为患。其临床表现除发热、烦渴等暑热症状外,常兼见身热不扬、四肢困倦、胸闷泛恶、大便溏泄不爽,舌苔黄腻等湿阻症状。

（4）湿　湿为长夏的主气,长夏即夏末秋初(大暑、立秋、处暑、白露四个节气),为一年中湿气最盛的季节,故长夏多湿病。湿邪伤人,除与季节有关外,还与居住、生活环境有关,如居处潮湿、水中劳作、淋雨涉水等亦可感受湿邪为患,故湿病在四季均可发生。

湿邪的性质和致病特点:

1）湿为阴邪,易阻遏气机,易损阳气　湿之甚则为水,水湿同类,水性寒而属阴,故湿为阴邪。湿邪侵犯人体,留滞于脏腑经络,最易阻遏气机,使气机升降失常,经络阻滞不畅,常出现胸闷脘痞、小便不利、大便不爽等症。湿为阴邪,阴胜则阳病,故湿邪易损伤人体的阳气。脾为阴土,喜燥而恶湿,故外感湿邪留滞,常先困脾,使脾阳不振,运化无权,水湿停聚,发为腹泻、尿少、水肿等症。

2）湿性重浊　重,即沉重、重着之意,指湿邪致病,常出现以沉重感为特征的临床表现。如湿邪外袭肌表,可见头昏沉重如裹,身困重如负重物,四肢酸懒等症;湿邪留滞经络关节,则见肌肤麻木不仁,关节酸痛重着,又称为湿痹或"着痹"。"浊"即秽浊、污浊之意,指湿邪为患,常出现分泌物和排泄物秽浊不清的症状。如湿浊在上则面垢、眵多;湿滞大肠,则大便溏泄、下痢脓血;湿浊下注,则小便浑浊、妇女黄白带下过多;湿邪浸淫肌肤,则见疮疡、湿疹破溃流脓渗水等。

3）湿性黏滞　黏滞,即黏腻、停滞之意。湿邪的这一特性主要表现在两个方面:一是指症状的黏滞性,如大便黏滞不爽,小便涩滞不畅,舌苔黏腻等。二是指病程的缠绵性,因湿性黏滞,易阻气机,气不行则湿不化,胶着难解,故起病缓慢,病程较长,反复发作,或缠绵难愈,如湿疹、湿痹、湿温等。

4）湿性趋下,易袭阴位　"趋下",是指湿类于水,有下注趋势。故湿邪为患多出现身体下部症状,如水肿多以下肢明显。此外,淋浊、泻痢、妇女带下、下肢溃疡等,均为湿邪下注所致。如《素问·太阴阳明论》说"伤于湿者,下先受之"。

【附】　内湿

内湿是由脾失健运,水湿不化而致。临床常见胸腹满闷,呕恶纳呆,头身困重,大便溏泻,舌苔厚腻等症,甚者可见水肿。

（5）燥　燥为秋季的主气,故又称"秋燥"。秋季气候干燥,空气中水分缺乏,故多燥病。燥邪为病,有温燥和凉燥之分。初秋有夏热之余气,气候较热,燥与温热相合侵犯人体,多出现燥而偏热的温燥;深秋有近冬之寒气,气候较凉,燥与寒凉相合侵犯人体,多出现燥而偏寒的凉燥。

燥邪的性质和致病特点:

1）燥性干涩,易伤津液　干,干燥;涩,涩滞。燥邪为干燥枯涩之病邪,侵犯人体,最易耗伤人体津液,导致各种津亏失润的病变。如口鼻干燥、咽干口渴、皮肤干燥甚则皲裂、毛发干枯不荣、小便短少、大便干结等症。故《素问·阴阳应象大论》说"燥胜则干"。

2）燥易伤肺　肺为娇脏,喜润而恶燥。肺主气司呼吸,开窍于鼻,直接与外界大气相通,且外合皮毛。燥邪袭人,多从口鼻而入,故最易伤肺,耗伤肺津,甚则损伤肺络,使肺的宣发肃降功能失常,出现干咳少痰,或痰黏难咳,或痰中带血,甚则喘息、胸痛等症。

【附】　内燥

内燥是由多种原因导致机体津液亏损或精血不足而出现的各种干燥证候。临床表现以口、鼻、咽、唇、舌、皮肤干燥,毛发不荣,小便短少,大便干结,脉细等症为主,常称之为"津亏"或"血燥"。

（6）火（热）　火为阳盛之气所化,旺于夏季,但其他季节气温骤升,人体不能适时调节,也易感受火邪致病。温、热、火属同一性质的病邪,只是程度上有差别,"温为热之渐,火为热之极",三者常可混称,故常称为"火热之邪"或"温热之邪"。火热为病习惯上又有内外之分,如:热邪多指外感病邪,属"六淫"之一,如风热、燥热、暑热等;而火邪多指由内而生的病邪,如肝火、心火、胃火等。另外,感受风、寒、暑、湿、燥等各种外邪,或过度的精神刺激,即"五志过极",在一定条件下都可化火,故又有"五气化火""五志化火"的说法。

火（热）邪的性质和致病特点:

1）火为阳邪,其性炎上　火为阳热之邪,具有升腾上炎的特性,其伤人多见一派火热征象,如高热、汗出、烦渴、面红目赤、脉洪数等。因火性炎上,所以火热之邪易侵犯人体上部,出现以头面部火热症状为突出的表现,如心火上炎则口舌生疮糜烂;肝火上炎则头痛、目赤肿痛;胃火上炎则牙龈肿痛、口臭等。

2）火易伤津耗气　火邪炽盛,既可直接消灼煎熬,使津液暗耗于内;又可迫津外泄而大汗出,使津液化汗丢失。故火邪致病,除见热象外,常伴有口渴多饮、唇焦舌燥、小便短赤、大便干结等津伤液耗的症状。另外,阳热亢盛即可直接损伤正气;热迫津泄的同时又致气随津泄,故火邪致病,轻者还可见少气懒言、体倦乏力等气虚征象;重者还可出现气脱亡阳之危象。正如《素问·阴阳应象大论》所说"壮火食气"。

3）火易生风动血　火热之邪侵袭人体,往往燔灼肝经,耗劫阴液,使筋失濡养,而致肝风内动,称为"热极生风",临床常表现为高热、神昏谵语、四肢抽搐、两目上视、颈项强直、角弓反张等症。火热之邪又可加速血行,甚至灼伤脉络,迫血妄行,导致各种出血证,如吐血、衄血、便血、尿血、皮肤发斑及妇女月经过多、崩漏等。

4）火易致肿疡　火热之邪入于血分,热毒聚于局部,可使气血壅聚不散,进而腐肉败血而发为痈肿疮疡,其临床表现以局部红肿热痛,甚至化脓溃烂为特征。故《灵枢·痈疽》说"大热不止,热盛则肉腐,肉腐则为脓,故名曰痈"。

5)火易扰心神 火热为阳邪,其性躁动炎上,在五行中与心相应,故火热之邪入于营血,易上扰心神,出现心烦、失眠,甚则狂躁不安、神昏谵语等症。故《素问·至真要大论》说"诸躁狂越,皆属于火"。

【附】 内火

内火又称"内热",是由体内阳盛有余,或阴虚阳亢,或五志过极化火而生。内火又有实和虚之分。实火多由脏腑阳热偏胜所致,多表现为发热口渴、面红目赤、尿黄便秘、舌红苔黄、脉数有力等症。虚火则因脏腑阴虚不能制约阳气,虚热内生而发,多表现为午后潮热、颧红盗汗、五心烦热、口燥咽干、舌红少津、脉细数等症。

(二)疠气

1. 疠气的基本概念 疠气,是一类具有强烈传染性的外感致病因素。在中医文献中,疠气又称为"疫气""疫毒""戾气""异气""毒气""乖戾之气"等。疠气引起的疾病称为"疫病""瘟病"或"瘟疫病"。

与六淫不同,疠气是具有强烈传染性的外邪。如《温疫论·原序》说"夫温疫之为病,非风非寒非暑非湿,乃天地间别有一种异气所感。"指出疠气是外来的致病因素之一,而又不同于六淫。

疠气主要是通过空气传染,从口鼻侵入人体而致病。此外,也可随饮食入里或蚊虫叮咬而发病,还可因接触感染而致病。

疫病的种类很多,如痄腮、麻疹、水痘、百日咳、白喉、疫痢、大头瘟、天花、霍乱、鼠疫等。这些疾病包括现代医学中许多传染病和烈性传染病。2003年发生在全球的传染性非典型肺炎(严重急性呼吸综合征,SARS)也属于"疫病"的一种。患疫病后多具有免疫性,有的可获终身免疫,不再复发。

2. 疠气的致病特点 疠气致病,具有发病急骤、病情危重、症状相似、传染性强、死亡率高等特点。

(1)发病急骤,病情危重 疠气多属热毒之邪,且常夹有湿毒等秽浊之气侵犯人体,其致病具有发病较急,来势凶猛,病情危重,变化多端,传变较快的特点。临床多具有高热症状,重者发病中可出现扰神、动血、生风等危重证候,故死亡率较高。

(2)传染性强,易于流行 疠气致病,具有强烈的传染性,可通过空气、饮食、接触等途径在人群中传播,甚至形成疫病流行。如《诸病源候论》说"人感乖戾之气而生病,则病气转相染易,乃至灭门"。

(3)一气一病,症状相似 疠气种类繁多,但每一种疠气所导致的疫病,都有区别于其他种类疫病的临床特征和病变规律。因此,一种疠气具有导致相应的一种疫病的特异性,且患者的临床症状基本一致,即所谓的"一气致一病"。如《素问·刺法论》说"五疫之至,皆相染易,无问大小,病状相似。"

3. 疠气形成和疫病流行的原因

(1)气候反常　自然界气候的反常变化,如久旱、酷热、水涝、湿雾瘴气等,均可滋生疠气而导致疫病的发生。

(2)环境污染　空气、水源、食物等被污染,也可引起疫病发生和流行。

(3)防治失时　预防隔离是防止疫病发生、控制其流行蔓延的有效措施,否则防治失时,就会导致疾病发生与流行。

(4)社会因素　社会因素对疫病发生与流行有着重要的影响。如社会动荡不安,战乱不断,天灾,贫困落后,环境严重污染等,均能造成疫病暴发流行。若国家安定,百姓安居乐业,且注意卫生防治工作,疫疠就能得到有效的控制。

二、精神致病因素

精神致病因素,主要指"七情内伤"。七情内伤,是引起脏腑气血功能紊乱而致疾病发生或诱发疾病的一种致病因素。

(一) 七情内伤的概念

七情是指喜、怒、忧、思、悲、恐、惊七种不同的情志变化。正常情况下,七情是人体对客观事物所做出的不同情感反应,属于正常的生理活动,并不会引起疾病,正如常言道"喜怒哀乐,乃人之常情。"只有当突然的、强烈的或持久的不良情志刺激(如暴怒、狂喜、悲哭、大惊、猝恐、过思、忧愁等),超过了人体的正常生理活动范围,使气机紊乱,脏腑气血阴阳失调,从而导致疾病的发生,这时七情才成为致病因素。由于它往往直接影响内脏的生理功能,是造成内伤病的主要致病因素之一,故又称为"七情内伤"或"内伤七情"。

(二) 七情内伤的致病特点

中医学认为,人的精神情志活动与内脏有密切的关系。情志活动是以五脏精气作为物质基础的,并通过脏腑的功能活动而表露出来。外界各种情志刺激作用于机体,只有在五脏精气充足、功能协调的状态下,才能做出相应的、适度的情感反应。故《素问·阴阳应象大论》说"人有五脏化五气,以生喜怒悲忧恐"。因此,人的情志活动与脏腑气血的关系非常密切。脏腑气血的变化,必然会影响情志的变化,而强烈的精神刺激,剧烈的情志变化,也必然会影响脏腑的功能活动,使气血不和、阴阳失调而发病。概括起来,七情致病具有以下特点。

1. 直接伤及内脏 人的情志活动与内脏关系密切,七情分属五脏,七情反应太过与不及则可损伤相应之脏。七情损伤五脏的基本规律是:心在志为喜,过喜则伤心;肝在志为怒,过怒则伤肝;脾在志为思,过度思虑则伤脾;肺在志为悲为忧,过度悲忧则伤肺;肾在志为惊恐,过度惊恐则伤肾。

人体是一个有机的整体,所以七情致病在临床上也并非绝对如此。因有时一种情志可以伤及多脏,如思虑过度既可损伤脾气,又可耗伤心血;有时多种情志又可伤及同一脏,如心主血脉而藏神,主宰人的精神情志活动,为五脏六腑之大主,故七情内伤,均易影响心神,心神受损,又常引起其他脏腑的功能失调,所以《灵枢·口问》说:"悲哀愁忧则心动,心动则五脏六腑皆摇。"此外,肝藏血而主疏泄,脾主运化,为气血生化之源,故情志因素致病,临床以心、肝、脾三脏功能失调最为多见。如,伤心可见心悸健忘,失眠多梦,甚则精神恍惚,哭笑无常,或狂躁妄动,精神失常等症;伤肝可见精神抑郁,烦躁易怒,善太息,头晕目眩,胁肋胀痛,或咽中有梗阻感,或妇女月经不调,乳房胀痛结块等症;伤脾可见食欲缺乏,脘腹胀满,便溏等症。

2. 影响脏腑气机 七情致病伤及内脏,主要是影响脏腑的气机,使气机升降失常,气血运行紊乱,从而导致各种病变的发生。不同的情志变化,对人体气机的影响和损害也不同,如《素问·举痛论》说"怒则气上""喜则气缓""悲则气消""恐则气下""惊则气乱""思则气结",这就是对内伤七情致病与气机紊乱关系的很好说明。

(1)怒则气上 指过度愤怒,可使肝疏泄太过,气机上逆,血随气升,并走于上。临床可见面红目赤,头胀痛,甚则呕血或猝然昏倒等。

(2)喜则气缓 指在正常情况下,喜能缓和紧张情绪,使心情平静、舒畅。暴喜过度可使心气涣散,神不守舍,出现心悸不安、注意力不能集中、精神恍惚,甚则喜笑不休、失神狂乱等。

(3)思则气结 指思虑过度,导致脾气郁结,脾失健运,出现纳呆、脘腹胀满、便溏等症。

(4)悲则气消 指过度悲忧,耗伤肺气而出现精神萎靡不振,意志消沉,情绪低落,气短乏力等。

(5)恐则气下 指过度恐惧,可使肾气不固,气机下陷,出现二便失禁、遗精滑泄。

(6)惊则气乱 指突然受惊,损伤心肾,使心神散乱,则心无所依,神无所归,虑无所定,出现心悸、惊恐不安,甚则精神错乱;或肾气不固,出现二便失禁等。

3. 影响病情的变化 七情内伤属于精神致病因素,致病多与精神刺激有关。因此,七情内伤不仅可以引起多种疾病的发生,而且情绪的改变,对疾病的发展亦有着重要的影响。良好的精神因素对病势有利,不良的情志刺激或情志改变,能使病情加重、恶化,甚至导致患者死亡。如,七情内伤导致肝失疏泄而出现的梅核气、胃脘痛、胸痹等证,常因情志波动而病势加重;素有肝阳上亢的患者,若遇事恼怒,可致肝阳暴涨,气血上逆,突然头痛眩晕,甚则猝然昏倒,不省人事,或半身不遂,口眼㖞斜等。反之,若病后仍能性情开朗,乐观豁达,可使五脏安和,气机调畅,病情常可减轻。因此,中医十分重视精神情志因素在治疗中的作用,强调对患者的精神安慰和心理疗法,以促使疾病向好的方面转化。

知识链接

范进中举

清代小说《儒林外史》里有个读书人叫范进,生活贫困潦倒,平日里一直被老丈人胡屠户看不起。他不停地参加考试,直到五十多岁才中了个秀才,随后参加乡试中了举人。范进得知中举后,两手一拍,笑了一声,说:"太好了,我中了!"说着,向后跌倒,牙关紧闭,不省人事,苏醒之后又疯疯癫癫,披头散发,拍手大笑。后来,众人商议,因为范进平日最惧怕老丈人胡屠户,所以就让胡屠户凶神似的上前打了他一巴掌,范进这才清醒过来,恢复正常。

(三) 社会心理因素与疾病的关系

在临床实际工作中,我们不但要注意"七情"的变化,还应进一步了解患者的心理状态、个性特征、行为习惯以及患者所处的具体社会、生活环境等,因为这些复杂多变的因素,都能影响患者的情志活动。如社会的急剧变化,经济上的骤然起落,工作过于紧张繁忙,生活及家庭遭遇变故,人际关系紧张等,均可导致身心损伤而致病。但是情志致病,因人而异,同样的情志变化,有的人可以致病,而另一些人则不致病,这与个体心理承受和调节能力及身体素质密切相关。性格开朗,形体壮实者,对外界刺激的承受和调节能力较强,不易因情志异常而生病。反之,性格内向,形体瘦弱者,对外界刺激的承受和调节能力较差,则易因情志异常而生病。因此,要加强学习,增强锻炼,通过培养自己坚韧、沉着、豁达、乐观的性格,以适应各种社会、生活等环境的变化,保持身心健康。

三、其他致病因素

(一) 饮食失宜

饮食是人类赖以生存和维持健康的基本条件,是人体后天生命活动所需精微物质的重要来源。饮食要有一定的节制,如果饮食失宜,则可成为病因,导致脏腑功能失调或正气损伤而发生疾病。

脾主运化水谷精微,胃主受纳腐热水谷,故饮食所伤,首先影响脾胃,导致脾胃功能失常。在病理过程中,还可形成食积,或聚湿,或生痰,或化热,或累及其他脏腑而变生他病。因此,饮食失宜是内伤病的主要致病因素之一。

1. 饮食不节

(1)过饥 指摄食量不足。摄食过少,胃腑失于水谷濡养,胃气损伤而致胃部不适或胃脘疼痛。若长期摄食不足,则气血生化乏源,一方面因气血亏虚而脏腑组织失养,功能活动衰退,见面色无华、心悸气短、消瘦乏力等全身虚弱证候;另一方面又因正气不足,抗病能力下降,易感外邪而继发其他疾病。此外,如果长期有意节食,又可发展成厌食等较为顽固的身心疾病。

(2)过饱 指摄食过量或暴饮暴食,超过了脾胃运化腐熟能力,则可导致饮食停滞,脾胃损伤,出现脘腹胀满疼痛、嗳腐吞酸、嘈杂厌食、呕吐腹泻等食伤脾胃的证候。小儿因脾胃功能较弱,又加之年幼食量不知自控,故最宜被饮食所伤而发病。若食滞日久,郁而化热,可酿成小儿"疳积",出现手足心热、心烦易哭、面黄肌瘦、脘腹胀满等症。故《素问·痹论》说"饮食自倍,肠胃乃伤。"另外,在大病初愈阶段,若饮食不当,如暴食或过于滋腻,或过早进补等,还可引起疾病复发,此称"食复"。

2. 饮食不洁 指食用不清洁、不卫生,或陈腐变质,或有毒的食物。饮食不清洁,可引起多种胃肠疾病,出现腹痛、吐泻、痢疾等,或引起肠道寄生虫病,如蛔虫病、蛲虫病、绦虫病等。若进食腐败变质、有毒的食物,可引起食物中毒,轻则腹痛、吐泻,重则可导致神志昏迷,甚至死亡。

3. 饮食偏嗜 饮食应结构合理,五味调和,寒热适中,无所偏嗜,才能使人体获得所需的各种营养物质。若过分偏爱或排斥某些食物,如饮食偏寒偏热,或饮食五味有所偏嗜,或嗜酒成癖等,均可导致机体阴阳失调,或营养缺乏而发生疾病。

(1)过食寒凉生冷 可损伤脾胃阳气,导致寒湿内生,发生腹痛、泄泻等症。

(2)过食辛温燥热 可致胃肠积热,出现口渴、口舌生疮、腹满胀痛、便秘、痔疮等症。

(3)过食肥甘厚味 可内生痰热,阻滞气血,引起胸痹、肥胖病、痈疽疮疡等病证。正如《素问·生气通天论》所说"膏粱之变,足生大疔"。

(4)偏嗜饮酒 酒多为粮食和果品所酿,富有营养和一定的药用价值。适量饮酒,可祛除风寒,宣通血脉,舒筋活络,有益于健康。若长期过量饮酒,则易损伤脾胃,聚湿生痰化热而致病,甚至变生癥积。甚则酒毒攻心,而致神志昏迷,严重者造成死亡。

(二)劳逸失度

劳逸失度,指过度劳累和过度安逸而言。正常的劳作和锻炼有助于人体气血流畅,体质增强;必要的休息,可以解除疲劳,恢复体力和脑力。劳动与休息的合理调节,是保证人体健康的必要条件。若长时间的过度劳累或过度安逸,就会导致脏腑经络及气血津液等功能失常而发病。

1. 过劳

（1）劳力过度　是指长时间从事繁重的或超负荷的体力劳动,且得不到相应的恢复,久之则积劳成疾。其致病特点有两个方面,一是耗伤人体正气,出现少气乏力,四肢困倦,精神疲惫,喘息汗出等气虚证;二是致形体损伤,即劳伤肌肉筋骨。如《素问·宣明五气》所说"久视伤血,久卧伤气,久坐伤肉,久立伤骨,久行伤筋。"

（2）劳神过度　指长期用脑过度,思虑劳神而积劳成疾。因心藏神,脾主思,血是神志活动的物质基础,故长思久虑,劳神过度,可暗耗心血,损伤脾气,出现心悸健忘、失眠多梦、食少纳呆、腹胀便溏、四肢乏力等心脾两虚的病证。

（3）房劳过度　指性生活不加节制,房事过度。因肾藏精,主封藏,故房劳过度则耗伤肾精,出现腰膝酸软,眩晕耳鸣,精神萎靡,男子遗精、阳痿、早泄,女子月经不调、不孕等症。

2. 过逸

（1）形体过逸　指贪图享受休闲,长期不参加劳动,又不进行体育锻炼。俗话说"流水不腐,户枢不蠹",如形体过度安逸,易使人体气血运行不畅,脾胃等脏腑的功能活动减弱,出现食少乏力,精神不振,肢体软弱,或发胖臃肿,动则汗出、心悸、气喘等症,或继发其他疾病。

（2）思维过逸　指长期懒于动脑思考。积极合理的脑力劳动,能保持大脑有足够的信息刺激和气血供应,可防止大脑的功能退化。如果长期懒于动脑,过分安逸,就会出现记忆力减退、反应迟钝、精神萎靡不振等症状,甚则导致脏腑功能失调而出现多种疾病。

（三）外伤、虫兽伤

1. 外伤　外伤包括枪弹伤、金刃伤、跌打伤、持重努伤、烫伤、冻伤等。

（1）枪弹伤、金刃伤、跌打伤、持重努伤　这些外伤均可直接损伤人体皮肤、肌肉、筋脉、骨骼以及内脏,轻则引起皮肤肌肉瘀血肿痛、出血或筋伤、骨折、脱臼,重则伤及内脏,或出血过多,导致昏迷、抽搐,甚至死亡。

（2）烧烫伤　多由沸水、沸油、高温物品、烈火、高压电流等直接作用于人体而引起。烧烫伤属于火毒为患。轻者损伤肌肤,创面红、肿、热、痛或起水疱;重者损伤肌肉筋骨,创面如皮革样,或蜡白,或焦黄,或炭化干燥,痛觉消失;若大面积烧烫伤,导致火毒内攻脏腑,可出现烦躁不安、发热口渴、尿少或尿闭等症,甚至神志昏迷,或伤津耗液而致亡阴亡阳引起死亡。

（3）冻伤　是指人体遭受低温侵袭而造成的全身性或局部性损伤。冻伤在我国北方冬季较为常见。一般温度越低，受冻时间越长，则冻伤程度越重。

1）全身性冻伤　又称"冻僵"。初起寒战，继而体温逐渐下降，面色苍白，唇甲青紫，感觉麻木，神疲乏力，逐渐昏迷，呼吸减慢，脉迟细，如不及时救治易致死亡。

2）局部性冻伤　又称"冻疮"。多发于手足、耳郭、鼻尖和面颊等暴露部位，出现局部皮肤苍白、冷麻，继而肿胀青紫、痒痛灼热，或出现大小不等的水疱，溃破后易感染成冻疮。

2. 虫兽伤　虫兽伤包括毒蛇、猛兽、疯狗咬伤，或蝎、蜂蜇伤等。轻则局部肿痛、出血，重则伤及内脏，或出血过多，或毒邪内陷而死亡。如毒蛇咬伤，除局部症状外，还可出现全身中毒症状（如发热、昏迷等），如不及时救治易致死亡；疯狗咬伤可致"狂犬病"，初起局部疼痛、出血，经治疗伤口愈合，其潜伏期长短不一，一旦发作，则出现烦躁、惶恐不安、牙关紧闭、抽搐，以及恐水、恐风、恐声等症，甚则死亡。

四、继发性致病因素

继发性致病因素是指继发于其他病理过程而产生的致病因素，即人体受某种致病因素作用后，在疾病过程中所形成的病理产物。这些病理产物形成之后，如不能及时排出体外而滞留体内，又能作用于人体引起脏腑组织新的病理改变，从而产生新的病证。继发性致病因素主要包括痰饮、瘀血等。

（一）痰饮

痰饮是人体水液代谢障碍所形成的病理产物。一般以较稠浊者称为痰，较清稀者称为饮。两者同出一源，故合称为痰饮。"痰"，不仅指咳吐出来的有形之痰液，同时还包括瘰疬、痰核、某些肿块，以及停留在病变组织器官内的黏性分泌物，此类痰虽无明显可见的痰液排出，但可通过其临床症状和体征来确定，故被称为"无形之痰"。"饮"，是指大量滞留于人体脏腑组织间隙或疏松部位的清稀水液，因其所停留的部位不同而表现各异。

1. 痰饮的形成　痰饮多由外感六淫，或内伤七情，或饮食劳逸等致病因素作用于机体后，导致肺、脾、肾及三焦等脏腑功能失常，气化失司，水液代谢障碍，以致水液停滞，凝聚而成。痰饮形成后，饮多留于胃肠、胸胁、腹腔及肌肤；痰则随气流窜，内而脏腑，外至皮肉筋骨，全身上下无处不至，从而形成许多复杂的病证，所以前人有"百病多由痰作祟""怪病多痰"的说法。

2. 痰饮的病证特点　痰饮为水湿停滞、积聚而成，所以其所致病证，大多具有沉重、秽浊、黏滞不爽的症状，及病情反复发作，缠绵难愈等湿邪的特性。痰饮形成之后,由于停滞的部位不同,临床表现也不一样,如停滞于脏腑的,可影响脏腑的功能和气机的升降;流注于经络的,则阻碍气血的运行。临床常见的痰、饮病证如图4-1。

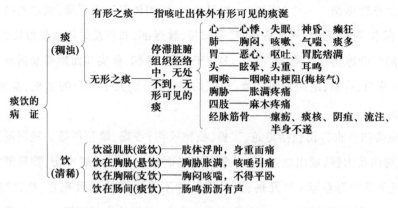

图 4-1 常见痰饮病证

总之,痰饮所致的病证比较复杂,但多具有典型的痰湿症状和体征,临证之时,除根据上述临床表现外,常结合舌苔滑腻、脉滑等共同特征,进行全面综合分析,以便进行正确的判断。

(二)瘀血

瘀血,泛指体内有血液停滞。既指溢于脉外的"离经之血",未能及时消散或排出而停滞于体内;又指血液运行不畅,停滞于经脉或脏腑组织内的血液。因瘀血已失去正常生理功能,故又称其为"恶血""败血""蓄血""衃血"。瘀血既是疾病过程中形成的病理产物,又是某些疾病的致病因素。

1. 瘀血的形成　瘀血主要是由于气虚、气滞、血寒、血热等原因,使血行不畅而凝滞,或因外伤和出血后,脉外之血不能及时消散、排出所形成。

(1)气滞血瘀　气为血之帅,气行则血行,气滞则血液循行艰涩不畅而成瘀血。

(2)气虚血瘀　因"气为血帅",气能生血、行血、摄血,所以血液的正常循行有赖于气的推动、温煦和固摄。若气虚运血无力,则血行迟滞而成瘀血;或气虚不能统摄血液,血溢脉外而为瘀血。另外,气虚血少,血脉不充,也可致脉道涩滞,血行不畅而形成瘀血。

(3)血寒致瘀　血得温则行,得寒则凝。若寒邪客入血脉,使血液凝滞,经脉挛缩,致血液运行不畅而成瘀血。《医林改错》说"血受寒则凝结成块"。

(4)血热成瘀　热入营血,血热互结,煎灼津液,使血液黏稠,运行不畅而成瘀;或热灼脉络而迫血妄行,血溢脉外,留于体内,也可形成瘀血。如《医林改错》所说"血受热则煎熬成块"。

(5)出血成瘀　各种外伤使血离经脉,成为离经之血,或血热妄行、气不摄血等各种原因而致出血,以及妇女经行不畅、流产等,如果这些所出之血未能排出体外,亦未能及时消散,留积于体内均可成为瘀血。

2. 瘀血的致病特点　瘀血形成之后,不仅失去正常的滋润、濡养作用,反而阻滞气机,使血液运行更加不畅,形成恶性循环,终致脉道淤塞,气血不通,从而引发多种新的疾病。瘀血致病相当广泛,其临床表现常随其瘀阻部位不同而症状各异。常见瘀血病证如图4-2。

瘀血停留
部位不同,
表现不一
　　　瘀阻于心——胸闷,心前区疼痛,口唇青紫
　　　瘀阻于脑——头痛、癫、狂、痴证
　　　瘀阻于肺——胸闷、胸痛、咳嗽、咳血
　　　瘀阻于肝——胁肋刺痛、胁下痞块或腹满,青筋暴露
　　　瘀阻胃肠——胃脘刺痛拒按,呕血或大便色黑如漆
　　　瘀阻胞宫——月经不调、痛经、闭经
　　　瘀阻肢体——局部青紫肿痛拒按,或皮下瘀斑、瘀点,或指趾青紫

图4-2　常见瘀血病证

瘀血致病,虽然症状错综繁多,但其主要病证特点可大致归纳如下。

（1）疼痛　瘀血阻滞经脉,不通则痛。瘀血致痛特点为刺痛,痛处固定不移、拒按,夜间痛甚,往往经久不愈。

（2）肿块　瘀血内阻,凝积不散,可形成肿块,部位多固定不移。在体表则可见局部青紫肿胀;在体内则可形成"癥积",质硬,位置固定不移。

（3）出血　瘀阻脉络,血不循经而行,故可导致出血。其血色多紫暗或夹有瘀块,出血量少而不畅。

（4）望诊　面色、口唇、爪甲青紫;舌质紫暗,或有瘀点、瘀斑,或舌下络脉青紫、曲张等。此外,面色黧黑、肌肤甲错、皮肤紫癜等症状也较为常见。

（5）脉象　常见脉细涩、沉弦,或结或代。

第二节　病机

病机,是指疾病发生、发展和变化的机理。任何疾病的发生、发展和变化,都与患病机体正气的强弱、致病邪气的性质、感邪的轻重等密切相关。当致病邪气作用于人体后,正气必然要奋起抗邪,形成邪正斗争的局面,其斗争的结果破坏了人体阴阳的相对平衡,导致阴阳失调,使脏腑、经络、气血等功能紊乱,从而产生一系列的病理变化。临床上虽然疾病种类繁多,症状错综复杂,每种疾病又都有各自的病理机制,但从总体来说,均离不开邪正斗争、阴阳失调等基本病机变化的一般规律。

一、邪正斗争

邪正斗争,是指致病邪气侵入人体以后,正气与之所作的斗争。这种斗争过程中

邪正盛衰的变化,不仅关系到疾病的发生,而且影响着疾病的发展和转归,同时也影响着病证的虚实变化。因此,从一定意义上来说,疾病的过程,也就是邪正斗争及其盛衰变化的过程。

(一) 邪正盛衰与发病

疾病的发生,主要由"正""邪"两个方面的因素来决定。

正,即正气,指人体正常的生命物质及其功能活动,以及由此所产生的各种维护健康的能力,包括自我调节能力、适应环境能力、抗邪防病能力和康复自愈能力。邪,即邪气,与正气相对而言,是各种致病因素的总称,包括存在于外界环境之中和人体内部所产生的各种具有致病和损伤正气作用的因素,如六淫、疠气、七情内伤、痰饮、瘀血等。

1. 正气不足是发病的内在依据　中医学十分强调内因正气在发病中的重要地位,认为正气旺盛,气血充足,卫外固密,病邪就难以侵犯人体,疾病就不会发生,或虽有邪气侵入,正气亦能驱邪外出而免于发病。正如《素问·刺法论》说"正气存内,邪不可干"。只有在人体正气相对虚弱,卫外不固,不足以抵抗外邪时,邪气才能乘虚侵入,导致阴阳失调、脏腑功能失常、气血紊乱而发生疾病。故《素问·评热病论》说"邪之所凑,其气必虚"。因此,正气不足是疾病发生的内在依据。

2. 邪气是发病的重要条件　中医学强调正气在发病中的主导作用,但也不排除邪气对疾病发生的重要作用。因为邪气是疾病发生的重要条件,在一定情况下,甚至可能起主导作用。如各种外伤、烧烫伤、冻伤、虫兽伤、食物中毒等,即使正气强盛,机体也难免被伤害而发病。又如,在特殊情况下,疫疠之邪往往成为疾病发生和流行的决定因素,所以对于疠气致病,中医也强调防止传染的重要性。

3. 正邪斗争的胜负决定是否发病

(1) 正胜邪退则不发病　人生活在自然环境之中,无时无刻不受到各种致病邪气的干扰,但并非所有接触的人都会发病。因为邪气侵袭人体时,正气即奋起抗邪,若正气充足,抗邪有力,则邪气就不能侵入,即使有邪气侵入,亦能及时被正气消除,不发生病理反应,所以机体不会发病,此即正能胜邪的结果。

(2) 邪胜正负则发病　若邪气侵袭人体后,在正邪斗争过程中,邪气偏盛,正气相对不足,邪盛正负,便可导致疾病的发生。由于正气不足的程度、病邪的性质、感邪的轻重以及邪气所中部位的深浅不同,所产生的疾病亦有不同。如感邪较重,邪中较深,则发病较急,病情较重;反之,感邪较轻,邪中较浅,则病情较轻;感受阳邪,易出现热证;感受阴邪,易出现寒证等。

(二) 邪正盛衰与虚实变化

在疾病的发展变化过程中,正气和邪气的力量对比不是固定不变的,而是在正邪斗争的过程中,不断地发生着消长盛衰的变化。一般来说,正气增长而旺盛,则邪气必然消退而衰减;邪气增长而亢盛,则正气必然虚损而衰弱。随着体内邪正的消长盛衰,形成疾病虚实的病机变化。故《素问·通评虚实论》说"邪气盛则实,精气夺则虚"。

1. 虚实病机　实,主要指邪气盛而正气未衰,是以邪气亢盛为矛盾主要方面的一种病理反应。发病后邪气虽盛而机体正气未衰,尚能积极与邪气抗争,故正邪相搏,斗争剧烈,反应明显,在临床上可出现一系列亢盛有余的证候,即称为实证。多见于外感六淫致病的初期和中期,或由于瘀血、痰饮、水湿、饮食等滞留于体内所引起的病证。临床可见壮热、狂躁、声高气粗、腹痛拒按、二便不通、脉实有力,或痰涎壅盛、食积不化、水湿泛滥、瘀血内阻等病证。

虚,主要指正气不足,是以正气虚损为矛盾主要方面的一种病理反应。也就是说,此时人体正气虚弱,虽能与邪气抗争,但难以出现较剧烈的病理反应,在临床上常见一系列虚弱不足或衰退的证候,即称为虚证。一般多见于素体虚弱的患者,或疾病后期以及多种慢性疾病的过程中。临床可见神疲体倦、面容憔悴、心悸气短、自汗、盗汗,或五心烦热,或畏寒肢冷、脉细弱无力等症。

2. 虚实变化　邪正的消长盛衰,不仅可以产生单纯的或虚或实的病理变化,而且在某些长期的、复杂的疾病中,往往出现虚实转化、错杂、真假的病理反应。

例如,实性病变失治或治疗不当,病邪久留,损伤人体正气;或正气不足,无力驱邪外出;或因正虚而内生食积、痰饮、水湿、瘀血等病理产物凝结阻滞于体内等,这些均可导致疾病由实转虚、因虚致实或虚实夹杂的病理变化。

此外,在特殊情况下,临床上某些疾病还会出现一些与疾病本质不符的假象的病理状态,即前人所说的"至虚有盛候""大实有羸状"。例如,因实邪结聚于内,阻滞经络,致使气血不能畅达于外,反而出现一些类似"虚"的假象,此即真实假虚证;相反,正气虚弱,脏腑气血不足,功能减退,运化无力,有时反而出现一些类似于"实"的表现,此即"真虚假实证"。因此,临证时一定要透过现象看本质,切不可被假象所迷惑,这样才能真正把握住疾病的虚实病机变化。

(三)邪正盛衰与疾病转归

疾病过程中,邪正的消长盛衰,不仅决定着病变的虚实,而且直接影响疾病的发展变化与转归。

1. 正胜邪退　在邪正斗争中,若正气充盛,抵抗力强,则邪气就弱而难于发展,其疾病的反映也就轻浅,病程短暂或趋于好转;若正气完全战胜了邪气,脏腑气血的功能迅速得到恢复,则疾病即告痊愈。

2. 邪胜正衰　在邪正斗争中,若邪气亢盛而正气虚弱,正气不仅不能驱邪,反而日益亏损,脏腑气血的功能更加减弱,邪气的危害作用不断增加,以致病势日趋恶化或加剧;若正气难复,邪气独盛,脏腑功能衰竭,则人体的生命活动也将停止而致死亡。

此外,在邪正消长盛衰过程中,若正邪双方力量对比势均力敌,则出现正邪相持、正虚邪恋或邪去而正不复等情况,便会导致某些疾病由急性转为慢性,或慢性病缠绵难愈,或留下某些后遗症。

二、阴阳失调

阴阳失调,是机体阴阳消长失去平衡协调的简称。在疾病的发生、发展过程中,由于各种致病因素的影响,导致机体阴阳双方失去相对的协调与平衡,从而形成阴阳盛衰、互损、转化、格拒或亡失等病理变化。由于各种致病因素作用于人体,都必须影响机体内部的阴阳平衡,导致阴阳失调才能形成疾病,因此阴阳失调是对一切病理改变的高度概括,是疾病发生、发展、变化的内在根据,也是一切病机变化的总纲。

阴阳失调的病机变化虽然复杂,但概括起来,不外乎阴阳盛衰、阴阳互损、阴阳格拒、阴阳转化以及阴阳亡失几个方面。

(一) 阴阳盛衰

阴阳盛衰,是指阴和阳的偏盛或偏衰。阴阳盛衰是各种疾病最基本的病机变化,这种变化主要通过疾病的寒热虚实表现出来(图4-3)。

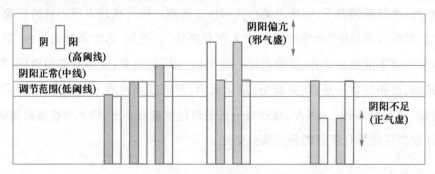

图4-3 阴阳盛衰示意

1. 阴阳偏胜 主要是指阴邪或阳邪侵袭机体所导致的以邪气盛为主的病理变化,主要见于"邪气盛则实"的实证。《素问·阴阳应象大论》中所说"阳胜则热,阴胜则寒""阴胜则阳病,阳胜则阴病",指出了阴阳偏胜的病理特征及病势趋向。

(1) 阳盛则热 阳盛是指在疾病过程中所出现的阳气偏盛,脏腑功能活动亢进,热量过剩的病理状态。多由感受温热之邪,或感受阴邪而从阳化热,或七情内伤,五志过极而化火,或因气滞、血瘀、痰浊、食积等郁而化热化火所致。其病机特点多表现为阳盛而阴未虚的实热证。临床可见壮热、烦渴、面红、目赤、尿赤、便干、苔黄、脉数等症。

此外,若阳热亢盛日久,则势必耗伤阴液,导致人体津液不足,阴精亏损,从而转化为实热兼阴亏病证或虚热病证,即"阳胜则阴病"。

（2）阴盛则寒 阴盛是指在疾病过程中所出现的一种阴气偏盛,脏腑功能活动障碍或减退,产热不足,以及病理性代谢产物积聚的病理状态。多由感受寒湿之邪,或过食生冷,寒湿中阻,阳不制阴,而致阴寒内盛。其病机特点多表现为阴盛而阳未衰的实寒证。临床可见畏寒、肢冷、喜暖、脘腹冷痛、泄泻、水肿、痰液清冷以及舌淡、苔白、脉迟等症状。

此外,阴寒内盛,久则必损阳气,故阴盛的实寒证,常可伴有机体生理功能活动减退,热量不足等阳虚征象,即"阴胜则阳病"。

2. 阴阳偏衰 是指人体阴精或阳气不足所引起的以正气亏虚为主的病理变化,主要见于"精气夺则虚"的虚证。《素问·阴阳应象大论》中所说"阳虚则寒,阴虚则热""阳虚则阴盛""阴虚则阳亢",指出了阴阳偏衰的病理特征及病势趋向。

（1）阳虚则寒 阳虚是指机体阳气虚损,机能活动减退或衰弱,温煦作用低下,热量不足的病理状态。多由先天禀赋不足,或后天饮食失养,或劳倦内伤,或久病损伤阳气所致。其病机特点多表现为阳气不足,阳不制阴,阴相对亢盛的虚寒证。一般以心、脾、肾阳虚多见,尤以肾阳虚衰最为重要,因为肾阳为人身诸阳之本。阳虚病变,临床多见面色㿠白、畏寒肢冷、神疲蜷卧、小便清长、下利清谷、舌淡、脉迟等症状。因此,阳虚则寒与阴盛则寒,不仅病机不同,临床表现等方面也有区别,前者是虚而有寒,以虚为主,且发病较缓,无明显的感寒史;后者是以寒为主,虚象不甚明显,发病较急,多有明显的受寒史。

（2）阴虚则热 阴虚是指精、血、津液等物质亏耗,以及由于阴液不足,阴不制阳,导致阳相对亢盛,机能虚性亢奋的病理状态。多由阳邪伤阴,或因五志过极化火伤阴,或因久病耗伤阴液所致。其病机特点多表现为阴液不足,阳气相对偏盛的虚热证。五脏皆可发生阴虚,但以肺肾阴虚或肝肾阴虚最为多见,尤其肾阴不足在阴虚的病机中占有极其重要的地位,因为肾阴为人身诸脏阴液之本。阴虚病变,临床多见五心烦热、潮热、颧红、盗汗、形体消瘦、口燥咽干、舌红少苔、脉细数无力等症状。因此,阴虚则热与阳盛则热,不仅病机不同,临床表现也有区别,前者是虚而有热;后者是以热为主,虚象不明显。

（二）阴阳互损

阴阳互损,是指在阴或阳任何一方虚损到一定程度时,病变发展影响相对的一方,从而形成阴阳两虚的病理状态。在阴虚的基础上,继而导致阳虚,称为阴损及阳;在阳虚的基础上,继而导致阴虚,称为阳损及阴。由于肾藏精气,内寓真阴真阳,为全身阳气、阴液之根本，因此，一般说来，无论阴虚或阳虚，多在损及肾的阴阳，肾本身阴阳失调的情况下，才易于产生"阴损及阳"或"阳损及阴"的阴阳互损病理变化。

1. 阴损及阳　是指阴液（精、血、津液）亏损较重，累及阳气生化不足，或阳气无所依附而耗散，从而在阴虚的基础上又导致阳气亏虚，形成以阴虚为主的阴阳两虚的病理状态。多由于阴液亏耗，以及遗精、盗汗、失血等慢性消耗性病证发展而成。其主要特点是虚热和虚寒并见，但以虚热为主。

2. 阳损及阴　是指阳气虚损较重，累及阴精化生不足，从而在阳虚的基础上又导致了阴虚，形成了以阳虚为主的阴阳两虚的病理状态。多由于肾阳虚，精关不固，失精耗液，或气虚血亏，或阳虚自汗，伤津耗液等所致。其主要特点是虚寒和虚热并见，但以虚寒为主。

（三）阴阳格拒

阴阳格拒，是阴阳失调中比较特殊的一类病机，包括阴盛格阳和阳盛格阴两个方面。形成阴阳相互格拒的机制，主要是由于某些原因，使阴或阳的一方偏盛至极，或阴和阳的一方极端虚弱，双方盛衰悬殊，盛者壅遏于内，将另一方排斥、格拒于外，迫使阴阳之间不相维系，从而出现真寒假热或真热假寒等复杂的病理现象。一般来说，阴阳格拒多见于疾病发展的极盛阶段，病情多较危重。

1. 阴盛格阳（真寒假热）　阴盛格阳，是指阴寒之邪壅盛于内，逼迫阳气浮越于外，使阴阳之气不相顺接、相互格拒的一种病理状态。其病的本质属寒，而临床症状却有某些假热之象，故又称为真寒假热证。多见于虚寒性病变发展至严重阶段。如极度虚寒的患者，本来表现为面色苍白、精神萎靡、四肢逆冷、畏寒喜静、脉微细欲绝等症状，突然出现面色泛红如妆、多语、烦热、口渴、脉大而无根等假热之象。这即是阴盛于内，格阳于外的真寒假热证，是濒于阴阳离决的危证。

2. 阳盛格阴（真热假寒）　阳盛格阴，是指邪热过盛，深伏于里，阳气被遏，郁闭于内，不能外透布达于肢体，而格阴于外的一种病理状态。其病变本质是很重的热证，但由于格阴于外（实为阳气被遏，不能外达），却可出现某些假寒之象，故又称为真热假寒证。多见于外感热病，病情发展的极期阶段。如外感热病，邪热炽盛，本来表现为壮热烦躁、面红目赤、呼吸气粗、舌红、脉洪大有力等，但在病势越来越重的情况下，可突然出现四肢不温（但身热不恶寒）、脉象沉伏（但沉数有力）等假寒之象。

（四）阴阳转化

在疾病发展过程中，在一定条件下，阴阳失调还可表现为阴阳的相互转化，即本属阳证而转化为阴证，本属阴证而转化为阳证。

1. 由阳转阴　是指原本属阳的病变性质，在一定的条件下，向属阴的性质转化的病理过程。多因正气耗伤太过,机体切能代谢活动急剧下降所致。如某些急性温热病,由于热毒极重,耗伤元气,在持续高热情况下,阳气骤虚,可突然出现面色苍白、四肢厥冷等阳气暴脱之危象。此时疾病的本质即由阳转化为阴,疾病性质则由热转化为寒。故《素问·阴阳应象大论》有"重阳必阴""重热则寒"之说。

2. 由阴转阳　是指原本属阴的病变性质,在一定的条件下,向属阳的性质转化的病理过程。此种转化多见于偏于阳盛之体,感寒或中寒,寒郁而从阳化热;或失治误治,病从温热药性而化,从而由阴转阳。如寒饮内停而见头身困重、痰白清稀、咳喘、舌淡、苔白滑等症,其病机本质为阴盛。因失治或误治,或寒饮郁久而从阳化热,阴寒之气亦随之衰落,则见口干、痰黄、舌红、脉数等阳热之证。其病变即由阴而转阳,由寒转热。此即《素问·阴阳应象大论》所说的"重阴必阳""重寒则热"。

(五)阴阳亡失

阴阳亡失,是指机体内的阴液或阳气突然大量亡失而导致全身机能严重衰竭,生命垂危的一种病理状态。阴阳之失包括亡阴、亡阳两类,是阴阳失调中较为严重的病机变化。

1. 亡阳　是指在疾病发展过程中,机体的阳气发生突然性脱失,而致全身功能突然出现严重衰竭,生命垂危的一种病理状态。亡阳多由于邪气过盛,正不敌邪,阳气突然脱失;或大量汗出,或吐泻过剧,或失血过多,或过用汗、吐、下法等,导致阳随津泄,骤然外脱;或素体阳虚,正气不足,又因疲劳过度等多种原因而诱发;慢性消耗性疾病的亡阳,多由阳气的严重耗散,虚阳外越所致。临床多表现为大汗淋漓、肌肤手足逆冷、精神疲惫、神情淡漠,甚则昏迷、脉微欲绝等危重证候。

2. 亡阴　是指在疾病过程中,机体阴液突然发生大量消耗或丢失,而致全身功能严重衰竭,生命垂危的一种病理状态。亡阴多由热邪炽盛,或邪热久留,大量煎灼阴液;或大汗、大吐、大泻、大失血,导致体内阴液瞬时大量丢失;或久病长期消耗阴液,日久耗竭等,均可形成亡阴。临床症状多表现为汗出不止、汗热而黏、烦躁不安、气喘口渴,或昏迷谵妄、脉细数无力等危重证候。

亡阴和亡阳,在病机和临床征象等方面,虽有所不同。由于机体的阴阳存在着互根互用的关系,因此病机上两者也会相互影响。阴亡,则阳无所依附而散越;阳亡,则阴无以化生而耗竭。故亡阴可以迅速导致亡阳;亡阳也很快引起亡阴,最终导致"阴阳离决,精气乃绝",生命活动终止而死亡。

综上所述,阴阳失调的病机,是以阴阳的属性,即阴阳的对立制约、互根互用、消长平衡、相互转化的理论,来分析、阐释机体在疾病过程中,因邪正斗争,导致阴阳平衡失调,出现疾病寒热虚实变化的一切机制。因此,在阴阳的偏胜和偏衰之间,亡阴和亡阳之间等,都存在着内在的密切联系(图4-4)。阴阳失调的各种病机,并不是固定不变的,而是随着病情的进退和邪正的盛衰等情况的变化而变化的。如阴阳偏盛病变的发展,可导致阴阳格拒;阴阳偏衰病变的发展,可导致阴阳互损;阴阳偏盛至极,正不敌邪,或阴阳偏衰至极,正气大伤,可致阴阳亡失等。因此,必须注意观察,以便随时掌握阴阳失调病机的不同变化,这样才能把握住疾病发生、发展变化的本质。

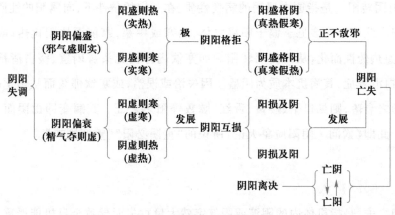

图 4-4 阴阳失调归纳示意

答案及解析

思考题

(1~3题共用题干)吴某,男,52岁。患者平素性情急躁易怒,嗜好烟酒,形体肥胖,经常头昏目眩,诊断"高血压"病史已10余年。昨晚打麻将时兴奋,突然手不灵活,瞬间即昏倒,不省人事,遂送往医院,头颅CT检查确诊为"脑出血"。症见昏迷不醒,呼吸气粗,喉间痰鸣,躁扰不宁,牙关紧闭,肢体强痉,二便不通,舌质红,苔黄腻,弦滑数。

1. 该患者此次发病的主要的致病因素是

A. 外感六淫   B. 饮食失宜   C. 劳逸失度

D. 七情内伤   E. 痰饮瘀血

2. 不同的情志变化对人体脏腑气机的影响也不同,该病例反映了

A. 思则气结   B. 惊则气乱   C. 怒则气上

D. 悲则气消   E. 恐则气下

3. 用阴阳失调解释其病机,描述正确的是

A. 阴盛则寒   B. 阳盛则热   C. 阴虚则热

D. 阳虚则寒   E. 真寒假热

(4~6题共用题干)徐某,女,26岁。患者于2天前无明显诱因躯干及四肢突然出现大小不一的红色风团,局部密集成片。风团常骤然而起,移时即迅速消退,一天反复多次发作,自觉剧痒,伴发热恶寒,咽痛,舌红苔薄黄,脉浮数。

4. 该患者发病的主要的致病因素是

A. 热邪   B. 湿邪   C. 寒邪

D. 燥邪   E. 风邪

5. 六淫的性质和致病特点各不相同,该病例反映了

A. 暑易耗气伤津   B. 火为阳邪其性炎上   C. 火易生风动血

D. 风行善行数变   E. 风为百病之长

6. 用阴阳失调解释该疾病的病机,描述正确的是

A. 阴盛则寒   B. 阳盛则热   C. 阴虚则热

D. 阳虚则寒   E. 真寒假热

在线测试

（姜淑凤）

思考题

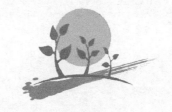

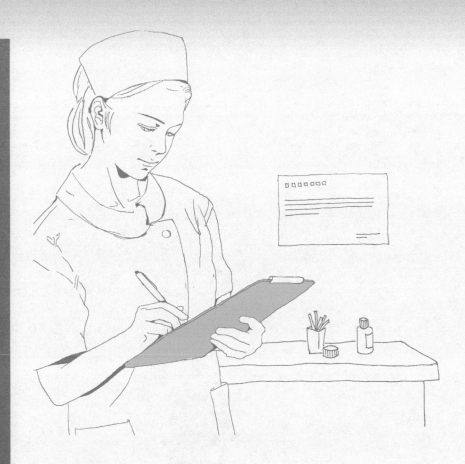

第五章　诊法

学习目标

1. 叙述望、闻、问、切四种诊法的概念,并能操作演示。

2. 能应用望神、望色、望舌、闻诊、按诊的基本方法采集病情。

3. 简述望形体、望姿态、望局部情况以及问诊的一般内容。

4. 叙述常见病脉的临床意义,能应用常用脉诊方法进行初步临床辨证。

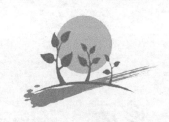

情景导入

电视剧《女医明妃传》中,谭允贤作为一名大夫可谓是尽职尽责。 为了治好患者的病患,她时常忘记自己是个"女生"。 剧中,谭允贤通过闻经血的方法,找出了朱祁钰母亲生病的病因,被观众称为"允尔摩斯"。

请问: 1."闻经血"而诊病有道理吗?
　　　2. 通过"闻声音"和"嗅气味"能够总结出什么规律?

诊法,即望、闻、问、切四种诊察疾病的方法,是搜集临床资料的主要方法,是获得病情信息的手段,又称为"四诊"。

中医学认为,人体是一个有机的整体,局部的病变可以影响全身,内脏的病变可以从五官、四肢、体表各方面反映出来。因此,通过目睹、耳闻、口问、鼻嗅和触摸按压等"以外测内"的诊察方法,就可以求得对疾病的原因、性质、部位及其内在联系的认识,为辨证提供依据。

望、闻、问、切四种诊法,各有其独特作用,但又是相互联系、相互补充、不可分割的。因此,在临床运用时,必须将它们有机地结合起来,即"四诊合参",才能全面、系统、真实地了解病情,做出正确的判断。

第一节　望诊

望诊是医师运用视觉直接观察患者形体的整体和局部外在情况及其排出物,借以了解健康或疾病状况的一种常用诊断手段。望诊的内容包括神、色、形、态、舌象、头面、皮肤、排泄物和分泌物,以及小儿指纹等。舌诊是望诊的重点,其次是望神和望色。

望诊的注意事项:① 光线充足,以自然光线为佳,避免干扰。② 诊室温度要适宜,保证患者不受冷热的影响。③ 患者体位要放松自然,保证望诊准确无误。④ 充分暴露受检部位,确保检查全面完整,避免观察遗漏。

一、望全身情况

(一) 望神

神有广义和狭义之分。广义的神是对人体生命活动各种外在表现的高度抽象与概括,可以说神就是生机,即神气;狭义的神仅指人体的精神、意识、思维活动,即神志。中医的望神，是神气和神志的综合表现。神是以先、后天之精气作为物质基础，通过脏腑组织的功能活动表现出来的。精气充盛则神旺，精气虚衰则神疲。对神的判断，主要是观察目光、面色、表情、体态、言语、意识等方面，其中观察眼神的变化更为重要。通过诊察神的表现，可评估患者精气的盛衰，分析病情的轻重，推测病情的发展、转归和预后。神的临床表现主要有以下几种。

1. 得神（有神）　表现为两眼灵活，目光明亮，神志清楚，语言清晰，表情自然，面色荣润，反应灵敏，体态自如，呼吸调匀，肌肉不削，肢体活动自如等。表明正气未伤，精气充足，脏腑功能良好，为健康人的表现。即便为患者，其病也轻浅易治，预后良好。

2. 少神　表现为精神不振，声低懒言，疲倦无力，动作迟缓，或健忘嗜睡，两目乏神。反映人体精气不足，正气虚损，常介于有神和无神之间，多见于素体正虚或病后恢复期。

3. 失神（无神）

（1）正虚失神　表现为精神萎靡，呼吸气微或喘，面色晦暗，大肉已脱，动作失灵等，表明脏腑精气衰竭，病情深重，预后不良，多见于久病、重病。

（2）邪盛失神　表现为壮热，神昏谵语，循衣摸床，撮空理线，或猝倒目闭，双手握固，四肢抽搐等，表明邪气亢盛，内陷心包或肝风挟痰，蒙蔽清窍等，多见于急危重症。

4. 假神　指垂危阶段病人突然出现精神暂时好转的假象。其表现有：原神志昏迷不清，目无光彩，不欲语言者，突然清醒，精神转佳，目光明亮，语言增多，想见亲人或想做某些事情；原目无光彩，面色晦暗，突然面赤如妆；或原不欲饮食，突然食欲增强。假神提示病情恶化，危在旦夕，为脏腑精气衰竭，阴不敛阳以至阴阳即将离决的危候，古人比喻为"回光返照""残灯复明"，临床应予特别注意。

5. 神志异常（神乱）

（1）痴呆　表现为淡漠寡言，闭门不出，或焦虑恐惧，不敢独居，甚至愚笨呆傻，动作怪异。多因先天不足，发育不良，或年老体衰，元神失养，神机失用。

（2）抑郁　可见精神抑郁，表情淡漠，或情绪不宁，哭笑无常，或焦虑恐惧，不敢独居，或神志呆滞，喃喃自语，或语无伦次等。多由于气郁痰阻，蒙蔽心神所致。可见于癫病、郁病等。

（3）狂躁　常见精神狂躁，吵闹不宁，打人扔物，力大异常，大声高呼，登高而歌，弃衣而走等。多由于气郁化火生痰，扰乱心神所致。常见于狂病。

（4）猝然昏倒　表现为突然昏倒，意识丧失，四肢抽搐，口吐涎沫，醒后如常人。多由于肝风挟痰，蒙蔽心神而成。见于痫病。

望神应注意假神与重病好转的区别。重病好转时，其精神好转是逐渐的，并与整体状况的好转相一致,假神是精神突然好转,则与整体病情的恶化不相符合。

(二) 望色

望色,是医师观察患者面部及身体皮肤的颜色和光泽的一种诊察疾病的方法,也称为色诊。色指皮肤的颜色和色调变化;泽指皮肤的光泽、润燥变化。颜色属阴主血,反映血液盛衰和运行的情况以及病性和病位,其变化可反映疾病的不同性质和不同脏腑的病证。面部的光泽属阳主气,是脏腑精气的外在表现,可反映脏腑精气和津液的盛衰。由于面部皮肤薄嫩,气血充盛,色泽变化易显露于外,因此望色主要是观察面部的色泽变化。

望色应注意区别"常色"和"病色",健康人面部的色泽称为常色,其特点是明润、含蓄。明润指面部皮肤光明润泽,提示脏腑功能正常;含蓄指面色红黄隐隐,是胃气充足,精气内含而不外泄的表现。

常色又分为主色和客色。① 主色:是生来就有、基本不变的色泽。② 客色:是指受季节、环境、饮食、运动等因素影响而致面部色泽出现的正常变化,属于生理范围。

病色是指人体在疾病状态时面部的色泽表现,其特点是晦暗、暴露。晦暗指面部皮肤枯槁、无光泽,反映脏腑精气已衰,胃气不能上荣。暴露指某种面色非常明显地显露于外,是病色外观、真脏色露。不同的颜色反映不同的病证,而光泽则反映机体精气的盛衰。如患者面色鲜明、润泽,说明其病情轻浅、气血未衰、其病易治、预后较好;如面色枯槁、晦暗,说明病情深重、精气已衰、其病难治、预后较差。需要注意的是,由于体质禀赋不同或生理活动的变化,有人可能偏红、偏白、偏黑等。现将五色主病分述如下。

1. 青色　主寒证,痛证,瘀血,小儿惊风。色青多由寒凝气滞、经脉瘀阻、气血不通而成。面色淡青或青黑,多属寒盛、痛剧所致;面色青,喜热饮,小便清长,多为腹中寒盛;面色青灰,口唇青紫,伴心胸闷痛或刺痛,为心阳不振,血行不畅,见于真心痛;小儿眉间、鼻梁及口唇青紫,常见于惊风或惊风先兆。

2. 赤色　主热证,也见于戴阳证。气血得热则血行加速,脉络充盈,故面色发红。满面通红,口渴便秘,为里热实证;两颧潮红,伴午后低热,为虚热证;久病重病的患者,面色苍白,时红时消,游移不定,为戴阳证,属病重。

3. 黄色　主虚证,湿证。黄为脾虚湿蕴的征象。脾失健运,化源不足,或水湿不化,湿邪浸淫,故面色发黄。面目一身尽黄,称为黄疸。若黄色鲜明如橘子色,为湿热熏蒸的阳黄;黄色晦暗如烟熏,为寒湿郁阻的阴黄;面色淡黄,晦暗无泽,为脾胃虚弱,气血不足的萎黄证;面色黄而虚浮,称为黄胖,属脾虚湿阻;新生儿出生后 2~3 天面目一身尽黄为胎黄。若 7~14 天黄色自然消退为生理性;出生后 24 h 内出现黄疸,黄色持续加深,连续两周以上不退者为病理性。

4. 白色　主寒证,虚证,失血证。白为气血不荣的表现。面白而浮肿多为虚寒证;面色淡白消瘦,口唇四周色淡者,为血虚证;面色淡白而无光泽者,多属气虚证;面色突然苍白,伴冷汗淋漓,四肢厥冷,多为阳气暴脱的亡阳证,或失血过多的脱血证;面白伴腹痛剧烈或寒厥,为阴寒凝滞、经脉拘急所致。

5. 黑色　主肾虚证,寒证,瘀血证,水饮证。黑为阴寒水盛或气血凝滞的病色。面色黧黑而暗淡者,无论病之新久,多为肾阳虚衰、阴寒凝滞的虚寒证;面黑而干焦,为肾阴亏虚,虚火上蒸;黑色浅淡,仅见于目眶周围者,多为肾虚水泛的水饮证或寒湿下注的带下病;面色黧黑而肌肤甲错,多为瘀血日久所致。此外,剧烈疼痛也可见面色青黑;唇、舌、面色皆紫暗青肿,可见于中毒。

（三）望形体

望形体主要是观察患者形体的强弱、胖瘦、体质等情况。

1. 形体强弱

（1）强壮　骨骼粗大,胸廓宽厚,肌肉充实,皮肤润泽,精力充沛,食欲旺盛,为形盛有余、身体强壮之象,说明脏腑精气充盛,抗病力强,即使有病也易治,预后较好。

（2）体弱　骨骼细小,胸廓狭窄,肌肉瘦削,筋弱无力,皮肤枯槁,精神不振,食少乏力,为形气不足、内脏衰弱之征,说明脏腑精气亏虚,抗病力弱,有病多迁延难愈,预后较差。

2. 形体胖瘦　观察形体的胖瘦,应注意与精神状态、食欲食量结合综合判断。有常态与病态之分。形体肥胖,肌肉结实,食欲旺盛,神旺有力,多为形健气充;形体肥胖,皮松肉缓,食少懒动,动则气喘乏力,多为形盛气虚,脾虚有痰,易患痰饮、中风。形瘦,精力充沛,神旺有力,是健康之征;形瘦乏力,气短懒言,多属气血亏虚;形瘦多食,多属阴虚火旺;形瘦颧红,皮肤干枯,多属阴血不足。故朱丹溪有"肥人湿多,瘦人火多"之说。若久病卧床不起,骨瘦如柴,大肉已脱,是脏腑精气衰竭之征,属病危。至于"鸡胸""龟背"等畸形,多属先天禀赋不足,或后天失养,是肾中精气亏损或脾胃虚弱所致。

3. 体质

（1）阴脏人　体型矮胖,头圆颈粗,肩宽胸厚,体态多后仰,喜热恶凉,大便多溏,其特点是偏寒、抑郁、多静,患病易从阴化寒,寒湿停滞。

（2）阳脏人　体型瘦长,头长颈细,肩窄胸平,体态多前屈,喜凉恶热,大便多燥,其特点是偏热、亢奋、多动,患病易从阳化热,耗伤阴津。

（3）平脏人　介于两者之间,形体适中,反映阴阳平衡,气血调和,自身调节机能强,不易感受外邪,有病易治,一般多长寿,多数人属此型。

（四）望姿态

望姿态是观察患者的动静姿态及行为动作的变化,以测知脏腑内在病变。

阳主动,阴主静。患者喜动多言者属阳证,喜静少言者属阴证。如卧时身轻,自能转侧,面常向外,躁动不安,多为阳证、热证、实证;反之,患者卧时身重,难于转侧,面常朝里,喜静懒动,多属阴证、寒证、虚证。如患者卧时仰面伸足,掀去衣被,不欲近火者,多属热证;反之,卧时蜷卧缩足,喜加衣被,向火取暖者,多属寒证。若坐而喜仰,喘促痰多,多属肺实气逆;坐而喜俯,少气懒言,多属肺虚体弱;但坐不得卧,卧则气逆,多属咳喘肺胀,或水饮停于胸腹;但卧不得坐,坐则昏眩,多属气血大虚,或夺气脱血。如手足软弱无力,行动不灵,为痿证。关节拘挛,屈伸不利,多属痹证。半身不遂,口眼㖞斜,或麻木不仁,多为风痰阻络,中风偏瘫。若患者睑、唇、指、趾颤动,为动风先兆,或气血不足,筋脉失养。四肢抽搐,两目上翻,颈项强直,角弓反张,则是肝风内动之象。若夏季卒倒,面红汗出,或四肢厥冷者,多为中暑。

二、望局部情况

望局部情况是在全身望诊的基础上,根据病情及诊断需要,对患者某些局部异常变化进行深入、重点、细致的观察,以测知相应脏腑的病变情况。

望局部情况的内容包括望头面、五官、躯体、四肢、皮肤及分泌物、排泄物。

(一)望头与发

望头与发主要是观察头的外形、动态及头发的色泽变化,以了解心、肾及气血的盛衰。

1. 望头

(1)望头形 无论头形偏大或偏小,凡智力发育正常者,一般无病理意义。小儿头形过大或过小,并伴有智力低下者,多为先天禀赋不足,肾精亏虚;头形过大,可因脑积水引起;囟门迟闭,称为解颅,是肾气不足,发育不良;如小儿囟门凹陷,称为囟陷,多属虚证;囟门高突,称为囟填,多属实热证。

(2)望头动态 头摇不能自主,不论成人或小儿,为肝风内动之兆,或气血虚衰,脑神失养。

2. 望发 发黄干枯,稀疏易落,多为精血不足之证,多见于大病后和慢性虚损的患者;突见片状落发,称为斑秃,多属血虚受风;青壮年落发,头皮发痒,多屑或多脂者,多为血热化燥或挟湿;少年白发,伴失眠健忘,腰膝酸软者,多属肾虚或劳神伤血;小儿头发稀疏黄软,生长迟缓,甚至久不生发者,多为先天不足,肾精亏损;小儿发结如穗,多为疳积之病。

(二)望目、齿、龈、咽喉

1. 望目 主要望眼的神、色、形、态变化。目部分候五脏,瞳仁属肾,称为水轮;黑睛属肝,称为风轮;白睛属肺,称为气轮;两眦血络属心,称为血轮;胞睑属脾,称为肉轮。

(1) 目神　人之两目有无神气,是望神的重点。眼睛黑白分明,视物清晰,两目有光彩是眼有神,为无病或病轻,易治;若白睛暗浊,黑睛晦滞,浮光外露,两目无彩,视物模糊,是眼无神,多为久病或病重,难治。

(2) 目色　目眦赤而肿痛为心火,淡白为血虚;白睛赤为肺热,黄为湿热证或寒湿证;白睛出现红络为阴虚火旺;眼胞皮红而湿烂为脾火;全目红肿,迎风流泪,为肝经风热;目胞晦暗为肾虚;目眶周围色暗为脾肾亏虚或水湿内停。

(3) 目形　目窠浮肿,眼皮光亮为水肿病;目窠内陷为脏腑精气衰竭;眼球突起,伴颈前微肿,急躁易怒者,多为瘿病;眼球突起,伴有喘满气逆者,属肺胀;眼窝凹陷,是阴液耗损,或精气衰竭。

(4) 目态　目睛上视,瞪目直视,不能转动,多见于精脱神衰,脏腑经气将绝,属病危;两目直视、上视、斜视,为肝风内动;单睑下垂,多因脾气虚或外伤所致;双睑下垂,多因先天不足,脾肾两亏;瞳仁扩大是肾精耗竭,见于濒死危象,瞳仁缩小,多属肝胆火旺、虚火上扰或为中毒;小儿睡眠露睛,属脾虚气血不足。

2. 望齿、龈

(1) 望齿　重点观察齿的色泽以及有无松动或脱落等情况,以了解肾的病变。如牙齿洁白润泽,是津液未伤,肾气充足;齿黄而干,为热盛伤津;牙齿光燥如石,为阳明热甚,津液大伤;牙齿燥如枯骨,属肾阴枯竭,精不上荣;睡中咬牙,多为胃热或虫积。

(2) 望龈　主要观察龈的色泽、形态、润燥的变化,以了解胃的病变。淡白为血虚;牙龈萎缩而色淡,多是胃阴不足或肾气虚;齿龈红肿疼痛或兼出血,为胃火上炎;不红不肿或微肿,多为气虚,或虚火伤络;牙齿松动稀疏,齿龈外露,甚则脱落,多是肾虚或虚火上炎。

3. 望咽喉　主要观察咽喉的色泽、形态的变化以及有无脓点和假膜等。咽喉是呼吸、进食的要道,与肺、胃有关。正常人咽喉色泽淡红润滑,畅通无阻。咽喉红肿而痛,多属肺胃有热;红肿化脓,溃烂如豆腐渣,为脾胃热毒深极所致;若鲜红娇嫩,肿痛不甚,为阴虚火旺;色淡红不肿,微痛反复发作,或喉痒干咳,多属气阴两虚,或虚火上浮。咽喉如有灰白膜,不易剥离,重剥则出血,随即复生者,是白喉,属重证,因其有传染性,故又称为疫喉。

(三) 望皮肤

皮肤居一身之表,为机体卫外的屏障。内脏的病变,可通过经络反映于肌表。望皮肤主要观察色泽、外形的变化及斑疹。

1. 色泽变化 一般来说,肤色润泽则脏腑精气尚盛,虽病亦易治;若肤色干枯晦暗而无光泽,则为脏腑精气虚衰,病情较重。

（1）皮肤发赤 皮肤呈片状红肿,赤如丹色,称为"丹毒",多由风热、湿热、肝火所致,可发于全身任何部位,初起呈云片状红色,游行无定或浮肿疼痛,甚至遍身。

（2）皮肤发黄 肌肤、面、目一身俱黄,多为黄疸,可分为阳黄和阴黄两类。另外,如皮肤黄中显黑,色黑晦暗,称为黑疸,因瘀血或肾虚所致。

2. 形态变化

（1）一般情况 皮肤虚浮肿胀,按之有压痕,为水肿,多属水湿泛滥。皮肤粗糙如鱼鳞,摸之涩手,为肌肤甲错,由瘀血阻滞、肌肤失养所致。皮肤干瘪枯槁,为津液耗伤或精血亏损。小儿骨软肌瘦,皮肤松弛,多为疳积证。

（2）斑疹 斑和疹都是全身性疾病反映于皮肤的一类病变。斑,即皮下出血,其特点是色深红或青紫,不高起皮肤,摸之不碍手,压之不退色,分为阳斑与阴斑两种。疹,指粟粒大小的疹点,高起皮肤,摸之碍手,其色红或紫红,压之退色,其特征以点状丘疹为主,见于麻疹、风疹等病。一般来说,斑疹以分布均匀而稀疏、色红润为顺证,病轻;布点稠密或根部紧束、色深,则为逆证,病重。疹轻斑重,斑疹同见则更重。

（3）水疱 水疱见于水痘、湿疹等。水痘的特点是皮薄透明,椭圆形的小水疱,是发于小儿的传染病。湿疹是一种常见的皮肤病,其特点是先出现红斑,后形成丘疹、水疱、渗出、糜烂等。

（4）疮疡 疮疡主要有痈、疽、疔、疖等几种。这些病证都是外科疾病,除疽属阴寒凝滞外,其余三种都因火热毒邪而致。痈,发生于体表皮肉之间,局部红肿热痛,根盘紧束,范围较大,预后较好,为湿热火毒内蕴之阳证、实证。疽,是漫肿无头,肤色不变或偏萎黄,无热少痛,为气血两虚,寒痰凝滞之阴证、虚证。疔,又称为疔疮,初起如粟如米,根脚坚硬较深,顶白而痛,为毒郁皮肤,气血凝结之阳证、实证。疖,是发生于人体浅表部位,红肿热痛不甚,根脚浅显,出脓即愈,为暑湿或体内湿热,壅滞气血,外发肌肤的湿热证。

三、望舌

望舌又称为舌诊,是中医诊法的特色之一。舌为心之苗,又为脾之外候,并通过经络与脏腑联系,舌象又是体内变化的重要外在表现。因此,脏腑的病变可通过舌象反映出来,通过舌诊可以反映脏腑的虚实和病邪的性质、深浅与病情的进退。

望舌,主要是观察舌质和舌苔两个方面的变化。舌质,又称为舌体,是舌的肌肉脉络组织;舌苔,是由胃气所生,附着于舌面上的一层苔状物。其中舌质的变化主要反映脏腑的虚实和气血的盛衰;舌苔的变化主要用来判断感受外邪的深浅、轻重,以

舌诊

及胃气的盛衰。

舌与脏腑的关系：以五脏划分，舌尖属于心肺，舌中属于脾胃，舌根属于肾，舌边属于肝胆，以这种方法来诊断脏腑病变，在临床上有着重要的参考价值（图5-1）。

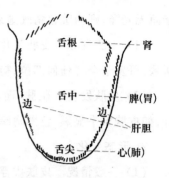

图 5-1　舌诊脏腑部位分属

正常舌象：舌体柔软、活动自如、颜色淡红润泽，舌面上铺有薄薄的、颗粒均匀的、干湿适中的白苔，一般称为淡红舌、薄白苔。提示脏腑机能正常，气血津液充盈，胃气旺盛。但也有正常人出现舌象异常者。

望舌的方法及注意事项：望舌应在充足自然光线下进行，患者取坐位或仰卧位，要求患者张口，自然地将舌伸出口外，充分暴露舌体，舌尖略向下，舌面舒展，避免舌体卷曲、紧张；望舌时，先舌苔，后舌体，然后依次观察舌尖、舌中、舌根及舌边，力求迅速敏捷。望舌时还应注意"染苔"和其他假象。如黄柏、黄连等中药和维生素 B_2 可使舌苔染黄；橄榄、乌梅等可将舌苔染黑；长期吸烟也可将舌苔染黑；过热食品可使舌质变红；刮舌可使舌苔由厚变薄等。因此，在望舌时，只有注意以上因素的影响，才能获得正确的观察结果。

（一）望舌质

望舌质主要是观察舌质的颜色、形状、动态的异常变化。

1. 望舌色

（1）淡白舌　舌色较正常色浅淡，甚至全无血色，称为淡白舌，主寒证、虚证。为气血两亏，阳气虚衰之象。如舌色淡白，舌体瘦薄，多属气血亏虚；舌淡白胖嫩，多属虚寒。

（2）红舌　舌色较正常色深，甚呈鲜红色，称为红舌，主热证。虚热证时兼舌色鲜红，苔少或无苔，或有裂纹；实热证时舌色鲜红而干，或起芒刺，舌苔黄厚。

（3）绛舌　舌色深红为绛色，主内热深重。主病有外感和内伤之分。外感病多为热入营血；内伤杂病多为阴虚火旺；舌色红绛，舌面光滑如镜，为胃阴大伤；舌绛干枯，为肾阴已涸。

（4）青紫舌　舌色发青或青紫，或舌上有青紫色瘀点、瘀斑，主瘀血、寒证、热证。舌色紫暗或见瘀斑，多为气滞血瘀；舌色淡紫色或青紫润滑，多为里寒证或寒凝血瘀；舌色紫而干，多为热盛伤津，气血壅滞。

2. 望舌形

（1）老嫩　老，是指舌质纹理粗糙，形色坚敛而不柔软，多属实证、热证；嫩，是指舌质纹理细腻，形色浮肿娇嫩，多见于虚证。

（2）胖大　指舌体较正常者大，伸舌满口者，称为胖大舌。多为水湿痰饮阻滞。

胖大而嫩,舌淡苔白滑,为脾肾阳虚,水湿内停。舌淡红或红而胖大,苔黄腻,为脾胃湿热,痰浊上溢。

此外,舌体肿大满口,甚至不能闭口,不能缩回,称为肿胀舌。病因有三个:① 心脾有热,舌多鲜红肿胀,甚至疼痛;② 因中毒而致血液凝滞,舌体肿胀而青紫晦暗;③ 素日饮酒,有病温热,邪热挟酒毒上壅,见舌紫而肿胀。

(3)瘦薄 舌体瘦小而薄者,称为瘦薄舌,是气血阴液不足所致。瘦薄而色淡,多属心脾两虚,气血不足;瘦薄红绛而干,多属阴虚火旺,津液耗伤,病情较重。

(4)裂纹 舌面上有明显的裂沟,称为裂纹舌。病因有三个:① 血虚不润,可见舌淡白而有裂纹;② 热盛伤阴或阴虚液涸,可见舌红绛而有裂纹;③脾虚湿浸,可见舌淡白胖嫩,边有齿痕而有裂纹。

(5)齿痕 舌边缘见牙齿的痕迹,多因舌体胖大而受齿缘压迫所致,常与胖大舌同见,多属脾虚。若舌质淡白而湿润,为脾虚湿盛。

(6)芒刺 舌乳头增生、肥大,高起如刺,摸之棘手,多为热盛。芒刺干燥,属邪热盛;舌尖芒刺为心火亢盛;舌中芒刺为胃肠热盛;舌边芒刺多系肝胆火盛。

3. 望舌态

(1)强硬 舌体失其柔和,屈伸不便,甚或不能转动,言语謇涩,为强硬舌,或称舌强。舌强而舌质红,伴有神志不清者,属热扰心神;舌强而舌质红干,为热盛伤津;突然舌强不语,口眼㖞斜,言语謇涩,为中风先兆或中风;舌强而舌胖苔厚腻者,为痰湿内阻。

(2)痿软 舌体柔软,屈伸无力者,称痿软舌。多因气血虚极,阴液亏损,筋脉失养所致。久病舌痿而色淡,是气血两虚;舌痿而色绛,多阴亏已极。新病舌干红而痿,是热灼津伤。

(3)颤动 舌体不自主地颤抖不定,多因动风所致。舌质淡白而颤动者,是血虚生风;舌红绛而颤动者,属热极生风。

(4)歪斜 伸舌时舌体偏向一侧者为歪斜舌,多因风邪中络或风痰阻络所致。见于中风或中风先兆。

(5)吐弄 舌伸出口外,久不回缩者为吐舌;舌微露出口又立即收回,或不时舐口唇上下,伸缩不停者,称为弄舌。舌红吐弄,是心脾有热,舌绛紫而吐舌,为疫毒攻心,或心气已绝;弄舌多是动风先兆,或热伤津液,也见于小儿智能发育不全。

(6)卷缩 不能伸出口外者,称为卷缩舌。无论因虚因实,多为病情危重之象。

(二) 望舌苔

望舌苔主要是观察苔色与苔质两个方面的异常变化。

1. 望苔色

(1)白苔 主表证、寒证。苔薄白而湿润,多由风寒表证;薄白而干,舌尖微红,多属风热表证，或外感燥邪，或肺津耗伤；苔白而湿润，多属里寒证或寒湿证；苔白厚滑腻，多属痰湿内停或食积；白厚干燥如积粉，多由外感秽浊邪气，热毒内盛所致，多见于瘟疫病。

（2）黄苔　主里证，热证。一般而言，黄苔的颜色越深，热邪越重，淡黄为热轻；深黄为热重；焦黄为热结。苔薄黄而润，邪初入里，热未伤津；苔薄黄而干，为邪热不甚，津液已伤；苔老黄燥裂，是热盛津液大伤；苔黄而厚腻，为内蕴湿热或痰湿停滞；苔厚黄干燥，为高热伤津。

舌苔由白转黄，为邪已化热入里；舌苔由黄转白，为热邪减退。

（3）灰黑苔　苔色呈浅黑为灰苔，较灰苔色深者为黑苔。两者有深浅程度的差异，但主病性质相同，前者程度轻，后者程度重，故常并称为灰黑苔。主里热证或热极，也见于寒湿证或寒盛。如灰黑而润，为里寒重证；灰黑而干，为里热极盛。

2. 望苔质

（1）厚薄　苔质的厚薄以"见底"和"不见底"为标准，即透过舌苔能隐隐看到舌体的为薄苔，不能见到舌体的为厚苔。舌苔薄，是正常舌苔，或为病情初起、病邪在表，或内伤轻病；舌苔厚是胃气挟湿邪浊气熏蒸所致，主邪盛入里，或有痰饮食积，常病情较重。

舌苔由薄增厚，表示邪气渐盛而病进；由厚变薄，表示正气胜邪而病退。若由无苔逐渐生苔，为胃气复生；如病中舌苔突然消失，为胃气已伤。

（2）润燥　正常舌苔是干湿适中，不滑不燥，称为润苔，是津液上承之象。舌面望之干燥少津，扪之无津为燥苔，多为热盛伤津或阴液亏耗，以及阳虚气不化津；水分过多，扪之湿而滑利，甚则伸舌流涎欲滴，称为滑苔，主寒主湿，多由阳虚痰饮、水湿内停引起。

舌苔由燥转润往往是热邪渐退或津液渐复而病退；舌苔由润变燥则表明津液已伤，热势加重，或邪从热化而病进。

（3）腐腻　苔质颗粒疏松而厚，如豆腐渣堆积舌面，刮之易去，称为腐苔。苔质颗粒细腻致密，揩之不去，刮之难脱，似一层油腻状黏液涂于舌面，称为腻苔。腐苔多由体内阳热有余，蒸腾胃中腐浊邪气上升而成，常见于食积或痰浊。腻苔多由湿热内盛，阳气被遏所致，多见于湿浊、痰饮、食积等。苔白腻者为寒湿；黄腻者为湿热。

（4）剥脱　指舌苔部分或全部剥脱，剥落处舌面光滑无苔者，一般为正气亏虚，阴液耗损所致。舌苔剥脱不全，剥脱处与残存苔界限明显，为花剥苔，是胃之气阴不足之证；舌苔全部剥脱，不再复生，舌面光洁如镜，为光剥舌或镜面舌，是胃气大伤、胃阴枯竭的表现。小儿食滞、消化不良也可见花剥苔。

先天性的剥苔是生来就有的，其部位常在舌面中央人字沟之前，呈菱形，多属发育不良。

（5）真假　以有根、无根作为判断舌苔真假的标准。真苔是指舌苔中厚边薄，紧贴舌面，似从里长出者，刮之难去，又称为有根苔；假苔是指舌苔边中均厚，似物浮于舌，刮之即去，又称为无根苔。辨舌苔的真假可判断疾病的轻重和预后。疾病初中期，有根苔重于无根苔；后期，有根苔好于无根苔，说明胃气尚存。

第二节　闻诊

闻诊是医师通过听声音和嗅气味两个方面以诊察病情的方法。

闻诊的注意事项：① 保持诊室的环境安静，随时注意患者发出的各种声音。特别要善于从不同患者的声音中具体区分出病理性异常声音。② 保持诊室的清新空气，防止因过多患者拥挤在诊室而致空气污浊。避免在诊室中点燃或放置有碍于嗅气味的香料或消毒药物。③ 在问诊过程中完成对闻诊资料的收集。④ 不得害怕脏臭和歧视患者。⑤ 注意病室中的异常气味。⑥ 注意区分患者以外的异常气味的干扰。

一、听声音

听声音是指通过听辨患者发出的异常声响，来判断疾病的寒热虚实性质的诊病方法。听声音不仅能诊察发音器官的病变，而且可根据患者声音的变化，进一步诊察体内各脏腑的病变。值得注意的是，临证时要对与病无关的，如生理上的缺陷和感情上的变化，以及方言、习惯等发出的声音加以识别。

（一）语声

1. 语声强弱　患者语声的强弱，一方面反映正气的盛衰，同时也与邪气的性质有关。① 声音清浊高低：一般声音重浊而粗，高亢洪亮，多言而躁动者，多属实证、热证；声音轻清，细小低弱，少言而沉静者，属虚证、寒证。② 音哑与失音：语声重浊、嘶哑，常见于外感风寒或湿浊阻肺而致肺气不宣，多属实证；久病而声音嘶哑或失音，多属肺肾阴虚或气阴不足，津不上承。

2. 语言错乱　语言错乱多属心的病变。静默懒言，多属虚证、寒证；烦躁多言，多属热证、实证。

（1）谵语　神志不清，胡言乱语，声音粗壮者，是热扰心神的实证。

（2）郑声　精神疲惫，语多重复，时断时续，声音细微者，多属心气大伤的虚证。

（3）独语和错语　独语，为喃喃自言自语，遇人则止；错语，为语无伦次、对答错乱,自知说错,不能自主。独语与错语均属心气不足,神失所养的虚证。

(4)狂言　言语粗鲁,狂妄叫骂,登高而歌,弃衣而走,多属痰火扰心。

(5)语言謇涩　舌体强硬,说话不流利,含糊不清,多为中风先兆或中风后遗症。

(二)呼吸

呼吸气粗而促,声高有力,多属外感热证、实证,多见于外感邪气或痰热犯肺;呼吸声低气微而慢,气少不足以息,称少气,多见于正气不足,肺肾气虚,属虚证、寒证;呼吸短促,上气不接下气者,称为短气;呼吸困难,短促急迫,甚则鼻翼翕动,张口抬肩,难以平卧者为喘,实者为病邪蕴塞肺气,肺气失宣,虚者是肺肾虚损,气失摄纳所致;喘时喉中有哮鸣声者,多为痰饮内伏,外感风寒的哮证。喘不兼哮,哮多兼喘。

(三)咳嗽

中医称有声无痰为咳,有痰无声为嗽,有痰有声为咳嗽。咳嗽是肺失肃降,肺气上逆的表现。一般来说,凡暴咳,咳声高亢,多属肺实;久咳少气,咳声低微,甚至无力作咳,多属肺虚。干咳,咳声清脆,多是燥热;咳声重浊有力多属实证;咳声不扬,痰稠色黄,多属热证;咳声紧闷,痰白清稀,多属寒证;小儿咳声阵发,咳时气急,连声不断,终止时似鹭鸶叫声者为"顿咳",也称为"百日咳";咳声如犬吠,伴语声嘶哑、吸气困难,见于白喉。此外,夜间咳甚者,多为肾亏。

(四)呃逆

呃逆,俗称"打呃",古代曾称"哕",是指胃气上逆于咽喉而出,发出一种不由自主的冲击声,声短而频,其声呃呃。一般呃声频发,高亢而短,响而有力,多属实热;呃声低沉而长,气弱无力,多属虚寒;新病呃逆,声响有力,多属邪客于胃,胃气上逆;久病呃逆,声低无力,为胃气衰败的征兆,属危证。偶然进食仓促,吞咽较急,突发呃逆者,不作病论。

二、嗅气味

嗅气味,主要是嗅辨与疾病有关的气味,包括患者的体气、排泄物与分泌物气味和病室气味。通过闻气味可测知病证的寒热虚实,判断病情的轻重预后。一般说来,气味酸腐臭秽者,多为实证、热证;无臭或微有腥味者,多为虚证、寒证。

(一)口气

一般正常人呼吸或讲话时,不会发出异常气味。口气臭秽,多为消化不良、龋齿、胃热、口腔不洁;酸臭或酸馊气味,多为胃有宿食;口气腐臭,多为内有溃腐疮疡或牙疳;口气蒜臭,多见于有机磷中毒;口中有金属气味,多见于铅、砷、汞等金属中毒。

(二)排泄物与分泌物

排泄物与分泌物主要包括痰涕、二便、经带等。凡恶臭者,多属实热证;略带腥味者,多为虚寒证。咳吐浊痰脓血,腥臭异常,多为热毒瘀结成脓的肺痈;鼻流浊涕,黄稠而腥臭者,多为鼻渊;大便臭秽难闻,为热结肠道;大便溏而腥,多为虚寒;矢气酸臭,多为宿食停滞,消化不良;尿臊或混浊,多为湿热;尿甜并散发烂苹果气味,为消渴病;妇女经带臭秽为热,有腥气为寒。

第三节 问诊

问诊,是医师通过询问患者或其陪诊者,了解与疾病有关的情况,以确定病情的一种诊察方法。问诊在四诊中占有相当重要的地位,获取的病情资料最广泛、最全面。故《景岳全书》说问诊为"诊病之要领,临证之首务"。

问诊的内容:一般项目、主诉、现病史、既往史、个人史、月经史及婚育史、家族史等。其中现病史是临床辨证的主要依据,应着重询问与中医辨证有关的内容,前人把它总结为"十问歌",即:"一问寒热二问汗,三问头身四问便,五问饮食六胸腹,七聋八渴俱当辨,九问旧病十问因,再兼服药参机变,妇女尤必问经期,迟速闭崩皆可见,再添片语告儿科,天花麻疹全占验。""十问歌"的内容简单明了,重点突出,可作为问诊参考,但临证应用时,必须根据实际情况灵活而有重点地进行询问,不可机械套用。

问诊的方法及注意事项:① 态度和蔼,耐心倾听;② 选择安静适宜的环境,避免干扰;③ 围绕主诉,全面细致;④ 语言通俗易懂,忌用暗示语和医学专用术语;⑤ 边问边辨,问辨结合;⑥ 以"整体观念"为指导思想;⑦ 对危重患者,应抢救为先。对危重患者应抓住主症扼要询问,不必面面俱到,以防延误抢救时机。

一、问寒热

寒热,即恶寒与发热,是临床常见症状。寒是机体阴盛或阳虚的表现;热是机体阳盛或阴虚的表现。寒,细辨之又有恶寒和畏寒之分,凡患者主观感觉怕冷,多加盖衣被,近火取暖,仍感寒冷者,称为恶寒,见于表证;病人身寒怕冷,加衣被或近火取暖而寒冷能缓解的,称为畏寒,多属阳虚。热,除指体温升高外,还包括自觉发热而体温不高者。

问寒热,主要询问有无发热或恶寒,寒热的轻重、特点,出现的时间、持续时间及其有无兼证。

(一) 恶寒发热

疾病初起自觉怕冷并且体温升高,多为外感表证。有一分恶寒,必有一分表证。恶寒重,发热轻,伴有无汗身痛,多属表寒证;恶寒轻,发热重,伴有口干咽痛,多为表热证;发热轻而恶风,汗出,脉浮缓,为表虚证。另外,根据寒热的程度可推测邪正盛衰,邪轻正衰者,恶寒发热均较轻;邪正俱盛者,恶寒发热均较重;邪盛正虚者,多发热轻而恶寒重。

(二) 寒热往来

患者恶寒与发热交替出现,称为寒热往来,是邪正相争于半表半里,互为进退的病理反应。临床上常见两种类型:一是寒热往来,发无定时,常兼有口苦、咽干、胸胁满闷、脉弦等,是邪在半表半里的特征,又称为"少阳病";二是寒热往来,发作有定时,伴有头痛剧烈、口渴汗出者,多见于疟疾。

(三) 但热不寒

患者只有发热而不恶寒或反而恶热,称为但热不寒,可见于里热证。根据发热轻重、特点、时间不同,又有壮热、潮热、微热之分。

1. 壮热　指患者高热(体温 39℃ 以上)持续不退,不恶寒,反恶热,称为壮热。常兼面赤、大汗、烦渴饮冷、脉洪大等,为邪热入里,里热炽盛,蒸达于外的里实热证。

2. 潮热　发热如潮有定时,即按时发热或定时热甚(一般多在下午),称为潮热。常有以下三种情况。

(1) 阳明潮热(日晡潮热)　热势较高,每于日晡(申时,即下午 3—5 时)热甚,兼腹满硬痛拒按,大便燥结,口渴,舌苔黄燥等阳明腑实证。因日晡为阳明经气当旺之时,邪热结于阳明,故日晡热甚。

(2) 湿温潮热　身热不扬(肌肤初扪不觉热,扪之稍久即感灼手),午后热甚,兼头身困重,胸闷泛恶,便溏,苔黄腻等,多见于湿温病。

(3) 阴虚潮热　午后或入夜低热,体温不高(体温多在 38℃ 以下),感觉热自骨内向外透发,兼有颧红、盗汗,五心烦热,舌红少津等,见于阴虚证。

3. 微热　发热时间长,热势不高(体温不超过 38℃),多为内伤因素所致。临床上有阴虚发热、气虚发热、气郁发热。阴虚发热:多表现为潮热,兼有颧红、盗汗、五心烦热、舌红少津,为阴虚所致。气虚发热:一般热势不高,劳则加剧,常伴有腹胀便溏,神疲乏力,脉虚等,多因脾气虚弱所致;气郁发热:持续低热,情志不舒,常伴有急躁易怒,胸闷胀痛,脉弦,多因肝郁化火所致。

（四）但寒不热

患者自觉寒冷而不发热,称为但寒不热,见于里寒证。新病恶寒,多因感受寒邪,困遏阳气,属里实寒证;久病畏寒,多因阳气虚衰,失于温煦,属里虚寒证。根据患者怕冷感觉的不同特点,临床又有恶风、恶寒、寒战、畏寒之分。

此外,夏季气候炎热时,小儿长期发热伴有多尿无汗,倦怠消瘦,烦躁口渴,每至秋凉,则不治自愈,称为小儿夏季热。

二、问汗

汗液是人体阳气蒸化津液出于体表而成,其形成与阳气盛衰、津液盈亏有关。问汗即询问汗的有无,汗量多少,出汗时间、部位及伴见症状等,以辨疾病的表里寒热虚实和转归。

（一）表证辨汗

表证无汗而恶寒,多属表实证;表证有汗而恶风,多属表虚证;表证有汗而不恶风寒,多为外感表热证。

（二）里证辨汗

里证无汗,多为久病虚证。里证汗出异常,有寒热虚实之分,根据出汗的不同特点,又有自汗、盗汗、大汗、战汗、局部出汗等病理性汗出。对里证患者询问出汗情况,可了解疾病的性质、阴阳盛衰和阴津的亏少。

1. 自汗　经常白天汗出不止,活动尤甚,兼神疲乏力、畏寒气短等,属气虚、阳虚证。

2. 盗汗　夜间入睡后汗出,醒后汗止,兼颧红潮热、心烦、失眠多梦、口燥咽干,多见于阴虚证。

3. 大汗　指汗出量多。有虚实之分,若患者身大热、汗大出、口大渴、脉洪大,属实热证,是里热炽盛,蒸津外泄所致。若患者大汗淋漓,汗出如油如珠,称为脱汗、绝汗,多见于亡阴亡阳证。如冷汗淋漓,兼面白肢冷,脉微欲绝,属亡阳之汗;如汗热而黏,烦躁口渴,脉细数,属亡阴之汗。

4. 战汗　是指患者全身战栗抖动,表情痛苦,几经挣扎而后汗出,多见于温病或伤寒邪正相争时,是疾病发展的转折点。若汗出热退,脉静身凉,提示邪去正安,疾病向愈;若汗出而热不退,烦躁不安,脉来疾急,提示邪盛正衰的危候。

5. 局部出汗　问局部汗出情况,可了解相关脏腑的功能及疾病的寒热虚实。根据汗出部位,有头汗、胸汗、半身汗、手足心汗等。

(1) 头汗　头面部汗出较多,称为头汗。伴面赤烦渴,胸闷心烦,舌尖红,脉数者,多因上焦邪热上蒸,迫津外泄;伴头身困重,身热不扬,脘痞苔腻,多因中焦湿热郁蒸,逼津上越;重病后期,突然额汗大出,兼四肢厥冷,脉微欲绝,为久病精气衰竭,阴阳离决,虚阳上浮,津随阳泄的危重表现;进食辛辣、热汤、饮酒时,阳气旺盛,热蒸于上,素体阳气偏盛者多见。

(2) 胸汗　汗出仅见于心胸部,多为虚证。伴心悸失眠,纳呆腹胀、便溏、脉弱者,属心脾两虚;伴虚烦不寐,腰膝酸软,潮热遗精者,属心肾不交。

(3) 半身汗　汗出后见于身体一侧,或左或右,或上或下,属经络闭阻,气血运行不周所致,可见于中风病、痿证、截瘫等患者。

(4) 手足心汗　汗出不多为生理现象;汗出过多,多与脾胃病变有关。兼口干咽燥,五心烦热,脉细数,多为阴虚内热;兼身热,腹胀便秘,脉洪数,为阳明腑实证。

三、问痛

疼痛是临床上最常见的症状,可发生于各个部位,常见的有头痛、身痛、胸腹痛。问疼痛主要询问疼痛的部位、性质、程度、时间、喜恶等。导致疼痛的病因病机十分复杂,大致可分为虚实两大类:属虚者,多因气血不足,阴精亏损所致,其病机为"不荣则痛";属实者,多因感受外邪、气滞血瘀、痰浊凝滞、食滞、虫积所致,其病机是"不通则痛"。

(一) 问头痛

头痛指整个头部或头的某一部分疼痛。头为诸阳之会,脑为髓海,五脏六腑的精气皆上注于头,故外感邪气,脏腑功能失调都可发生头痛。一般外感邪气、痰瘀内阻等所致的头痛属实证;肾精亏虚、气血不足、脑髓失充所致的头痛属虚证。临床上常分为外感头痛和内伤头痛两大类。

1. 外感头痛　特点是起病急骤,痛势较剧,发无休止。临床上根据病因不同,分为如下常见证型。① 风寒头痛:突然头痛,连及项背,兼有发热恶风寒,苔薄白,脉浮紧等;② 风热头痛:头胀痛,甚则头痛如裂,兼有发热微恶风寒,面红目赤,口渴欲饮,尿黄赤,舌边尖红,苔薄黄,脉浮数;③ 风湿头痛:头痛如裹,兼肢体困重,胸闷纳呆,舌淡白,苔白腻,脉濡等。

2. 内伤头痛　特点是起病较慢,痛势较缓,时作时止。临床上根据病因病机的不同,分为如下常见证型。① 气虚头痛:头痛头晕,绵绵作痛,劳累后加重,兼气短,神疲乏力,自汗,脉弱等;② 血虚头痛:隐隐而痛,绵绵不休,时轻时重,兼心悸失眠,面淡无华,舌淡苔白,脉细无力;③ 肝阳头痛:头晕胀痛,兼面红目赤,心烦易怒,夜寐不安,舌红苔黄,脉弦或细数;④ 痰浊头痛:头痛且胀,有沉重感,兼恶心,呕吐痰涎,胸脘满闷,苔白腻,脉滑;⑤ 瘀血头痛:头痛如刺,痛处不移,夜间加重,经久不愈,舌有瘀斑,脉细涩。

另外,根据头痛的部位,可确定病变所在的经脉。如痛在后脑,下连于项,多是太阳头痛,属外感;痛在前额、眉棱骨,是阳明头痛,多属火热上攻,或气血不足;痛在头的两侧,是少阳头痛,多属肝胆火盛;痛在巅顶,或连于目系,是厥阴头痛,多属阴寒内盛。

(二) 问身痛

身痛包括周身疼痛,四肢关节疼痛,腰痛,背痛,胁痛等。

1. 周身疼痛　指头身、腰背、四肢等部位均觉疼痛。病因有三种:① 寒湿凝滞经络,经气不舒,气血不和,见于外感风寒、风湿之证;② 气血虚衰,经脉肌肉失于濡养,见于久病体弱者;③ 感受湿邪,患者表现为头身困重,兼纳呆便溏,脘闷苔腻者。

2. 四肢关节疼痛　指四肢的肌肉、筋脉、关节等部位疼痛,为外感风寒湿所致,多见于痹证。应注意询问疼痛的性质及兼证,进行综合分析。① 行痹(风痹):关节呈游走性疼痛,以感风邪为主;② 痛痹(寒痹):关节疼痛剧烈,得温则减,得寒加剧,以感寒邪为主;③ 着痹(湿痹):关节沉重,绵绵作痛,以感湿邪为主;④ 热痹:关节红肿热痛,或小腿兼见红斑,多为风湿郁久化热所致。

3. 腰痛　指腰部正中或两侧疼痛。腰为肾之府,故腰痛多属肾病。① 肾虚腰痛:患者腰部酸软无力、疼痛,多因肾精亏损所致;② 寒湿腰痛:腰部冷痛沉重,遇寒冷、阴雨天加剧,多因寒湿阻滞经络,气血运行不畅引起;③ 血瘀腰痛:腰痛如针刺,痛处固定不移,难于转侧,夜间加剧,多因跌仆闪挫,瘀血阻滞经络所致。

4. 背痛　指后背脊骨或两侧疼痛。背部是足太阳膀胱经、督脉循行的部位,背部疼痛常与膀胱经、督脉相关。如脊背部疼痛不可俯仰,多因督脉损伤;背痛连项者,多为风寒之邪客于太阳经脉;背痛连肩,多属风湿阻滞,经气不利。

5. 胁痛　指胁的一侧或两侧疼痛,胁部为肝胆所居之处,故胁痛常与肝胆病变有关。如胁胀痛,伴太息、易怒者,多为肝郁气滞;伴身目发黄者,多为肝胆湿热;胁刺痛、固定不移者,多因外伤、挫闪、瘀血阻滞局部脉络所致;胁灼痛,兼面红目赤,急躁易怒,多属肝火炽盛。

(三) 问胸腹痛

胸腹为五脏六腑所居之处,故脏腑的病变常从胸腹反映出来。

1. 胸痛　指胸部的疼痛。由于胸部为心肺所居之处,故胸痛多为心肺的病变。

若胸闷咳喘,痰白量多,为寒湿犯肺;胸闷气短,咳嗽无力,属肺气虚;胸前"虚里"部位憋闷,痛如针刺者,多为心脉瘀阻;胸胁作痛,痛如针刺,固定不移,入夜更甚,多因瘀血停滞,络脉不通所致;胸痛喘促,兼发热咳嗽、鼻煽,多属肺热;胸肺胀痛走窜,善太息,易怒,多为肝气郁结;胸痛,咳吐脓血腥臭,身热,脉数,为肺痈;胸痛咯血,潮热盗汗,多为肺痨;胸痛憋闷、痛引肩背内臂者,是胸阳不振,痰瘀阻滞的胸痹;胸前闷痛,胸背彻痛剧烈,伴面色青灰、心悸气短,甚则喘不得卧,冷汗淋漓,四肢厥逆,为胸痹重证,又称为真心痛。

2. 腹痛　问腹痛除询问确切部位外,还应结合腹痛性质,以确定其病性的寒热虚实和病因病机。腹部包括大腹、小腹、少腹。脐上至心下为大腹,属脾胃、肝、胆;脐下至耻骨毛际为小腹,属肾、膀胱、大肠、小肠、胞宫;小腹两旁为少腹,系肝经循行部位。若大腹隐痛,喜温喜按,多为脾胃虚寒或寒邪直中;小腹胀痛,小便不利,为癃闭,是膀胱气滞;妇女小腹胀痛或刺痛,随月经周期而发,多为胞宫气滞血瘀;少腹冷痛,牵引阴部,多为寒滞肝脉;已婚妇女,停经月余,一侧少腹突然绞痛拒按,伴有尿频、肛门坠胀和排便感,应考虑宫外孕破裂。总之,凡腹痛喜温喜按,属虚证;拒按,属实证;得热痛减,属寒证;灼热疼痛,属热证;腹部胀痛,嗳腐吞酸,属食滞;脐周疼痛,时作时止,多为虫积。

四、问睡眠

问睡眠主要询问睡眠时间的长短、入睡难易、有无多梦以及其他兼症。睡眠异常包括不寐和嗜睡两种。

(一) 不寐

不寐,又称为失眠,是指入睡困难,或睡后惊醒、多梦,或彻夜不眠,是阴血不足,心神失常或邪气干扰,心神不宁的表现,临床有虚实之分。虚烦不眠,潮热盗汗,舌红少津,脉细数,多为阴虚内热;兼多梦易醒,心悸健忘,食欲减退,倦怠乏力等,属心脾两虚;兼心烦,头晕耳鸣,或腰酸梦遗,心悸健忘等,属心肾不交;兼水肿,心悸,喘促,卧则加剧,多为心肾阳衰;兼脘闷嗳气,或脘腹胀闷,大便不爽,多为脾胃不和,故有"胃不和则卧不安"之说;兼惊悸不安,胆怯心烦,口苦恶心等,多为胆郁痰扰;心烦不宁,多梦易醒,口舌生疮,多属心火亢盛。

(二) 嗜睡

嗜睡是指患者不论昼夜皆睡意很浓,经常不自主地入睡,又称为多寐。其特征是不论昼夜,时时欲睡,呼之即醒,醒后复睡。临床上常见五种证型。① 脾胃虚弱:饭后易睡,食少纳呆,神疲乏力,少气懒言。多因脾失健运,中气不足,清阳不升。② 心肾阳虚:似睡非睡,似醒非醒,精神萎靡,蜷卧欲寐,多因阴寒内盛,功能衰退,多见于重症患者。③ 阳虚阴盛:畏寒肢冷,倦怠喜卧,为久病气虚,阳虚阴盛所致。④ 脾虚湿盛:嗜睡而头目昏沉,身重肢倦,胸闷纳少,苔白腻,脉滑。多因脾湿不运,浊阴不降,多见于肥胖之人。⑤ 热入心包:昏睡谵语,身热夜甚,或发斑疹,舌绛脉数。多是温病热入营血,邪陷心包。

五、问饮食口味

主要询问有无口渴及其程度、饮水多少、喜冷饮或喜热饮,有无食欲、食量多少、食物喜恶,以及口中的异常味觉和气味等。

(一) 口渴与饮水

口渴与否,饮水多少,常与体内津液的盈亏和输布、脏腑气化功能及疾病的寒热虚实关系密切。

1. 口不渴 提示津液未伤,多属寒证、湿证,或无明显燥热病证。

2. 口渴多饮 提示津液已伤,或因津液内停不能上承所致。多见于外感温热病、实热证、阴虚证。如口干微渴,鼻唇干燥,伴有发热,咽喉肿痛,脉浮数,见于外感温热病初起;大渴喜冷饮,兼壮热面赤,烦躁多汗,脉洪大而数,属实热证,多见于温病极期;口渴多饮,伴尿多,消谷善饥,机体渐瘦,属消渴证。此外,汗、吐、下太过,也可见口渴多饮。

3. 渴不多饮或不欲饮 提示津伤不重,或津液输布障碍之象。多见于阴虚、瘀血内阻、痰饮内停、湿热证。如口燥咽干而不欲饮,兼颧红潮热、五心烦热、舌红少津,为阴虚证;口干,欲漱而不欲咽,伴肌肤甲错、面色黧黑,多属瘀血内阻;口渴喜热饮不多,或饮入即吐,兼头痛、目眩,多为痰饮内停;口渴不多饮,兼身热不扬、脘闷、苔黄腻,多为湿热证。

(二) 食欲与食量

食欲指进食的要求和快感,食量指进食的多少。询问患者的食欲食量,可判断脾胃功能的强弱以及疾病的轻重和预后。

1. 食欲减退 指患者食欲减退,食量减少,又称为纳呆、纳少、不欲食,常见于脾胃病变。如食欲减退,兼面黄肌瘦,倦怠乏力,腹胀、便溏者,为脾胃气虚;食欲减退,伴有头身困重、胸闷、腹胀、便溏,舌苔厚腻者,多为湿盛困脾;伴脘腹胀满,嗳腐吞酸,多为食滞胃脘。

2. 厌食 又称为恶食,是指厌恶食物,甚至恶闻食味。常兼脘腹胀满、嗳气酸腐,舌苔厚腻者,多为饮食内停;厌食油腻,呕恶便溏,肢体困重,为脾胃湿热;厌食油腻,兼两胁灼热胀痛,身目发黄,口苦,身热不扬者,为肝胆湿热;孕妇厌食,食入即吐,属妊娠恶阻;小儿厌食消瘦,无明显症状,多属胃肠功能紊乱症。

3. 饥不欲食 指虽有饥饿感,但不欲食或进食不多,多属胃阴不足,虚火内扰。

4. 消谷善饥 又称为多食易饥,是指食欲过于旺盛,食量增加,食后易饥饿,多属胃火亢盛,腐熟太过,见于中消证;伴有多饮多尿,形体消瘦者,常为消渴病;兼大便溏泄者,多属胃强脾弱。

5. 偏嗜食物或异物 指嗜食某种食物或生米,以及泥土等非食物。由于地域与生活习惯不同,也可有饮食的偏嗜,但一般不会引起疾病。如偏嗜太过,可导致疾病。偏嗜生冷,易伤脾胃;偏嗜肥甘,易生痰湿;偏嗜辛辣,易病燥热。孕妇偏食酸辣等食物,属生理现象。偏嗜生米,以及泥土等非食物,常提示小儿虫积。

此外,在疾病过程中,食欲与食量的变化,还可测知脾胃功能的盛衰以及病情的轻重与预后。患者食欲渐复,食量渐加,提示胃气渐复,病情减轻;反之,提示胃气衰退,病情加重;重病患者,原不欲饮食,突然欲食、暴食,称为除中,是脾胃之气将绝的危象。

(三) 口味

口味,指患者口中有异常的味觉或气味,口味异常主要反映脾胃功能失常,或其他脏腑病变。如口淡,多属脾胃气虚;口苦,多为各种热证,如肝胆火旺、心火上炎等;口甜,为脾胃湿热或脾气亏虚;口酸,多属肝胃不和或伤食;口咸,多为肾病及寒水上泛;口涩,多属燥热伤津或脏腑阳热偏盛;口黏腻,多因痰饮、湿浊、食积所致。

六、问二便

问二便可了解脾胃消化功能和水液代谢以及病性的寒热虚实。询问时应着重了解大小便的性状、颜色、气味、便量、时间,排便次数,排便时的感觉及兼证。

(一) 大便

正常情况下,大便每日一次或两日一次,排便通畅,大便成形不燥,色黄,内无脓血、黏液及未消化食物。大便的异常,主要反映脾胃和肠的病变,与肝肾的疾病也有一定的关系。

1. 便次异常

(1) 便秘 便次减少,大便燥结,排出困难,排便间隔时间过长,或排便次数正常,但便质干燥而排出困难,或便质并不坚硬而难以排出,多属肠道津亏,大肠传导失司。临床上常见三种情况:① 热秘:口渴便秘,腹满尿赤,舌红苔黄燥,脉数,多因热邪炽盛,肠燥津亏所致;② 冷秘:便秘,喜暖怕冷,面色苍白,舌淡苔白,脉迟,为阴寒内结,腑气不通所致;③ 虚秘:便秘,面色淡白,头晕目眩,或口燥咽干,形体消瘦,五心烦热,舌红少津,或便后倦怠乏力,气短汗出,多见于妇女产后血虚,或老人血燥津枯,或气虚所致。

(2)泄泻 指便次增多,便质稀薄不成形或呈水样,多由脾失健运,传导失司所致。临床上常见五种情况。① 脾虚泻:纳呆腹胀,泄泻,或先干后溏;② 五更泻:在黎明前腹痛腹泻,泻后则安,伴有完谷不化,腰膝酸软;③ 伤食泻:脘闷嗳腐,腹痛腹泻,泄泻后痛减;④ 痛泻:肠鸣腹痛,痛则必泻,泻后痛减,与情绪有关,属肝郁乘脾;⑤ 寒湿泻:泻下清稀,腹部冷痛,苔白腻。总之,腹泻暴作多属实证;久泻多属虚证,或虚实夹杂证。

2. 便质异常 除便秘、泄泻外,常见的便质异常有以下几种。

(1)完谷不化 大便中含有较多未消化的食物,多因脾阳虚、脾肾阳虚、伤食引起。

(2)溏结不调 大便时干时稀,属肝郁乘脾;大便先硬后溏,属脾虚。

(3)脓血便 大便中脓血混杂,多属痢疾。

(4)便血 大便带血,甚至全是血液。大便血呈柏油样,是远血,多见于上消化道出血(胃出血);大便血色鲜红,是近血,多见于痔疮、直肠息肉等。

3. 排便感异常

(1)肛门灼热 多因大肠湿热下注,或大肠郁热,下迫直肠所致。

(2)排便不爽 排便不通畅,有滞涩难尽之感,多属肝郁乘脾或湿热蕴结大肠,肠道气滞,或伤食。

(3)里急后重 便前腹痛,急迫欲便,便时窘迫不畅,肛门重坠,见于痢疾。

(4)滑泄失禁 久泻不愈,大便不能控制、滑出不禁,甚至大便泻出而不自知,多因脾肾阳虚,肛门失约所致。

(5)肛门气坠 肛门有下坠感,甚至脱肛,多因脾虚、中气下陷所致。

(二)小便

询问小便,可了解津液的盈亏和脏腑气化功能是否正常。

1. 尿次异常

(1)小便频数 伴尿急、尿痛者,多为湿热淋证;尿频而清、夜尿增多,多属肾阳虚或肾气不固。

(2)癃闭 小便不畅,点滴而出,为癃;小便不通,点滴不出,为闭。由湿热下注、瘀血、结石、癥积阻塞,压迫尿道所致,是实证;由肾阳虚,气化无力或中气虚,清阳不升,浊阴不降所致,是虚证。

2. 尿量异常

（1）尿量增多　小便清长、量多,畏寒喜暖,属虚寒证;口渴、多饮、多尿、消瘦,属消渴证,因肾阴亏虚所致。

（2）尿量减少　小便短赤、量少,为热盛伤津,或汗、吐、下后伤津所致;小便短少,浮肿,多因气化不利、水湿内停所致。

3. 排尿感异常

（1）小便涩痛　多因湿热蕴结膀胱、心热下移小肠所致。

（2）余沥不尽　排尿后尿液点滴不尽,多因肾气不固、膀胱失约所致。

（3）小便失禁　神清者,多属肾气不固、膀胱失约所致;神昏者,多由邪气阻闭心神,神失其主引起。

（4）遗尿　3 岁以上儿童,睡中经常不自主地排尿,多因肾气不固、膀胱失约所致。

七、问经带

妇女应注意询问月经、带下和胎产情况。

（一）月经

询问月经要注意月经的周期、量、色、质以及有无闭经或腹痛情况。除妊娠、哺乳期外,正常月经每月一次,有规律地按期而行,是一种生理现象。但是,也有某些生理上的特殊现象,如身体无病,而两月一行的称为"并月";三月一行的称为"居经";一年一行的称为"避年";终身不行经而能受孕的称为"暗经";受孕后仍按月行经而无损于胎儿的称为"激经"。

1. 经期异常　在正常情况下,月经周期一般为 28 天左右,持续时间为 3~5 天。

（1）月经先期　月经周期提前 8~9 天及以上者。① 血热型:量多,色红,质稠;② 气虚型:量多,色淡,质清稀。

（2）月经后期　月经周期延后 8~9 天及以上者。① 血虚型:量少,色淡,质稀,小腹空痛;② 气滞型:经色正常而量少,小腹胀痛;③ 血瘀型:经色暗红而量少,紫暗有块,小腹绞痛;④ 虚寒型:经色淡而量少,质清稀,腹痛绵绵。

（3）月经先后不定期　月经或前或后 8~9 天及以上者,称为月经先后不定期,或月经愆期。① 肝郁型:经色紫红有块,经量少,兼乳房胀痛,小腹胀痛连及胸胁者;② 脾肾两虚型:经色淡红质稀,经量多少不定,小腹空痛,腰部酸痛。

2. 经量异常

（1）月经量多　月经周期基本正常而量明显多于既往。① 气虚型:量多而色淡,兼神疲乏力、气短等;② 血热型:量多而色鲜红,兼身热饮冷;③血瘀型:量多而色紫暗有块,腹痛如刺。

（2）月经量少　月经量明显少于既往,甚至点滴即净。① 血虚型:量少而色淡;② 阴虚型:量少而色鲜红,伴潮热盗汗,五心烦热;③ 血瘀型:量少而色紫暗有块,腹痛如刺。

（3）经闭　是指女子发育成熟后,月经未潮,或已行经又不因妊娠、哺乳期、更年期而月经中止 3 个月以上者,称为经闭。多由气虚血少,或血瘀不通,或寒凝血滞所致。

（4）崩漏　是指不在行经期间,阴道内大量出血,或持续下血,淋漓不止者。如色紫有块,质稠,腹痛者多为热证或血瘀;色淡,质稀,无痛无块者,多为冲任虚损,或中气不足,脾不统血。

3. 经色异常　色淡质稀为气血虚;色深质稠为血热;色紫暗有血块为血瘀。

4. 痛经　是指在经期或行经前后,周期性出现小腹疼痛,痛引腰腹,甚则剧痛。经前或经期小腹胀痛,刺痛拒按,属气滞血瘀的实证;经期或经后小腹隐痛,喜按喜揉,腰酸者,属气血不足或肾虚之证;经行小腹冷痛,得热痛减,属寒凝或阳虚。

（二）带下

妇女阴道内有少量乳白色、无臭的分泌物,有濡润阴道的作用,属生理性带下。带下量多,淋漓不断,或色质味改变,为病理性带下,临床上常见三种。① 白带:带下色白、量多、质清稀、无臭或腥味,属脾肾阳虚,寒湿下注;② 黄带:带下色黄、量多、质黏稠臭秽,伴外阴瘙痒者,属湿热下注;③ 赤白带:带下色红黏稠,或赤白相间,微臭,属肝经郁热所致。

此外,绝经后出现带下灰白、恶臭,或有血,或五色带,应考虑为癌症的可能。

第四节　切诊

切诊是医者用手在病人体表的一定部位,进行触、摸、按、压,从而获得病情资料的一种诊断方法。切诊包括脉诊和按诊两个部分。

一、脉诊

脉诊又称为切脉,是医师用手指切按患者桡动脉脉搏,以探查脉搏的深浅、频率、强弱及其他特征,以了解病情,判断病证的一种方法。

(一) 脉诊的部位

脉诊常用寸口脉,即两侧腕部桡动脉搏动明显的部位,分为寸、关、尺三部(图 5-2),又称为气口或脉口。以掌后高骨(即桡骨茎突)为关部,关前(腕端)为寸部,关后(肘端)为尺部。寸关尺分候脏腑是:左寸候心,右寸候肺;左关候肝胆,右关候脾胃;左尺候肾,右尺候命门。

寸口脉诊病的原理:① 寸口部位为脉之大会;② 寸口部位脉气最明显;③ 可反映宗气的盛衰;④ 寸口部位固定且切脉方便。

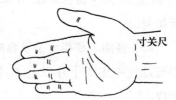

寸关尺

图 5-2　诊脉寸关尺部位

脉象的形成与心脏的搏动、脉道的通利、气血的盈亏以及各脏腑间的功能协调相关。人体的血脉贯穿全身,故脉象可反映脏腑和精气神的整体状况。

(二) 脉诊的方法

1. 时间

(1)以清晨(平旦)未起床、未进食时最佳,但不必拘泥,只是要求患者和医师尽可能地保持平静,诊室内外环境安静均可切脉。

(2)诊脉的操作时间,每手应不少于 1 min,以 3 min 左右为宜。对某些难以辨认的脉象,应再延长时间,以便正确识别脉象。

2. 体位　正坐或仰卧,手臂平放,掌心向上,心脏与寸口同水平,手腕放在脉枕上。

3. 指法

(1)定位　诊脉布指时,首先用中指定关,然后用示指定关前的寸部,环指按其关后的尺部,三指弯曲呈弓形,指端平齐,以指腹按脉。

(2)布指　布指的疏密与患者身高相适应,身高臂长者,布指宜疏;身矮臂短者,布指宜密。三指平布同时切脉,称为总按法;单用一指切脉,称为单按法;3 岁以内的小儿寸口部位甚短,可用拇指定三关法。

(3)指力　诊脉时,运用三种不同的指力以体察脉象。轻轻用力按在皮肤上为"举",也称为浮取;用不轻不重的力按到肌肉为"寻",也称为中取;用重力按在筋骨间为"按",也称为沉取。每部均有浮、中、沉三候,故称为"三部九候"。

4. 平息　一呼一吸称为一息。平息:① 指诊脉时呼吸平静、调匀,便于以息或钟表计数;② 指利于医师思想集中,专注指下,细辨脉象。一息脉动四五至为正常。

5. 五十动　诊脉时间不少于脉跳 50 次,两手以 3 min 左右为宜。

6. 脉象要素（位、数、形、势）

（1）脉位　脉搏跳动显现部位的深浅，如浮、沉。

（2）至数　脉搏的频率，如迟、数。

（3）脉长　脉动应指轴向范围的长短，如长、短。

（4）脉宽　脉动应指径向范围的大小（粗细），如洪、细。

（5）流利度　脉搏来势的流利程度，如滑、涩。

（6）紧张度　脉管的劲急或弛缓程度，如弦、紧、濡。

（7）脉力　脉搏的强弱，脉搏应指的力量，如虚、实。

（8）均匀度　① 指脉动节律是否均匀。② 指脉力是否均匀。

7. 注意事项

（1）医者须全神贯注，仔细按触，反复细心体验，勿主观臆测和时间过短。

（2）注意内外因素对脉象的影响。

（3）也有些人因桡动脉解剖位置的变异，脉不见于寸口部，而从尺部斜向手背，称为斜飞脉；如脉出现于寸口的背侧，称为反关脉。

（三）正常脉象

1. 正常脉象的特点　又称为平脉或常脉。其形态是三部有脉，一息四到五至（相当于72～80 次/min），不浮不沉，不大不小，来去从容，节率均匀，和缓有力。

2. 脉象的生理变异　正常脉与内外环境关系密切，常因年龄、性别、体质、气候差异而不相同。如老年人脉搏较弱，青壮年脉搏有力，小儿脉搏偏快；瘦人脉搏稍浮，胖人脉搏稍沉；女性比男性脉搏细弱而略数；春季脉稍弦，夏季脉稍洪，秋季脉稍浮，冬季脉稍沉；酒后饭饱，或运动，或精神刺激等因素也会影响脉象，但其改变是暂时性的。此外，反关脉和斜飞脉，均属正常的脉象。

（四）常见病脉与主病

因疾病而反映于脉象的变化，称为病脉。病脉种类很多，本书介绍浮、沉、迟、数、虚、实、滑、涩、细、洪、弦、紧、濡、结、促、代 16 种病脉。

1. 浮脉

【脉象特点】　轻按即得，重按稍减而不空，如水上漂木 。

【理解】　脉位浅表。

【主病】　表证。亦见于虚阳外越。

【脉理分析】　邪袭肌腠，卫阳抵抗外邪，则脉气鼓动于外，应指浮而有力，为表实证；气虚不能内守，浮越于外，脉浮而无力，属表虚证。久病体虚见浮脉，由阴不敛阳，虚阳外越所致。

2. 沉脉

【脉象特点】 轻取不应,重按始得,如石沉水底。

【理解】 脉位较深。

【主病】 里证。有力为里实,无力为里虚。

【脉理分析】 邪实在里,气血内困,阳气被遏,不能鼓动脉气于外,故脉沉而有力;阳虚气乏,不能升举,故脉沉而无力。

3. 迟脉

【脉象特点】 脉来迟缓,一息不足四至。

【理解】 60 次/min 以下。

【主病】 寒证。迟而有力为实寒;迟而无力为虚寒。也见于经常锻炼者。

【脉理分析】 因寒凝气滞,气血运行不畅或运行缓慢所致,寒凝则血凝气滞,气血运行缓慢,故脉迟而有力;阳气虚弱,无力推动气血运行,则脉迟而无力。

4. 数脉

【脉象特点】 一息脉来五至以上。

【理解】 90 次/min 以上。

【主病】 热证。有力为实热,无力为虚热。

【脉理分析】 邪热亢盛,气血运行加速,则脉数而有力;久病阴虚,虚热内生,故脉数而无力。

5. 虚脉

【脉象特点】 三部脉举之无力,按之空虚,为无力脉的总称。

【理解】 脉力较弱,可分两类:① 宽大无力;② 细小无力。

【主病】 虚证。

【脉理分析】 气虚不能鼓其脉,故脉来无力;血虚不能充其脉,故按之空虚。

6. 实脉

【脉象特点】 三部脉举按均有力,是有力脉的总称。

【理解】 脉管宽大,搏动有力。

【主病】 实证。

【脉理分析】 邪气充盛,正气不虚,正邪相争,气血壅盛,则脉道应指有力。

7. 滑脉

【脉象特点】 往来流利,应指圆滑,如珠走盘。

【理解】 应指圆滑,起落较快,充实有力。

【主病】 痰饮、食滞、实热。亦是青壮年的常脉,妇女的孕脉。

【脉理分析】 滑是阳气有余,气血充盛之象,气盛血涌,故脉往来流利,应指圆滑。痰饮、食滞、实热等实邪内盛,波及血分,血行加速,脉来流畅,多见滑脉;平人脉滑而冲和,是正气充沛;孕妇常见滑脉,是气血充盈而调和的表现。

8. 涩脉

【脉象特点】 形细而行迟,脉来艰涩不畅,如轻刀刮竹。

【理解】 形细,流畅度低,脉形、脉律、脉力不匀。

【主病】 气滞血瘀,挟食挟痰,精亏血少。

【脉理分析】 精血亏少,脉失濡润,则脉气往来不利,多见脉涩无力;气滞血瘀,或痰食胶固,脉道不畅,血行受阻,多见涩而有力。

9. 洪脉

【脉象特点】 脉体洪大,充实有力,来盛去衰。

【理解】 脉位偏浮,脉形宽大,脉力较强。

【主病】 热盛。

【脉理分析】 内热充斥,脉道充盈,气盛血涌,故脉见洪大。若洪大而有力为实热证;久病体虚,失血伤阴,脉见洪大而无力,属虚证,多为危候,预后差。洪脉的脉体大,故常洪大并称。

10. 细脉

【脉象特点】 脉细如线,应指明显。

【理解】 感觉脉管细,指感清晰明显,按之不绝。

【主病】 气血两虚,诸虚劳损,湿证。

【脉理分析】 气虚,无以鼓脉必软;营血亏,无以充脉则细;湿遏脉道则细且缓。

11. 濡脉

【脉象特点】 浮细无力而软,如棉在水中。

【理解】 位浮、形细、张力低、脉力弱。

【主病】 虚证,湿证。

【脉理分析】 精血不充则细弱无力,阴虚阳亢不潜,则脉浮而软;湿遏阳气,脉无力运行,均可见濡脉。

12. 弦脉

【脉象特点】 端直以长,如按琴弦。

【理解】 脉体紧张度增高,端直而长,直起直落,如按在琴弦上。

【主病】 肝胆病,诸痛证,痰饮,疟疾。

【脉理分析】 肝胆病,疼痛,痰饮,均可导致肝失疏泄,气机不利,则脉来强劲、挺直、有力,故为弦脉。

13. 紧脉

【脉象特点】 脉来绷急有力,状如牵绳转索,按之左右弹指。

【理解】 感觉脉管紧张度高、脉宽较大,如按在绷直的绳上。

【主病】 寒证,痛证,宿食。

【脉理分析】 寒主收引,痛则不通,食积于中,皆可致气机失调,脉道受阻而致脉道绷急弹指。

14. 代脉

【脉象特点】 脉有歇止,止有定数,歇止时间较长。

【理解】 歇止有规律,时间长,伴有脉形、脉力不匀。

【主病】 脏气衰微,风证,痛证,惊恐,跌打损伤等证。

【脉理分析】 因脏气衰微,元气大伤,或逢惊恐、跌打损伤,则瘀血阻滞气机使脉气不能接续,故代而有力。另外,孕妇见代脉者,为虚弱所致。

15. 结脉

【脉象特点】 脉来缓慢,时有中止,止无定数。

【理解】 脉搏少于 60 次/min,存在无规律的间隙。

【主病】 阴盛气结,寒痰血瘀,癥瘕积聚,气血虚衰。

【脉理分析】 阴寒结聚,或气、血、痰、食凝滞经脉,使脉气不相接续,故见迟缓中止;心阳不足,气血虚弱,血流不畅,也见结脉。

16. 促脉

【脉象特点】 脉来急数,时有中止,止无定数。

【理解】 脉率快或快慢不定,存在无规律的间隙。

【主病】 阳盛实热,气血痰饮宿食停滞,肿痛,虚脱。

【脉理分析】 因阳热独盛,阴阳失和,或痰、食、瘀血停滞,阻碍脉气运行,故见促而有力;阴虚血少,阴阳不能充盈于脉,也见促脉,且促而无力。

临床上将两种以上的单因素脉同时出现,复合构成的脉象,称为相兼脉,又称为复合脉。如浮数脉是二合脉,沉细数脉是三合脉,其主病相当于各单一脉象主病的综合,沉细数脉为里虚热证;浮数脉为表热证;浮紧脉为表寒证。

二、按诊

按诊,是医师用手直接触摸或按压患者的某些部位,以了解局部润燥、冷热、软硬、压痛、肿块等异常变化,从而推断疾病的部位和性质的一种诊察方法。

(一)按肌肤

按肌肤,主要是审查全身肌肤的寒热、润燥、肿胀、疼痛等。

肌肤寒冷者,多属阴证、寒证;肌肤灼热者,多为阳证、热证。凡初按皮肤灼手,久按则热减,为热在表;久按皮肤,热反甚,为热在里。肌肤濡软而喜按者,属虚证;患处硬痛拒按者,属实证。轻按即痛者,病在表浅;重按方痛者,病在深部。皮肤枯涩和甲错,为阴血已伤,或有瘀血。肌肤肿胀,按之凹陷,不能即起者,是水肿;按之举手即起,无凹陷者,是气肿。

(二)按手足

按手足,主要诊察手足的温凉,以测知机体阳气的盛衰。手足俱冷,畏寒,多属阳虚寒盛;手足俱热,口渴,多属阳热炽盛;手足心热,潮热盗汗,多属阴虚发热;小儿手心热,多为食滞;手背热盛,多属外感风寒。

(三)按脘腹

按脘腹,主要检查脘腹疼痛与否、软硬及有无痞块积聚等情况。脘腹疼痛拒按,为实证;痛而喜按,按之痛减为虚证。腹胀满,叩之如鼓,小便自利者,为气胀;按之如囊裹水,推之漉漉有声,小便不利者,是水鼓。腹内有肿块,按之柔软,时聚时散,痛无定处,属瘕属聚,多为气滞所致;按之坚硬,推之不移,痛有定处,称为癥积,多为血瘀所致。腹痛绕脐,左下腹按之有块状,兼便秘者,为燥屎内结;右少腹作痛,有放射感疼痛者,属肠痈;按之腹内有条状物,腹壁凸凹不平,按之起伏聚散,多属虫积。

思考题

(1~5题共用题干)周某,女,15岁。两天前外出不慎受凉而出现发热,咳嗽,体温37.7℃,微恶风寒,并伴有咳嗽,咳痰色黄黏稠,鼻塞流浊涕,舌边尖红,苔薄黄,脉浮数。

1. 发热微恶风寒,可见于

A. 表寒证 B. 表热证 C. 半表半里证

D. 表证 E. 里证

2. 舌尖红苔薄黄,脉浮数,可见于

A. 表热证 B. 表虚证 C. 表寒证

D. 半表半里证 E. 风寒束肺

3. 患者体温37.7℃,属于

A. 壮热 B. 潮热 C. 微热

D. 寒热往来 E. 阴虚发热

4. 根据临床表现可辨证为

A. 表实证 B. 表虚证 C. 表寒证

D. 半表半里证 E. 风热犯肺

舌诊实训

脉诊实训

答案及解析

思考题

5. 因未及时治疗,3 天后高热,体温 39℃,咳嗽气喘,呼吸气促,痰黄质稠,胸痛,舌红苔黄,脉数。此证辨证为

A. 表热证   B. 痰热壅肺   C. 热证

D. 半表半里证   E. 风热犯肺

（王　花）

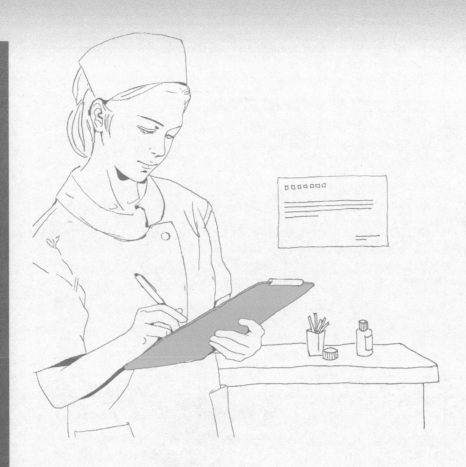

第六章 辨证

学习目标

1. 说出表里证、寒热证、虚实证的辨证要点及阴阳归属。

2. 说出表证、里证;寒证、热证;虚证、实证的鉴别要点。

3. 简述心与小肠病、肺与大肠病、脾与胃病、肝与胆病、肾与膀胱病、脏腑兼病的主要证型及临床表现。

4. 能初步应用八纲辨证、脏腑辨证对常见病进行临床辨证。

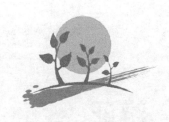

情景导入

> 　　王大爷平时脾气急躁，患有高血压病多年，服药不规律，血压未得到有效控制。昨天上午因家庭琐事与老伴争吵，下午便感眩晕，头痛，面红目赤，今天上午头痛症状加重，血压 170/110 mmHg，舌边尖红，苔黄，脉数。
>
> 　　请问：1. 王大爷的症状属阴证还是属阳证？
>
> 　　　　　2. 王大爷是哪个脏腑出了问题？

　　辨证是中医认识和诊断疾病的方法。辨证的过程即是诊断的过程。

　　中医学有多种辨证方法，如病因辨证、经络辨证、三焦辨证、脏腑辨证、八纲辨证、卫气营血辨证、六经辨证、气血津液辨证等，本章重点介绍八纲辨证、脏腑辨证两种辨证方法。

第一节　八纲辨证

　　八纲，即阴、阳、表、里、寒、热、虚、实八个辨证的纲领。

　　八纲辨证，是根据四诊所取得的资料，进行分析综合，以概括病变的大体类别、部位、病邪的性质及盛衰、人体正气的强弱等多方面情况，从而归纳为阴证、阳证、表证、里证、寒证、热证、虚证、实证等八类不同的证候。

　　疾病的临床表现是极其复杂的，但基本上都可以用八纲来加以概括，按照疾病的类别，可分为阴证与阳证；按照病位的深浅，可分为表证与里证；按照疾病的性质，可分为寒证与热证；按照邪正的盛衰，可分为实证与虚证。通过八纲辨证能把错综复杂的临床证候，概括为表里、寒热、虚实、阴阳四对纲领性证候，从中找出疾病的关键之所在，为治疗指明方向。八纲辨证是概括性的辨证纲领，阴阳可以概括其他六纲，即表、热、实证为阳证；里、虚、寒证为阴证，故阴阳又是八纲中的总纲。

　　八纲辨证是纲领性的辨证方法，在辨证的过程中，有化繁为简，提纲挈领的作用。

一、表里辨证

　　表里辨证是辨别病变部位、病情轻重和病势趋向的一对辨证纲领。

　　表里是个相对的概念，一般而言，人体的皮毛、肌腠、经络在外，属表；五脏、六腑、骨髓在内，属里。肌表受病，多为疾病初起，一般比较轻浅；脏腑受病，多是病邪深入，通常比较深重。

(一)表证

表证是指六淫外邪经皮毛、口鼻侵入机体所产生的证候。一般具有起病急、病位浅在、病情轻、病程短的特点。

临床表现：恶寒（或恶风）、发热，舌苔薄白，脉浮为主。兼见头身疼痛，鼻塞流涕，咳嗽，咽痛等症状。

(二)里证

里证是泛指病变部位在内，脏腑、气血、津液、骨髓等受病所导致的证候。

里证多见于外感病的中、后期阶段或内伤疾病。里证的成因有三种，一是表邪不解，内传入里，侵犯脏腑而产生。二是外邪直接侵犯脏腑而发病。三是其他原因导致脏腑功能失调而产生。

里证包括的范围很广，概括起来讲，除表证以外，其他证候都可以说是里证，所谓非表即里。

里证的范围虽然广泛，病位都属里，但在层次上仍有浅深之别，通常病变在腑、在上、在气者，较轻浅；病变在脏、在下、在血者，较深重。

临床表现：里证的范围极为广泛，涉及寒热虚实、脏腑、气血等各个方面，很难说哪几个症状就是里证的代表症状，其基本特点是：无新起即恶寒发热并见，以脏腑症状为主要表现，一般病情较重，病程较长，起病可急可缓，详细内容见寒热虚实辨证、脏腑辨证。

(三)表证和里证的鉴别

辨别表证和里证，主要是审察其寒热、舌象、脉象的变化来进行辨别（表6-1）。

表6-1　表证与里证的鉴别要点

证型	病程	寒热	舌质舌苔	脉象
表证	新病、短	发热与恶寒并见	多无异常	浮
里证	久病、长	但热不寒或但寒不热	多有异常	沉

二、寒热辨证

寒热是辨别疾病性质的两个纲领。寒热是阴阳偏盛偏衰的具体表现，辨寒热就是辨阴阳之盛衰，张景岳云："寒热者，阴阳之化也。"

(一)寒证

寒证是感受寒邪，或阳虚阴盛，机体机能活动衰减所表现出的证候。

寒证多因外感寒邪,或因内伤久病,耗伤阳气,阴寒偏盛所致。

临床表现:各类寒证的临床表现不尽一致,常见的有:恶寒,畏寒喜暖,口淡不渴,面色苍白,肢冷蜷卧,痰、涎、涕清稀,小便清长,大便稀溏,舌淡苔白而润滑,脉迟或紧等。

(二)热证

热证是感受热邪,或阳盛阴虚,人体机能活动亢进所表现出的证候。

热证多因外感热邪,或素体阳盛,或寒邪入里化热,或情志内伤,郁而化火,或过食辛辣,蓄积为热,而使体内阳热过盛;或因房室劳伤,阴精内耗,致使虚热内生而致。

临床表现:以恶热喜凉,口渴喜冷饮,面红目赤,烦躁不宁,吐血、衄血,痰、涕黄稠,大便秘结,小便短赤,舌红苔黄而干燥,脉数等为主。

(三)寒证与热证的鉴别

辨别寒证与热证,不能孤立地根据某一症状做出判断,应对疾病各方面的表现综合观察,才能得出正确的结论。临床应从患者的面色、寒热喜恶、四肢冷暖、口渴与否、二便情况,以及舌、脉等的变化进行辨别。《医学心悟·寒热虚实表里阴阳辨》云:"一病之寒热,全在口渴与不渴,渴而消水与不消水,饮食喜热与喜冷,烦躁与厥逆,溺之长短赤白,便之溏结,脉之迟数以分之。"见表6-2。

表6-2 寒证、热证鉴别

证型	面色	四肢	寒热	口渴	大便	小便	舌象	脉象
寒证	苍白	冷	怕冷	不渴或热饮不多	稀溏	清长	舌淡苔白润	迟
热证	红赤	燥热	恶热	口渴喜冷饮	秘结	短赤	舌红苔黄干躁	数

三、虚实辨证

虚实是辨别邪正盛衰的两个纲领。虚指正气不足,实则邪气盛。《素问·通评虚实论》明确指出:"邪气盛则实,精气夺则虚。"

(一)虚证

虚证是对人体正气不足,脏腑功能衰退所产生的各种虚弱证候的概括。其形成多见于素体虚弱,后天失调;或久病、重病之后;七情劳倦,房事过度等。这些都是常见的致虚原因。虚证细分起来,又有血虚证、气虚证、阴虚证、阳虚证的区别。

1. 血虚证　血虚证是指血液亏虚，不能濡养脏腑、经脉等而出现的全身虚弱证候。血虚证的临床表现，以面白无华或萎黄，唇色淡白，爪甲苍白，眩晕耳鸣，心悸失眠，手足麻木，妇女月经量少、愆期或经闭，舌质淡，脉细无力等为主。

2. 气虚证　气虚证是指机体元气不足，全身或某一脏腑机能减退而出现的证候。《诸病源候论·气病诸候·少气候》曾说："此由脏气不足故也。"气虚证的临床表现，以面白无华，少气懒言，语声低微，神疲乏力，自汗，动则诸证加剧，舌淡、脉虚弱等为主。

3. 阴虚证　阴虚证是指机体阴液亏损、阴不制阳、虚热内生而形成的证候。阴虚证的临床表现，以午后潮热，盗汗，颧红，咽干，手足心热，小便短黄，舌红少苔，脉细数等为主。

4. 阳虚证　阳虚证是机体阳气不足的证候。张景岳在《景岳全书·传忠录》说："阳虚者，火虚也。"阳虚证又称虚寒证。阳虚证的临床表现，是以形寒肢冷，面色㿠白，神疲乏力，自汗，口淡不渴，小便清长，大便稀溏，舌淡苔白，脉弱等为主。

（二）实证

实证是对人体感受外邪或体内病理产物蓄积而形成的各种临床证候的概括。

实证邪气充盛，正气未虚，邪正斗争剧烈。实证的形成，一是外感六淫邪气侵犯人体；二是由于脏腑功能失调，以致痰饮、水湿、瘀血等病理产物停滞在体内所致。实证由于邪气的性质及所在部位的不同，临床表现多种多样。常见的有发热，形体壮实，声高气粗，精神烦躁，胸胁脘腹胀痛拒按，大便秘结或热痢下重，小便短赤，苔厚腻，脉实有力等。

（三）虚证与实证的鉴别

辨别虚证、实证，必须四诊合参，通过看起病，患者形体的盛衰，精神的好坏，声音气息的强弱，痛处的喜按与拒按，以及舌苔、脉象等方面进行综合分析。一般来说，实证多反映出有余、壅闭的征象，虚证多反映不足、滑脱的征象（表6-3）。

表6-3　虚证、实证鉴别

证型	病程	体质	形态	疼痛	二便	舌象	脉象
虚证	久病	虚弱	精神萎靡，神倦乏力，气弱懒言	隐痛喜按	大便稀溏，小便清长	舌淡嫩少苔	细弱
实证	新病	壮实	精神兴奋，声高气粗	疼痛拒按	大便秘结，小便短赤	苔厚腻	实而有力

四、阴阳辨证

阴阳是概括病证类别的一对纲领,是八纲的总纲。其应用范围很广,不仅可以概括整个病情,而且可以用于症状的分析。它概括其他三对纲领,即表、热、实属阳,里、寒、虚属阴,故有人称八纲为"二纲六要"。一切病证,尽管千变万化,但不外阴证与阳证两大类。

(一)阴证

阴证是机体阳气虚衰或寒邪凝滞的证候。其病属寒,属虚,机体反应多呈衰退的表现。

临床表现:精神萎靡,面色苍白,气短声低,畏寒肢冷,口不渴,便溏,尿清,舌淡胖嫩,苔白,脉迟弱等。

(二)阳证

阳证是机体热邪壅盛,或阳气亢盛的证候。其病属热,属实,机体反应多呈亢盛的表现。

临床表现:身热面赤,精神烦躁,气壮声高,呼吸气粗,口渴喜冷饮,大便秘结,小便短赤,舌红绛,苔黄,脉滑洪实等。

(三)亡阴证与亡阳证

亡阴与亡阳是疾病的危重证候,通常在高热大汗或发汗太过,或剧烈吐泻、失血过多等阴液或阳气迅速亡失的情况下出现。

亡阴证是体内阴液大量消耗,阴液衰竭的病变和证候。主要临床表现:汗出而黏,如珠如油,呼吸短促,身热,手足温,烦躁不安,口渴欲饮,面色潮红,舌红而干,脉细数无力。

亡阳证是指体内阳气严重耗损,阳气虚脱的病变和证候。主要临床表现:冷汗淋漓,汗质清稀,面色苍白,精神淡漠,身畏寒,手足厥冷,气息微弱,口不渴或渴喜热饮,舌淡,脉微欲绝。

阴阳是互根的,阴竭则阳必无所依而散越;阳亡则阴无以化而耗竭。亡阴可迅速导致亡阳,亡阳之后亦可出现亡阴,只不过是先后主次的不同而已。因此,临床应分别亡阴亡阳的主次矛盾,才能做出及时正确的救护措施。

八纲辨证每一纲都有其独特的内容,但它们之间是相互关联而不能割裂的,辨别表里应与寒热虚实相联系,辨别寒热须与表里虚实相联系,辨别虚实又必须与表里寒热相联系。因表证有表寒、表热、表虚、表实之别,还有表寒里热、表实里虚等错综复杂的变化。表证如此,其他证也是如此。在一定的条件下,表里、寒热、虚实都可以互相转化,如表里出入、寒热转化、因虚致实、实证转虚等。当病情发展到严重阶段,还会出现与疾病本质相反的假象,如寒热真假等。因此,运用八纲辨证既要掌握各自不同的证候特点,也要注意八纲之间的相兼、转化、夹杂、真假,才能对疾病做出全面正确的诊断。

第二节 脏腑辨证

脏脏辨证是以脏腑学说为基础,根据脏腑的生理功能、病理变化,结合八纲、病因、气血等理论,通过对四诊所收集的资料,进行分析综合,借以推究病因病机,判断疾病的部位、性质、正邪盛衰的一种辨证方法,是中医辨证体系中的重要组成部分。

脏腑病证是脏腑功能失调的反映。由于各个脏腑的生理功能不同,因此它所反映出来的病证也就不同。根据不同脏腑的生理功能及病理变化来辨析病证,这就是脏腑辨证的理论依据。熟悉各脏腑的生理功能及其病变规律,是掌握脏腑辨证的基础。

病因病机辨证是脏腑辨证的基础。脏腑辨证除辨明病证所在的脏腑病位外,还需辨明病因和病机。如脏腑实证有寒、热、痰、瘀、水、湿等不同,脏腑虚证有阴、阳、气、血虚之别。只有辨明病因病机,才能为立法、处方、用药、护理提供确切依据。

脏腑辨证,包括脏病辨证、腑病辨证、脏腑兼病辨证三部分,脏病辨证为主要内容。

一、心与小肠病辨证

心的主要功能是主血脉、神志、开窍于舌、与小肠相表里,故心的病变多表现在血液运行障碍和神志异常等方面。

心的病证有虚有实,虚证为气、血、阴、阳之不足,而致血行无力和神失所养;实则多为火、热、痰、瘀等邪气的侵犯,阻滞气血的运行或扰乱神明。

小肠主泌别清浊,故小肠发生病变时,会出现二便异常。

心病的主要临床症状:心悸、心烦、心痛、失眠多梦、健忘、神昏、谵语等。

(一)心气虚、心阳虚及心阳暴脱

心气虚、心阳虚及心阳暴脱是指心气不足,心之阳气虚衰及阳气暴脱所表现的证候。

【临床表现】 心悸,气短,活动时加重,自汗,脉细弱或结代,为共有症状。兼见面白无华、乏力、舌淡苔白,则为心气虚;兼见形寒肢冷、心胸憋闷、舌淡胖嫩或紫暗,则为心阳虚;兼见冷汗淋漓、四肢厥冷、口唇青紫、神志模糊、呼吸微弱、脉微欲绝等,则为心阳暴脱(表6-4)。

表6-4　心气虚、心阳虚、心阳暴脱的证候比较

证型	异	同
心气虚	面白无华,乏力,舌淡苔白	心悸,气短,自汗,脉细弱或结代
心阳虚	形寒肢冷,心胸憋闷,舌淡胖嫩或紫暗	
心阳暴脱	冷汗淋漓,四肢厥冷,口唇青紫,呼吸微弱,脉微欲绝	

【证候分析】 本证多由久病体虚、禀赋不足、暴病伤阳,或年老体弱脏气亏虚等因素引起。

心气是推动心脏功能活动的动力,心气不足,鼓动无力,则心悸。气短,自汗,面白无华,舌淡,脉细弱等为一般气虚见证。若病情进一步发展,气虚及阳,损及心阳,则为心阳虚。心阳虚气血运行不畅,心脉阻滞,则心胸憋闷,舌质紫暗。心阳虚温煦不及则形寒肢冷。若心阳虚进一步发展,或寒邪暴伤心阳,或瘀痰阻塞心窍,均可致心阳暴脱,出现冷汗淋漓、四肢厥冷、面色苍白、脉微欲绝等心阳虚衰、宗气大泄的证候。上述三证关系密切,以心气虚证为基础,进而心阳虚,直至心阳暴脱。

心气虚以心悸及气虚证为辨证要点,心阳虚以心悸胸闷或痛及阳虚证为辨证要点,心阳暴脱以心阳虚及亡阳证为辨证要点。

(二) 心血虚、心阴虚

心血虚是由心血亏虚,心失濡养所导致的证候;心阴虚是由心阴亏损,虚热内扰所导致的证候。

【临床表现】 心悸失眠、健忘多梦为心血虚与心阴虚的共同主症。如兼见面白无华,眩晕,唇舌色淡,脉细,为心血虚;若兼见心烦,颧红,潮热,五心烦热,盗汗,咽干口燥,舌红少津,脉细数,为心阴虚(表6-5)。

表6-5　心血虚、心阴虚证候比较

证型	异	同
心血虚	面白无华,眩晕,唇舌色淡,脉细	
心阴虚	心烦,颧红,潮热,五心烦热,盗汗,舌红少津,咽干,脉细数	心悸失眠、健忘多梦

【证候分析】 本证多由久病耗伤阴血,或失血过多,或阴血不足,或情志不遂,耗伤心血、心阴所致。

血不养心,则心悸、健忘、失眠多梦。血虚不荣,则眩晕、面色无华、唇舌色淡。心阴虚,心阳偏亢,虚热内扰,故见心烦、五心烦热、潮热、盗汗、舌红少津、脉细数。

心血虚以心悸失眠兼血虚为辨证要点,心阴虚以心烦不宁兼阴虚证为辨证要点。

(三)心火亢盛

心火亢盛证是由心火炽盛导致的实热证候。

【临床表现】 心胸烦热,失眠,甚或狂躁,谵语,面赤口渴,尿黄便结,舌尖红赤,苔黄,脉数有力;或口舌生疮,舌体糜烂疼痛,或见吐血、衄血等。

【证候分析】 本证常因七情郁结化火,或火热之邪内侵,或过食辛辣、温补药物所致。

心火内炽,轻则心胸烦热,失眠,重则狂躁、谵语。火热炽盛则口渴,尿黄,便秘,舌体糜烂疼痛,或口舌生疮,舌尖红赤,吐衄,苔黄,脉数有力等。

本证以神志症状兼里实热证为辨证要点。

(四)心血瘀阻

心血瘀阻证,是指由瘀血、寒邪、气滞、痰浊等阻滞心脉所表现的证候。

【临床表现】 心悸怔忡,心胸憋闷或刺痛,痛引肩背内臂,时发时止,舌质紫暗或见瘀点、瘀斑,脉细涩或结代;或见心胸闷痛,体胖痰多,身重困倦,舌苔白腻,脉沉滑或沉涩;或见遇寒痛剧,得温痛减,形寒肢冷,舌淡苔白,脉沉迟或沉紧;胁胀或见疼痛而胀,常喜太息,舌淡红,脉弦。重者暴痛欲绝,口唇青紫,肢厥神昏,脉微欲绝。

【证候分析】 本证多继发于心气虚或心阳虚,以致有形之邪痹阻心脉,证候性质属本虚标实,可因情绪激动,劳累受凉,过食肥腻,饮酒等而诱发或加重。

心脉痹阻不通,则现心悸怔忡,心胸憋闷或刺痛,痛引肩背内臂。心血瘀阻,血脉循环不畅,故面唇青紫,舌质紫暗、瘀点、瘀斑,脉细涩或结代。痰阻心脉,则胸闷痛,体胖痰多,身重困倦,苔白腻,脉沉滑或沉涩。寒凝心脉则疼痛剧烈,得温痛减,肢冷形寒,舌淡苔白,脉沉迟或沉紧。气机郁滞,气滞心脉,则见胀痛,善太息,脉弦。心阳暴脱,血脉凝滞不通,故心暴痛,面色青紫,甚至昏厥,脉微欲绝。

本证以心悸怔忡、心胸闷痛为主证,伴瘀血、痰湿、寒凝、气滞的兼证为辨证要点。

(五)痰迷心窍

痰迷心窍证是指由痰浊蒙闭心神所表现的证候。

【临床表现】 脘闷作恶,意识模糊,语言不清,喉有痰声,甚则昏迷,舌淡嫩,苔白腻,脉滑。或精神抑郁,表情淡漠,神志痴呆,喃喃自语,举止失常。或突然昏倒,不省人事,口吐痰涎,喉中痰鸣,两目上视,手足抽搐等。

【证候分析】 本证多因七情所伤,肝气郁结,气郁生痰;或因感受湿浊之邪,阻塞气机,气结痰凝阻闭心神所致。

痰蒙心神,可见神志异常,精神抑郁,表情淡漠,喃喃自语的癫证;也可见突然昏倒,不省人事,两目上视,手足抽搐之痫证;或见胸闷痰多,苔腻脉滑之痰浊蒙蔽心神证;痰涎壅盛,则呕吐痰涎,喉中痰鸣,舌淡,苔腻,脉滑;若挟有火热,则苔黄、脉数。

本证以神志异常和痰浊的见证为辨证要点。

(六) 痰火扰心

痰火扰心是指火热痰浊之邪,扰乱心神,表现出以神志异常为主的证候。

【临床表现】 发热,面赤气粗,口苦,痰黄,喉间痰鸣,狂躁谵语,舌红苔黄腻,脉滑数;或见失眠心烦,神志错乱,哭笑无常,狂躁妄动,甚则毁物,打人骂人。

【证候分析】 本证多因思虑郁怒、气郁化火、煎熬津液为痰、痰火内盛而致。

痰火扰乱心神,则见失眠,心烦,神志错乱,躁狂谵语,毁物、打人骂人等。发热,面赤气粗,痰黄,喉中痰鸣,舌红苔黄腻,均为痰热内盛之象。

本证以痰火内盛和神志异常的见证为辨证要点。

(七) 小肠实热

小肠实热证是指小肠实热炽盛下移膀胱所表现的证候。

【临床表现】 发热,心烦口渴,口舌生疮,小便赤涩,尿道灼热或尿血,舌红苔黄,脉数。

【证候分析】 本证多由心热下移小肠所致。

心与小肠相表里,心移热于小肠,影响其泌别清浊的功能则小便赤涩,尿道灼痛,尿血。心烦口渴,口舌生疮,舌红苔黄,脉数,均为里热之象。

本证以小便异常及火热上炎舌窍的见证为辨证要点。

二、肺与大肠病辨证

肺的主要功能是主气,司呼吸,主宣发肃降,通调水道,外合皮毛,开窍于鼻,与大肠相表里。大肠主传导、排泄糟粕。

肺的病证有虚有实,虚证多见气、阴不足,实证多由风、寒、燥、热等邪气侵袭或痰湿阻肺所致。

肺病的主要临床症状有咳嗽、气喘、胸痛。

（一）肺气虚

肺气虚是指肺气不足,其主气、卫外功能失职所表现的证候。

【临床表现】 咳喘无力,少气短息,动则气短,痰液清稀,声音低微,倦怠无力,面色淡白,或有自汗,畏风,易于感冒,舌淡苔白,脉虚弱。

【证候分析】 本证多因久患咳喘耗伤肺气,或禀赋不足,或他脏病变影响及肺,使肺的主气功能减弱所致。

肺气亏虚,宣降失职,则见咳喘,痰液清稀,声音低微等证。自汗,畏风,易于感冒,面色淡白,倦怠无力,声音低微,舌淡脉虚弱,均为气虚之象。

本证以咳喘无力,咳痰清稀及气虚证为辨证要点。

（二）肺阴虚

肺阴虚是指肺阴不足,失于清肃,虚热内生所反映的证候。

【临床表现】 干咳无痰,或痰少黏稠,不易咳出,或咳痰带血,口燥咽干,声音嘶哑,形体消瘦,午后潮热,五心烦热,颧红,盗汗,舌红少津,脉细数。

【证候分析】 多由久咳伤阴、邪热恋肺或痨虫袭肺等耗伤肺阴所致。

肺阴不足,虚热灼肺,肺失清肃,则咳嗽,且多为干咳,少痰,痰黏难咳,咳痰带血,声音嘶哑。口燥咽干,潮热、盗汗、五心烦热、颧红、脉细数,均为阴虚内热之象。

本证以干咳无痰或痰少而黏及阴虚证为辨证要点。

（三）风寒犯肺

风寒犯肺证是指感受风寒,肺卫失宣所表现的证候。

【临床表现】 咳嗽,痰稀色白,鼻塞流清涕,或兼恶寒发热,无汗,头身疼痛,苔薄白,脉浮紧。

【证候分析】 本证多由外感风寒侵袭,肺卫失宣所致。感受风寒,肺失宣降,则咳嗽,咳痰稀白,鼻塞等。恶寒发热、无汗、头身疼痛、苔薄白、脉浮紧等均为风寒袭表之证。

本证以咳嗽、咳痰清稀及兼风寒表证为辨证要点。

（四）风热犯肺

风热犯肺证是指由风热之邪侵袭肺卫所表现的证候。

【临床表现】 咳嗽,咳痰黄稠,发热,微恶风寒,口微渴,或咽喉痛,头痛,舌尖红,苔薄黄,脉浮数。

【证候分析】 本证由外感风热之邪袭肺,肺失宣降,卫气失调所致。

风热袭肺,肺失清肃,则咳嗽,咳痰黄稠,咽喉疼痛。热伤津液,故口渴。头痛,发热恶寒,头痛,舌尖红,苔薄黄,脉浮数,均为外感风热之象。

本证以咳嗽和风热表证为辨证要点。

(五)燥邪犯肺

燥邪犯肺证是指燥邪侵犯肺卫,肺系津液耗伤所表现的证候。

【临床表现】 干咳无痰,或痰少而黏,口、唇、咽、鼻干燥,尿少,或身热恶寒,或胸痛咯血,或苔薄干燥少津,脉浮数或细数。

【证候分析】 多因秋令感受燥邪,耗伤肺津,或因诸邪伤津化燥而成。

燥邪犯肺,损伤肺津,肺失清肃,则干咳无痰,痰少而黏,甚则胸痛、咯血。燥邪伤津,津液不布,则唇、舌、口、鼻、咽喉干燥,尿少。燥邪袭表,则见身热恶寒、脉浮等表证。燥邪有凉燥与温燥之分,若为温燥,可见舌尖红或舌红苔薄黄脉数,伤津较重则多见脉细数;若为凉燥,则见舌干苔薄白。

本证以肺系症状及干燥少津为辨证要点。

(六)痰热壅肺

痰热壅肺证是指热邪夹痰,壅阻于肺所表现的肺经实热证候。

【临床表现】 咳嗽,咳痰黄稠,呼吸气促,甚则鼻翼翕动,或痰中带血,或咳吐脓血腥臭痰,发热口渴,胸痛,烦躁不安,小便黄,大便秘结,舌红苔黄腻,脉滑数。

【证候分析】 本证多因感受热邪,肺失清肃而引发。

热邪壅肺,煎熬津液成痰,痰热壅阻,肺气不利,则咳嗽,呼吸气促,鼻翼翕动,痰黄稠。热蒸肉腐,血败成脓,则胸痛,咳吐脓血腥臭痰。兼有里实热证,则烦躁不安,发热口渴,小便黄,大便秘结,舌红苔黄腻,脉滑数。

本证以咳嗽、咳痰黄稠及里实热证为辨证要点。

(七)痰湿阻肺

痰湿阻肺证是指由痰湿壅结阻滞于肺而表现的证候。

【临床表现】 咳嗽痰多质黏色白易吐,胸闷,或见气喘,喉中痰鸣,舌苔白腻,脉滑。

【证候分析】 多因脾气亏虚,或久咳伤肺,或感受寒湿等引起。

痰湿阻肺,肺气不利,则咳嗽、多痰、痰黏色白易于咳出。痰湿阻滞,气道不利,则胸闷,气喘痰鸣,舌苔白腻,脉滑。

本证以咳喘、痰湿内盛为辨证要点。

（八）大肠湿热

大肠湿热证是指湿热蕴结大肠,传导失职所表现的证候。

【临床表现】 腹痛泄泻,下痢脓血,里急后重,肛门灼热,小便短赤,发热口渴,舌红苔黄腻,脉滑数。

【证候分析】 多由过食生冷,食入不洁之物,湿热邪毒侵犯肠道所致。

湿热蕴结大肠,传导失职,则腹痛,里急后重,肛门灼热。湿热熏灼,脉络损伤,故下痢脓血。湿热内蕴则发热,口渴,舌红苔黄腻,脉滑数。

本证以下痢及湿热证为辨证要点。

（九）大肠津亏

大肠津亏证是指由于阴液亏虚,传导不利所表现的证候。

【临床表现】 大便秘结干燥,难于排出,数日一行,口干咽燥,或口臭、头晕等症,舌红少津,苔黄燥,脉细。

【证候分析】 多因素体阴虚,久病伤阴,或热病津伤未复,或妇女产后出血过多,老年津亏等因素所致。

津液不足,肠失濡润,则大便干结,难于排出,数日一行。阴液亏虚,则口干咽燥,头晕,舌红少津,苔黄燥,脉细。

本证以大便难下、津亏失润为辨证要点。

三、脾与胃病辨证

脾的主要功能是主运化、统血,胃的主要功能是主受纳、腐熟水谷,脾与胃相表里,共同完成饮食物的消化、吸收与输布,为气血生化之源,后天之本。

脾胃病证皆有寒热虚实,但脾病多见虚证,胃病多见实证。脾病以阳气虚衰,运化失调,水湿痰饮内生为常见。胃病以受纳腐熟功能障碍,胃气上逆为主。

脾病常见食入不化,腹胀,便溏,浮肿,出血等见证;胃病多见脘痛,呕吐,嗳气,呃逆等证候。

（一）脾气虚

脾气虚证是指脾气不足,运化失职所表现的证候。

【临床表现】 食少,纳呆,食后脘腹胀满尤甚,便溏,少气懒言,四肢倦怠,消瘦,面色萎黄,舌淡苔白,脉缓弱无力。

【证候分析】 多由饮食不节,过度劳倦,或受其他疾病的影响,耗伤脾气所致。

脾气虚运化失常,则见食少,纳呆,食后脘腹胀满尤甚,便溏,消瘦等。少气懒言,四肢倦怠,面色萎黄,舌淡苔白,脉缓弱无力等为一般的气虚见证。

本证以食少、腹胀、便溏及气虚见证为辨证要点。

(二)脾阳虚

脾阳虚是指脾阳虚衰,阴寒内生所表现的证候。

【临床表现】 腹胀纳少,脘腹冷痛,喜温喜按,口淡不渴,四肢不温,大便稀溏或泄泻清谷,或肢体浮肿,或白带清稀量多,舌质淡胖或有齿痕,苔白滑,脉沉迟无力。

【证候分析】 多由脾气虚发展而来,原始病因与脾气虚同,部分患者可因肾阳虚不能温煦脾阳所致。

脾虚失运则腹胀纳少,腹痛,大便稀溏,甚则泄泻清谷。脾阳虚水湿不化,阴寒内生则肢体浮肿,带下清稀量多,四肢不温,口淡不渴,舌淡胖,苔白滑,脉迟无力等。

本证以脾虚失运及虚寒证为辨证要点。

(三)中气下陷

中气下陷证是指脾气虚,升举无力而反下陷所表现的证候。

【临床表现】 脘腹有坠胀感,食后益甚,或便意频数,肛门重坠,或久痢不止,甚则脱肛,内脏下垂,或小便混浊如米泔。伴少气无力,头晕目眩,肢体倦怠,食少便溏,舌淡苔白,脉虚弱。

【证候分析】 本证多由脾气虚进一步发展而来。

脾虚气陷,内脏下垂,则脘腹坠胀,便意频数,脱肛,小便浑浊如米泔。头晕目眩,少气无力,肢体倦怠,食少便溏,舌淡苔白,脉弱等均为脾气虚弱之征。

本证以脾虚气坠及内脏下垂为辨证要点。

(四)脾不统血

脾不统血证是指脾气虚弱,不能统摄血液所表现的证候。

【临床表现】 面色无华,食少便溏,神疲乏力,少气懒言,舌淡,脉细弱,并见便血、尿血、肌衄、鼻衄、齿衄,或妇女月经过多,崩漏等。

【证候分析】 多因久病脾气虚弱,以致气虚统摄无权所致。

脾失统摄,血溢脉外,则肌衄,便血,尿血,月经过多,崩漏。食少便溏,神疲乏力,舌淡,脉细弱等,均为脾气虚之征。

本证以脾气虚及出血证为辨证要点。

（五）寒湿困脾

寒湿困脾证是指寒湿内阻,脾阳受困所表现的证候。

【临床表现】 脘腹痞闷,不思饮食,泛恶欲吐,口黏不爽,腹痛便溏,头身重困,肢体浮肿,舌淡胖苔白腻,脉濡缓。

【证候分析】 多因贪凉饮冷,过食生冷瓜果,或冒雨涉水,居住潮湿,寒湿之邪内侵脾胃;或脾阳素虚,寒湿内生而致。

寒湿内困,脾胃升降失常,则脘腹胀闷,不思饮食,泛恶欲吐,腹痛便溏。头重身困,口黏不爽,浮肿,舌淡胖,苔白腻,脉濡缓,皆为寒湿中阻之象。

本证以脾胃纳运失常及寒湿内盛之证为辨证要点。

（六）脾胃湿热

脾胃湿热证是指湿热蕴结中焦,脾胃纳运功能失职所表现的证候。

【临床表现】 脘腹痞闷,纳呆呕恶,口黏而甜,肢体困重,大便溏泄不爽,或面目肌肤发黄,或皮肤发痒,或身热起伏,汗出热不解,舌红苔黄腻,脉濡数。

【证候分析】 多由感受湿热外邪,或过食肥甘,酿成湿热,蕴结脾胃所致。

湿热内蕴,脾胃纳运失职,则脘腹痞闷,恶心、呕吐,大便溏泄。口黏而甜,身重困倦,身热起伏,不为汗解,面目肌肤发黄,皮肤发痒,舌红,苔黄腻,脉滑数,均为湿热蕴结之象。

本证以脾胃纳运功能障碍及湿热内蕴为辨证要点。

（七）胃阴虚

胃阴虚证是指胃阴不足,胃失濡润所表现的证候。

【临床表现】 胃脘隐痛或嘈杂,饥不欲食,口燥咽干,大便干结,小便短少,或脘痞不舒,或干呕呃逆,舌红少津,脉细数。

【证候分析】 多由温热病后热盛伤津,胃火炽盛,嗜食辛辣等所致。

胃阴不足,胃失滋润、和降则脘痛脘痞,饥不欲食,干呕呃逆。胃阴亏虚不能滋润则口燥咽干,大便干结,小便短少,舌红少津,脉细数。

以胃失和降及阴亏失润为辨证要点。

（八）寒凝胃脘

寒凝胃脘证是指阴寒凝滞胃腑所表现的证候。

【临床表现】 胃脘冷痛,轻则绵绵不已,重则拘急剧痛,遇寒加重,得温则减,口淡不渴,或口泛清水,恶心、呕吐,舌苔白润,脉弦或迟。

【证候分析】 多由过食生冷,脘腹受凉,或因脾胃阳气素虚,以致寒凝于胃所致。

寒邪在胃,气机郁滞,故胃脘冷痛,口泛清水,恶心、呕吐。口淡不渴,舌苔白润,脉迟,均是胃有实寒之象。

以脘腹冷痛及实寒证为辨证要点。

(九)胃火炽盛

胃火炽盛证是指胃中火热炽盛,胃失和降所表现的实热证。

【临床表现】 胃脘灼痛,吞酸嘈杂,或食入即吐,渴喜冷饮,消谷善饥,口臭,或牙龈肿痛溃烂,齿衄,大便秘结,小便短黄,舌红苔黄,脉滑数。

【证候分析】 多由平素过食辛辣肥甘,化热生火,或情志不遂,气郁化火犯胃所致。

火热灼胃,则胃脘灼痛,消谷善饥,齿龈肿痛或溃烂,齿衄。渴喜冷饮,口臭,大便秘结,小便短黄,舌红苔黄,脉滑数,均为里实热盛之象。

以胃脘灼痛及里实热证为辨证要点。

141

(十)食滞胃脘

食滞胃脘证是指饮食停滞胃脘所表现的证候。

【临床表现】 脘腹胀满,疼痛,嗳腐吞酸,或呕吐酸腐馊食,吐后腹痛得减,厌食,矢气酸臭,便溏,泄下物酸腐臭秽,舌苔厚腻,脉滑。

【证候分析】 多因饮食不节,暴饮暴食,或吃不易消化的食物,饮食停滞于胃所致。

食滞胃脘,胃失通降,则脘腹胀满疼痛,泻下便溏,厌食。嗳腐吞酸,呕吐酸腐馊食,腹痛,矢气酸臭,泻下物酸腐臭秽,苔厚腻,脉滑,均为食滞内停之象。

以脘腹胀满疼痛、呕、泻酸腐食臭为辨证要点。

四、肝与胆病辨证

肝的主要功能是主疏泄,主藏血,肝开窍于目,与胆相表里。胆贮藏和排泄胆汁,以助消化,并与情志有关。

肝的病证有虚有实。虚证多见肝之阴血不足;实证多见气郁、火盛、阳亢、化风,及寒、湿、火热等内犯所致;肝阳上亢,肝风内动,多为虚实夹杂。

肝病的主要症状:胸胁少腹胀痛窜痛,烦躁易怒,肢体震颤,手足抽搐,目疾,月经不调,睾丸疼痛等。

(一) 肝气郁结

肝气郁结证是指肝失疏泄,气机郁滞所表现的证候。

【临床表现】 神志抑郁,胸胁或少腹胀闷窜痛,善太息,纳呆嗳气,或咽部有异物感,或颈部瘿瘤,或胁下痞块。妇女可见乳房胀痛,痛经,月经不调,甚则闭经,脉弦。

【证候分析】 多因情志不遂,肝的疏泄功能失常而成。

肝失疏泄,气机郁滞故精神抑郁,胸闷不舒,喜叹息,胸胁少腹胀闷窜痛,妇女可见痛经、乳房胀痛,脉弦等。肝失疏泄,气郁生痰,气滞血瘀则见咽部有异物感,瘿瘤,痞块,月经不调,经前乳房胀房,痛经,闭经,脉弦涩等。

本证以情志抑郁,胸胁或少腹胀痛、窜痛、月经不调为辨证要点。

(二) 肝火上炎

肝火上炎证是指肝经气火上逆,火热炽盛于上为特征的证候。

【临床表现】 头晕胀痛,面红目赤,急躁易怒,口苦咽干,不眠或噩梦纷纭,胁肋灼痛,耳鸣耳聋,大便秘结,小便短黄,或吐血、衄血,或目赤肿痛,舌红苔黄,脉弦数。

【证候分析】 多由肝郁化火,过食辛辣肥甘,蕴热化火,或他脏火热累及肝所致。

肝经火热炽盛则头晕胀痛,面红目赤,耳鸣耳聋,急躁易怒,失眠,噩梦纷纭,口苦等。吐血、衄血,口干,尿黄便秘,舌红苔黄,脉弦数,均为肝火内盛之象。

本证以肝经循行部位实火炽盛症状为辨证要点。

(三) 肝血虚

肝血虚证是指因肝血不足,肝系组织器官失养所表现的证候。

【临床表现】 眩晕耳鸣,面白无华,爪甲不荣,两目干涩,视物模糊,夜盲,或见肢体麻木,筋脉拘挛,月经量少,或闭经,舌淡,脉细。

【证候分析】 多因生血不足,失血过多,或久病耗伤肝血所致。

肝血不足,所系组织器官失养则视物模糊,两目干涩,夜盲,肢体麻木,筋脉拘挛,爪甲不荣,经少,经闭等。眩晕,面白无华,舌淡,脉细等为血虚的一般见证。

本证以筋脉、目、爪甲失养及血虚证为辨证要点。

(四) 肝阴虚

肝阴虚证是指肝阴不足,虚热内扰所表现的证候。

【临床表现】 头晕耳鸣,胁肋隐痛,两目干涩,视物模糊,咽干口燥,五心烦热,潮热盗汗,舌红少津,脉弦细数。

【证候分析】 多由情志不遂,气郁化火,温热病后期耗伤肝阴,或因肝血虚而致肝阴不足等。

肝阴不足,头、目、筋脉失养则头晕耳鸣,两目干涩,视物模糊,胁肋隐痛。五心烦热,潮热盗汗,咽干口燥,舌红少津,脉细数,均为阴虚内热之象。

本证以头目、筋脉、肝脉失养及阴虚证为辨证要点。

(五) 肝阳上亢

肝阳上亢证是肝阳亢扰于上,肝肾阴虚于下所表现的证候。

【临床表现】 头胀痛,眩晕目胀,面部烘热,急躁易怒,口苦咽干,腰膝酸软,耳鸣耳聋,五心烦热,舌红苔少,脉弦细数等。

【证候分析】 本证可由素体阳旺,内伤七情,或慢性病耗伤肝肾阴液所致。

肝阳上亢是下虚上实、本虚标实的证型,由肝肾阴虚导致肝阳上亢,常称为“水不涵木,虚阳上扰”。

肝阳上扰头目则见头部胀痛,眩晕目胀或面部烘热,急躁易怒,面红目赤,口苦咽干等。肝肾阴虚,精气不能上充于耳,故耳鸣耳聋。肝肾阴亏,则腰膝酸软,五心烦热,舌红少苔,脉弦细数等。

本证以头目眩晕、胀痛、腰膝酸软为辨证要点。

(六) 肝风内动

肝风内动证是对内生之风的病机、症状的概括。当患者出现具有动摇、眩晕、抽搐等“摇曳风动”特点为主的症状时即为肝风内动证。一般有肝阳化风,热极生风,血虚生风与阴虚生风四证。

1. 肝阳化风 肝阳化风证是指肝阳亢逆无制而表现的一类动风证候。

【临床表现】 眩晕欲仆,头痛头摇,项强肢麻,肢体震颤,语言不利,步履不稳,舌红,脉弦细。或猝然昏倒,不省人事,口眼㖞斜,半身不遂,舌强语謇,喉中痰鸣。

【证候分析】 多由肝阳上亢进一步发展而来,常因肝肾阴液亏损于下,潜阳之力不足,肝阳亢逆无制而成。

肝阳亢逆化风,则见眩晕欲仆,项强,肢体麻木,震颤头摇,语言不利,步履不稳等动风之象。甚则现卒然昏倒,不省人事,口眼㖞斜,半身不遂,舌强语謇,喉中痰鸣等卒中风见证。舌红,脉弦细,手足麻木为肝肾阴亏的见证。

以在肝阳上亢证的基础上,又突见动风之象为辨证要点。

2. 热极生风 热极生风证是指热邪亢盛,伤津耗液,筋脉失养所表现的动风证候。

【临床表现】 高热烦躁,躁扰不安,抽搐项强,两目上翻,甚则角弓反张,神志昏迷,舌红苔黄,脉弦数。

【证候分析】 多见于外感温热病的中后期。邪热炽盛,燔灼肝经而动风,则抽搐项强,角弓反张,两目上翻。热入心包,心神被扰,则见烦躁不宁,神志昏迷,高热,舌红苔黄,脉数。

以高热兼动风之象为辨证要点。

3. 血虚生风 血虚生风证是指血虚筋脉失养所表现的风动证候。多由出血过多,或久病血虚所引起。本证的证候、分析参见"肝血虚证"。以动风兼血虚证为辨证要点。

4. 阴虚动风 阴虚动风证是指阴液亏虚,筋脉失养所表现的证候。本证的病因病机、证候及分析参见"肝阴虚证"。以动风兼阴虚证为辨证要点。

（七）肝胆湿热

肝胆湿热证是指湿热蕴结肝胆,疏泄失职所表现的证候。

【临床表现】 胁肋胀痛灼热,口苦,恶心,纳呆,大便不调,小便短黄,苔黄腻,脉弦滑数,或身目发黄,寒热往来,或见阴囊湿疹,睾丸肿胀热痛,带下黄臭,外阴瘙痒。

【证候分析】 多由感受湿热之邪,嗜酒肥甘,脾胃运化失常等,化生湿热蕴结肝胆所致。

湿热蕴结肝胆,则见胁肋胀痛,口苦,寒热往来,身目发黄,阴囊湿疹,睾丸肿胀热痛,带下黄臭,外阴瘙痒等。纳呆,腹胀,呕恶,大便不调,苔黄腻,脉滑数等均为湿热蕴结之象。

本证以胁肋胀痛,身目发黄,阴部瘙痒及湿热内蕴等为辨证要点。

（八）寒凝肝脉

寒凝肝脉证是指寒邪凝滞肝经所表现的证候。

【临床表现】 少腹冷痛,睾丸坠胀,或阴囊冷缩,痛引少腹,遇寒加重,得温痛减,苔白,脉弦紧。

【证候分析】 多因外感寒邪侵袭肝经,肝经气血凝滞而发病。

肝脉绕阴器抵少腹,寒凝肝脉,气血凝涩,故少腹冷痛,睾丸坠胀,阴囊冷缩,痛引少腹。遇寒痛重,得温痛减,苔白,脉弦紧,均属阴寒内盛之象。

本证以少腹、阴部冷痛,脉弦紧为辨证要点。

（九）胆郁痰扰

胆郁痰扰证是指胆失疏泄痰热内扰所表现的证候。

【临床表现】 惊悸不寐,烦躁不安,口苦,恶心,胸闷胁胀,多有情志不悦的病史,或头晕目眩,舌苔黄腻,脉弦滑。

【证候分析】 多由情志不悦,肝气郁结化火生痰,痰热内扰,胆气不宁所致。

痰热内扰,胆失疏泄,则惊悸不寐,烦躁不安,胸闷胁胀,头晕目眩。泛恶,呕吐,口苦,苔黄腻,脉滑,均为痰热内蕴之象。

本证以惊悸失眠、头晕,苔黄腻为辨证要点。

五、肾与膀胱病辨证

肾的主要功能是藏精,主水,主骨生髓充脑,主纳气,开窍于耳及二阴。膀胱主要有贮尿与排尿之功能。

肾为先天之本,生命之根,藏真阴而寓元阳,只宜固藏,不宜外泄。任何疾病发展到严重阶段,都可累及肾,所以肾病多为虚证。其虚多为阴、阳、精、气亏损。膀胱病多湿热证。

肾病的常见症状:腰膝酸软,腰痛,耳鸣耳聋,齿松发脱,阳痿遗精,不育不孕,女子经少、经闭等。

膀胱病常见:尿频,尿急,尿痛,遗尿及尿失禁等。

（一）肾气虚

肾气虚证是指肾气亏虚所表现的证候。

【临床表现】 腰膝酸软,头晕耳鸣,神疲乏力,健忘,性功能减退,脉沉弱,舌淡。

【证候分析】 多因年老体弱,或先天不足,房劳过度所致。

腰为肾之府,肾气虚则腰膝酸软。肾气虚,肾之精气不能交耳,故听力减退,耳鸣。肾精气不足,髓海空虚,则头晕健忘。肾主生殖,肾气亏虚故性功能减退。脉沉弱,舌淡均为肾气虚之象。

本证以腰膝酸软,头晕耳鸣,性功能减退等为辨证要点。

（二）肾阳虚

肾阳虚证是指肾脏真阳亏虚所表现的证候。

【临床表现】 腰膝酸软,形寒肢冷,下肢为甚;头晕耳鸣,神疲乏力;男子阳痿早泄,女子宫寒不孕;小便清长,夜尿频多,水肿,或五更泄,面色㿠白,舌淡胖,脉沉弱。

【证候分析】　多因素体阳虚,年高肾亏,房劳过度,耗伤肾阳所致。

肾主生殖,肾阳虚,生殖机能减退,则腰膝酸冷,男子阳痿早泄,女子宫寒不孕。肾阳虚火不生土,气化失权,则见五更泄,小便清长,夜尿多,水肿。舌淡胖,脉沉弱,神疲肢冷等均为阳虚生寒之象。

本证以生殖机能减退、腰膝酸冷等虚寒之象为辨证要点。

(三) 肾气不固

肾气不固证是指肾气亏虚,封藏固摄无权所表现的证候。

【临床表现】　腰膝酸软,神疲乏力,小便频数清长,或遗尿,小便失禁或余沥不尽,夜尿多,男子滑精早泄,女子月经淋漓不尽,白带清稀,胎动易滑,舌淡苔白,脉沉弱。

【证候分析】　多由年高肾气衰弱,或先天肾气不充,或久病劳损伤肾,肾气亏损,失其封藏固摄之职所致。

肾气亏虚,失于充养,则腰膝酸软,神疲乏力,舌淡苔白,脉沉弱。肾失封藏,固摄无权则见小便频数清长,遗尿,小便失禁,尿后余沥,滑精,早泄,白带清稀,滑胎。

本证以肾与膀胱不能固摄的见证为辨证要点。

(四) 肾虚水泛

肾虚水泛证是指肾阳亏虚不能主水,水湿泛滥所表现的证候。

【临床表现】　全身水肿,腰以下尤甚,按之没指,腹部胀满,小便短少,腰膝酸冷,畏寒肢冷,或见心悸,气短,喘咳痰鸣,舌淡胖嫩有齿痕,苔白滑,脉沉细。

【证候分析】　多由素体虚弱,久病失调,肾阳虚弱不能温化水液,水湿泛溢所致。

肾阳虚衰,温化无权,水湿泛溢,则见全身水肿,腹部胀满,小便短少,或水气凌心犯肺的心悸,呼吸气促,喘咳痰鸣等。腰膝酸冷,舌胖嫩有齿痕,苔白滑,脉沉细,均为肾阳亏虚之象。

本证以水肿、腰以下尤甚伴腰膝酸冷等虚寒证为辨证要点。

(五) 肾不纳气

肾不纳气证是指肾气虚衰,气不归元所表现的证候。

【临床表现】　久病咳喘,呼多吸少,气不得续,动则喘息益甚,腰膝酸软。自汗神疲,声音低怯,舌淡,苔白,脉沉细无力。或气息短促,颧红心烦,咽干口燥,舌红苔少,脉细数。或喘息加剧,冷汗淋漓,肢冷面青,脉浮大无根。

【证候分析】　多由久咳久喘,或年老体弱肾气虚衰,或劳伤肾气致肾虚及肺,本证实乃肺肾气虚的综合证。

肺为气之主,肾为气之根,肾气亏虚气失摄纳,则见呼多吸少,气不得续,动则喘息益甚,腰膝酸软。白汗神疲,声音低怯,舌淡苔白,脉沉细无力,为肾气虚偏阳虚之候。若肾气不足偏于阴虚,则可见颧红心烦,咽干口燥,舌红少苔,脉细数等证。喘息加剧,冷汗淋漓,肢冷面青,脉浮大无根等为肾阳衰微,阳气欲脱之候。

本证以咳喘呼多吸少、气不得续、腰膝酸软等为辨证要点。

(六)肾精不足

肾精不足证是指肾精亏损,生长发育迟缓,早衰,生殖机能低下所表现的证候。

【临床表现】 小儿发育迟缓,身材矮小,智力、动作迟钝,囟门迟闭,骨骼痿软。男子精少不育,女子经闭不孕,性机能减退。成人早衰,发脱齿摇,耳鸣耳聋,健忘恍惚,足痿无力。

【证候分析】 多因禀赋不足,先天不充,或后天失养,久病不愈,房劳过度等所致。

"精气夺则虚",肾精亏少,不能化气生血,长骨充肌,则小儿发育迟缓,身材矮小,智力、动作迟钝,囟门迟闭,骨骼痿软。肾精不足,生殖无源,则男子精少不育,女子经闭不孕,性机能减退。精亏髓少不能充骨养脑,则见发脱齿摇,耳鸣耳聋,健忘恍惚等早衰现象。

本证以生长发育迟缓,生殖机能低下,早衰等为辨证要点。

(七)肾阴虚

肾阴虚证是指肾阴亏虚,虚热内生所表现的证候。

【临床表现】 腰膝酸软,眩晕,健忘,少寐,耳鸣耳聋,发脱齿摇,咽干舌燥,入夜为甚,形体消瘦,五心烦热,或潮热,盗汗,颧红,男子遗精、早泄,女子经闭、不孕,或见崩漏,舌红苔少而干,脉细数。

【证候分析】 多由久病伤肾,或房劳过度,或失血耗液,或过服温燥伤阴之品,耗伤肾阴所致。

肾阴亏虚,组织、官窍失养、则见腰膝酸软,眩晕,健忘,少寐,耳鸣耳聋,发脱齿摇,咽干舌燥,入夜为甚,形体消瘦。五心烦热,潮热,盗汗,颧红,男子遗精、早泄,女子经闭、不孕或崩漏,舌红,苔少而干,脉细数,均为阴虚内热之象。

本证以腰膝酸软、眩晕耳鸣、遗精、月经失调及虚热证为辨证要点。

(八)膀胱湿热

膀胱湿热证是指湿热蕴结膀胱,气化不利所表现的证候。

【临床表现】 尿急尿频,尿道灼热,尿黄赤短少,或尿血,或尿中有砂石。可伴有发热腰痛,舌红苔黄腻,脉数。

【证候分析】 多由外感湿热之邪蕴结膀胱,或饮食不节,湿热内生,下注膀胱所致。

湿热蕴结,膀胱气化失常,则尿急,尿频,尿道灼热,尿黄赤短少,或尿血,或尿中有砂石。发热,舌红,苔黄腻,脉数,则是湿热之征。

本证以尿急尿频,尿道灼热及湿热之象为辨证要点。

六、脏腑兼病辨证

凡两个或两个以上脏腑同时发病者,称为脏腑兼病。

脏腑兼病证候,有脏与脏相兼,脏与腑相兼,腑与腑相兼等。本节主要讨论前述未论及的一些临床常见脏腑兼病证候。

(一)心肺气虚

心肺气虚证是指心肺两脏气虚,相互影响所表现的证候。

【临床表现】 胸闷心悸,咳喘气短,动则尤甚,痰液清稀,声音低怯,头晕神疲,自汗乏力,面白无华,舌淡苔白,或舌淡紫,脉细无力。

【证候分析】 多由久病咳喘,或禀赋不足,年高体弱等耗伤心肺之气所致。

肺主呼吸,心主血脉,赖宗气的推动作用协调两脏的功能。肺气虚弱,宗气生成不足,则使心气亦虚。反之,心气先虚,宗气耗散,亦致肺气不足,从而导致心肺气虚。

心气不足,鼓动无力,则心悸,舌淡紫,脉细无力。肺气虚,宣降失职,则胸闷、咳喘,痰液清稀。气短,声音低怯,头晕,神疲,自汗,乏力,面白无华,舌淡脉细无力,均为气虚之象。

本证以心悸、咳喘兼气虚证为辨证要点。

(二)心脾两虚

心脾两虚证是指心血亏损,脾气虚弱所表现的证候。

【临床表现】 心悸健忘,失眠多梦,头晕健忘,饮食减少,腹胀便溏,面色萎黄,倦怠乏力,或皮下出血,月经量少色淡,或崩漏,闭经,舌淡,脉细弱。

【证候分析】 多由久病失调,慢性出血,思虑过度等以致心血耗伤,脾气受损所致。

脾为气血生化之源,又具统血之功。脾气虚,生血不足,或统摄无权,血溢脉外,导致心血虚。心血不足,无以化气,则脾气亦虚,终则形成心脾两虚。

心血不足,神失所养则心悸健忘,失眠多梦。脾气虚,脾失健运、统血则食少,腹胀便溏,倦怠乏力,面色萎黄,皮下出血,月经量少色淡,崩漏,闭经,舌淡,脉细弱等。

本证以心悸失眠、食少腹胀、慢性出血及气血亏虚等为辨证要点。

(三) 心肾不交

心肾不交证是指心肾水火既济失调所表现的证候。

【临床表现】 心烦失眠,心悸健忘,头晕耳鸣,腰膝酸软,咽干,遗精,潮热盗汗,舌红少苔,脉细数。

【证候分析】 多由久病劳倦,思虑太过,情志化火,外感热病等耗伤心肾之阴所致。

阴虚阳亢,心神被扰则心烦失眠,心悸健忘。肾阴亏虚,虚热内生则见腰膝酸软,遗精,潮热盗汗,舌红少苔,脉细数等。

本证以失眠惊悸、遗精、腰膝酸软伴阴虚证为辨证要点。

(四) 心肾阳虚

心肾阳虚证是指心肾阳气虚衰,失却温运而表现的虚寒证候。

【临床表现】 心悸,形寒肢冷,小便不利,肢体水肿,神疲乏力,甚则唇甲青紫,舌青紫暗淡,苔白滑,脉沉微。

【证候分析】 多由久病不愈,或劳倦内伤所致。

心阳虚,运血无力则心悸,唇甲、舌质青紫。肾阳虚,气化不利则水肿,小便不利。形寒肢冷,神疲乏力,舌淡,苔白滑,脉沉微等是阳虚的常见证候。

本证以心悸、肢体水肿兼虚寒证为辨证要点。

(五) 肝脾不调

肝脾不调是指肝失疏泄,脾失健运所表现的证候。

【临床表现】 胁肋胀满窜痛,情志抑郁或急躁易怒,纳呆腹胀,便溏,或腹痛欲泻,泻后痛减,苔白腻,脉弦。

【证候分析】 多因情志不遂,郁怒伤肝,或饮食不节,劳倦伤脾所致。

肝郁失疏,则胁肋胀满窜痛,情志抑郁或急躁易怒,脉弦等。肝郁乘脾,脾失健运,则腹胀,纳呆,便溏,腹痛泄泻。泻后气滞得畅,则疼痛缓解。

本证以胸胁胀满、腹痛肠鸣、泄后痛减等为辨证要点。

(六) 肝胃不和

肝胃不和证是指肝气郁结犯胃,胃失和降所表现的证候。

【临床表现】 胁肋、胃脘胀满或窜痛,呃逆,嗳气,吞酸嘈杂,郁闷或烦躁易怒,苔薄黄,脉弦。

【证候分析】 多因情志不遂,肝气横逆犯胃所致。

肝气郁结疏泄失职,则见胁肋、胃脘胀满、窜痛,郁闷或烦躁易怒,脉弦等。肝气犯胃,胃失和降,则呃逆,嗳气,吞酸嘈杂等。气郁而化热则苔黄。

本证以胁肋、胃脘胀满或窜痛,呃逆,嗳气等为辨证要点。

（七）肝火犯肺

肝火犯肺证是指肝经气火亢盛,上逆犯肺所表现的证候。

【临床表现】 胸胁灼痛,急躁易怒,头晕头胀,目赤,烦热口苦,咳逆上气,甚则咳血,舌红,苔薄黄,脉弦数。

【证候分析】 多因情志郁结,肝郁化火,上逆犯肺所致。

肝气升发,肺性肃降,二者升降相因,则气机调畅。肝脉贯膈上肺,肝气升发太过,气火上逆,循经犯肺,成肝火犯肺证。

肝火内炽,则见胸胁灼痛,急躁易怒,头晕头胀,目赤,烦热口苦,舌红,苔薄黄,脉弦数。肝火上逆犯肺,肺失清肃,则咳逆上气,咳血。

本证以胸胁灼痛、咳血、易怒伴里实热证为辨证要点。

（八）肝肾阴虚

肝肾阴虚证是指肝肾阴液亏虚,虚火内扰所表现的证候。

【临床表现】 头晕目眩,视物模糊,耳鸣健忘,胁痛,腰膝酸软,咽干口燥,颧红,盗汗,五心烦热,遗精,月经不调,舌红少苔,脉细数。

【证候分析】 多因久病失调,房劳过度,情志内伤等引起。

肝肾阴虚,滋养不足,则头晕目眩,耳鸣健忘,咽干口燥,视物模糊,腰膝酸软,胁痛,月经不调。虚火扰动精室,则遗精。五心烦热,盗汗,颧红,舌红少苔,脉细数,均为阴虚内热之象。

本证以腰膝酸软、耳鸣、遗精、眩晕兼阴虚证为辨证要点。

（九）肺脾气虚

肺脾气虚证是指肺脾气虚,导致脾失健运,肺失宣降所表现的证候。

【临床表现】 食欲缺乏,腹胀便溏,久咳不止,气短而喘,痰多稀白,乏力少气,甚则面浮足肿,舌淡苔白,脉细弱。

【证候分析】 多由久病咳喘,肺虚及脾,或饮食不节,劳倦伤脾等所致。

肺气虚失于宣降,则久咳气短而喘,痰多稀白。脾气虚运化失常,则食欲缺乏,腹胀便溏,面浮足肿。乏力少气,舌淡苔白,脉细弱等均为气虚见证。

本证以食欲缺乏,咳喘气短等症为辨证要点。

(十) 肺肾阴虚

肺肾阴虚证是指肺肾阴液不足,虚火内扰所表现的虚热证候。

【临床表现】 咳嗽痰少,痰中带血,口干咽燥或声音嘶哑,腰膝酸软,形体消瘦,骨蒸潮热,盗汗,颧红,遗精,舌红少苔,脉细数。

【证候分析】 本证因久咳耗伤肺阴,肺虚及肾,或由于肾阴不足,肾虚及肺,以致肺肾阴虚。

阴虚肺燥,肺失清肃,则干咳少痰、咳血,口燥咽干,甚或声音嘶哑。肾阴不足,虚火内扰则腰膝酸软,遗精。骨蒸潮热,颧红,盗汗,舌红苔少,脉细数,均属阴虚内热之象。

本证以咳嗽少痰,腰膝酸软,遗精兼虚热证为辨证要点。

(十一) 肺肾气虚

肺肾气虚是指肺肾两脏气虚,降纳无权所表现的证候。

【临床表现】 喘息短气,呼多吸少,动则喘息尤甚,腰膝酸软,语声低怯,自汗乏力,舌淡脉弱,或喘息加剧,冷汗淋漓,肢冷面青,脉大无根。

【证候分析】 多因久病咳喘,耗伤肺气,病久及肾;或劳伤太过等致使肾气不足,纳气无权而成。

肺肾气虚,降纳无权,则见喘息短气,呼多吸少,动则喘息尤甚,腰膝酸软。语声低怯,自汗乏力,舌淡,脉弱,为气虚之征。气虚及阳,肾阳衰微欲脱,则见喘息加剧,冷汗淋漓,面青肢厥,脉浮大无根等。

本证以久病咳喘,呼多吸少,动则益甚等兼气虚证为辨证要点。

(十二) 脾肾阳虚

脾肾阳虚是指脾肾两脏阳气亏虚,温化无权所表现的证候。

【临床表现】 形寒肢冷,面色㿠白,腰膝或下腹冷痛,久泄久痢,或五更泄泻,或面浮肢肿,小便不利,或见腹水,舌质淡胖,脉沉弱。

【证候分析】 多由久病耗伤脾、肾之阳所致。

脾肾阳虚,水夜内停则见面浮肢肿,小便不利,腹水,五更泄泻,腰膝或下腹冷痛。面色㿠白,形寒肢冷,舌淡胖大,脉弱,均为阳虚虚寒之象。

本证以泄痢、水肿、腰腹冷痛兼虚寒证为辨证要点。

思考题

答案及解析

1. 八纲辨证中属于总纲的是

A. 阴阳 B. 表里 C. 寒热

D. 虚实 E. 以上都不是

2. 王某,男,26岁。诉3个月来常出现口舌生疮,并觉心烦,口渴,小便灼热感,尿黄,舌质稍红,苔薄黄,脉数。脏腑辨证可诊断为

A. 胃火炽盛证 B. 肝火上炎证 C. 心阴虚证

D. 小肠实热证 E. 以上都不是

3. 孙某,女,28岁,近两年来,由于工作繁忙,饮食经常无规律,时常胃脘部隐痛,纳食逐渐减少,口淡乏味,时嗳气,无泛酸,食后胃胀尤甚,喜按,气短乏力,大便时溏。面色萎黄,形体瘦弱,舌淡嫩,苔白润,脉弱。脏腑辨证可诊断为

A. 湿热蕴脾证 B. 寒湿困脾证 C. 脾气虚证

D. 胃阴虚证 E. 食滞胃脘证

4. 李某,女,37岁,文员,经常失眠,近日因工作压力大,病情加重。自诉心烦不寐,有时彻夜难眠,纵然入睡片刻,亦是睡眠不实而多梦,白天则觉头脑晕沉,心悸,咽干舌燥,饮食无味,大便干结,小便短赤。诊见形体消瘦,舌红体小,苔少,脉细数。脏腑辨证可诊断为

A. 心阳虚证 B. 心阴虚证 C. 肝阴虚证

D. 肾阴虚证 E. 心火亢盛

5. 周某,女,48岁,近半年来时常感到胸胁部走窜胀痛,头晕目眩,耳鸣,腰膝酸软,午后烦热,颧红,盗汗。舌红少苔,脉弦细数。脏腑辨证可诊断为

A. 肾阴虚证 B. 肾阳虚证 C. 肝血虚证

D. 肝肾阴虚证 E. 肝火上炎

6. 吴某,男,53岁,全身水肿两个多月。两个月前开始出现神疲乏力,继而渐渐出现遍身水肿,尤以下肢较甚,按之凹陷不起,四肢不温。面色淡白,腹胀,纳少,便溏,小便短少,而尿色清,脉沉细迟,舌质淡,苔白滑。脏腑辨证可诊断为

A. 脾气虚证 B. 肾阳虚证 C. 肾气虚证

D. 肾虚水泛证 E. 脾阳虚证

(谢宜南)

在线测试

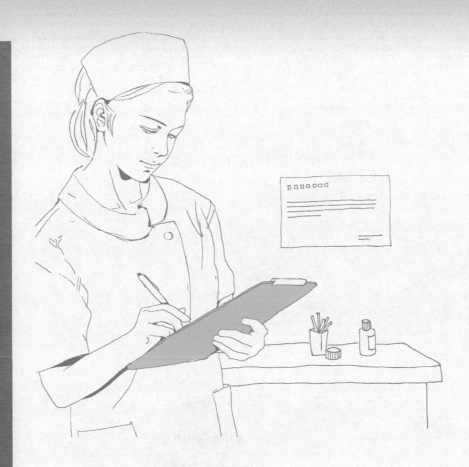

第七章　养生与治则

学习目标

1. 简述养生的基本原则和常用方法,并能正确指导患者及健康人群养生。

2. 说出治标与治本、正治与反治、扶正与祛邪的内涵,并能在临床护理中正确应用。

3. 说出调整阴阳、因时制宜、因地制宜、因人制宜的内涵及用法。

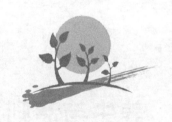

情景导入

王先生素体脾胃虚弱，十几年前开始出现泄泻，每天5次以上，大便不成形，时常水粪夹杂。体虚乏力，气短懒言。形体瘦削，面色黧黑。舌淡苔白，脉细弱。

请问：1. 为王先生确定治疗方案时，应以止泻为主，还是健脾益气为主，为什么？

2. 王先生应该从哪些方面注意养生？

第一节　养生

养生，古代又称"摄生"。"养"，有保养、调养之意；"生"，为生命、生长之意。养生是指人类根据生命发展的自然规律所进行的保养身体、增进健康的一切物质活动和精神活动。生长壮老已是人类生命发展的必然规律，人类的寿命虽然相对有限，但是可以通过各种方法的调养来增强人的体质，提高人体的抗邪能力及对外界环境的适应能力，从而预防或减少疾病的发生；同时也能使人体的生命活动始终处于阴平阳秘、身心和谐的最佳状态，从而延缓衰老、延长生命。因此，养生对于人类预防疾病的发生，提高自身的健康水平以及延年益寿等都有着十分重要的意义。

中医养生学，是以中医基本理论为指导，研究人类的生命规律，寻找颐养身心、增强体质和预防疾病的方法，同时探求衰老的机制，以及延缓衰老、益寿延年的原则与方法的系统理论。它充分体现了中医学"治未病"的思想，强调"防患于未然"。本节主要讲述以下几个方面的内容。

一、养生的基本原则

在中医学"治未病"思想的指导下，前人在长期的养生实践中，不断研究致病的原因、发病的条件以及人体生长壮老已的自然规律，不断探索衰老的机制，并在此基础上确立了一系列的养生原则。这些基本的养生原则，对于各种具体养生方法的制订、运用以及创新，均有着重要的指导意义。

（一）顺应自然

生命是自然界发展到一定阶段的必然产物，自然界存在着人类赖以生存的必要条件。人生活在自然界之中，自然界的各种变化可以直接或间接地影响人体，使之产生相应的生理及病理改变，因而人类的生命活动应遵循自然界的客观规律，与之相适应,正如《灵枢·岁露论》所言"人与天地相参也,与日月相应也"。然而,由于人体自身对自然界变化的适应能力是有限的,因此人类只有掌握其变化的规律,主动地采取各种养生措施,增强人体的正气,提高人体对自然界的适应能力,才能避免邪气的侵害,预防疾病的发生,从而保持健康、延缓衰老。

(二)调摄精神

中医学认为,精神情志活动与人体的生理功能及病理变化密切相关。良好的精神状态,能使人体的机能处于一个较高的水平,机体对外界环境的适应能力及抗病能力相对较强,从而可以预防和减少疾病的发生。正如《素问·上古天真论》说"恬淡虚无,真气从之,精神内守,病安从来"。

精神情志的调养主要应从以下两个方面入手:一是要尽量避免各种不良因素的刺激。优美的自然环境,和谐的社会环境,温馨的家庭氛围,有利于精神情志的调养;反之,则对精神情志的调养无益。因而调摄精神应积极创建这种良好的环境和氛围,并注意避免各种来自外界环境的不良刺激。此外,疾病本身不仅给患者的肉体造成了痛苦,同时也给患者带来了不同程度的精神负担,而且这种情志的变化又常常导致病情加重,影响患者的康复。因此,还应积极治疗躯体性疾病,以减少或消除各种内源性的不良刺激。二是要努力提高自我的心理调摄能力。各种情志刺激只有在超过了人体的调节范围时才会成为致病因素,导致疾病的发生。因此,人体自身只有通过各种方式的调养,不断提高心理的调节能力,才能有效地抵御和消除各种不良情志刺激对人体的影响,始终保持平和的心态。

(三)形体锻炼

经常锻炼身体可以使人体的肌肉筋骨强健,气血运行通畅,脏腑功能健旺,而且对精神情志活动也有一定的调节作用,有益于人的身心健康。因此,形体锻炼能够提高人的健康水平,对于预防疾病、延缓衰老有着很重要的作用。

在形体锻炼的过程中,应注意运动量要适度,要循序渐进,量力而行,做到"形劳而不倦"。此外,还要注意应因人而异,并且持之以恒,这样才能达到动形以养生的效果。

(四)合理膳食

饮食是人体所需营养物质的主要来源,是维持人体正常的生长发育,完成各种生理功能,保证人体生命活动的必要条件;同时饮食还具有滋补健身、防病治病、抗衰防老的功用,如《备急千金要方》指出"食能排邪而安脏腑,悦情爽志以资气血"。因此,饮食在养生方面的作用不容忽视。再则,由于人体对于营养物质的需求是多方面的,故饮食的搭配应该全面、合理、互补,正如《素问·藏气法时论》所言"五谷为养,五果为助,五畜为益,五菜为充,气味合而服之,以补益精气"。此外,因食物的性味与人的体质及疾病证候的属性密切相关,所以要充分发挥饮食在养生中的作用,还应掌握饮食的宜忌。一般而言,阳虚偏寒体质者,饮食宜温而忌凉;阴虚偏热体质者,饮食宜凉而忌温;平体之人,饮食宜平而忌偏。

(五)防邪气侵害

中医学认为,邪气是疾病发生的重要条件,在一定条件下,甚至还可能起主导作用。因此,应时刻注意避免外邪的侵害,这样才能有效地防止疾病的发生。具体而言,首先,应根据天气的冷暖变化,适时增减衣物,不迎风冒雨或久居湿地,以防止六淫外邪的侵袭,即所谓"虚风贼邪,避之有时"。其次,应谨防疫疠之气,避免被其染及。疫疠为病,起病急,病情重,传染性强,无论老少强弱,触之皆可发病,故应"避其毒气"以防传染。再者,应采用药物来预防病邪的侵袭,对此古人也早有认识,如《素问·刺法论》有"小金丹……服十粒,无疫干也"的记载。此外,还有采用苍术、雄黄等烟熏以消毒防病的记述等。近年来,在中药预防疾病方面也有了一定的进展,如使用贯众、板蓝根来预防流感,运用茵陈、栀子等来预防肝炎等,皆取得了较好的效果。

二、主要的养生方法

人的寿命是有一定限度的,所谓限度,是指自然寿命可以活到的年龄,中医学称之为天年,我国古代医家、学者认为,天年应在一百至一百二十岁,如《素问·上古天真论》指出"尽终其天年,度百岁乃去"。《老子》则提出"人生大期,以百二十为限"等。中医学认为,人类寿命的长短与先天禀赋、后天营养以及所处的自然环境和社会环境等因素有关,并且认识到肾和脾胃的虚衰、阴阳失调以及气血虚损是导致衰老的主要机制,同时也是影响人类寿命的内在因素。基于上述认识,中医学认为,采取一些养生方法来防病保健、延缓衰老是切实可行的,而且实践证明也是行之有效的。主要的养生方法包括以下五个方面。

(一)顺时摄养

顺时摄养,是指顺应四时阴阳变化的客观规律,从起居、情志、饮食、运动等方面进行全面调养的一种养生方法。

1. 春季 阳春三月为四季之首,是自然界万物萌发生育的季节,阳气上升,阴气下降,天气由寒转暖,因此养生应顺应春天阳气升发向上的特点,注意养阳,以利于人体精、气、血、津液的化生及保持内环境的相对平衡。① 在起居方面,应晚睡早起,多沐浴阳光;同时因春季气候变化较大,易乍寒乍暖,加之人体肌腠开始变得疏松,抵御外邪的能力有所减弱,故应注意保暖,预防感冒。② 在情志调节方面,因春季五行属木,与肝相应,肝主疏泄,在志为怒,喜条达而恶抑郁,故春季可通过踏青、春游等方式来陶冶性情,让自己的心胸更加宽阔,保持精神愉快,切勿暴怒,更忌精神忧郁。③ 在饮食方面,宜食用辛温升散或辛甘发散的食物,辛甘升散有助于阳气的升发,温食有利于保护人体的阳气,但也切忌过用辛辣和发散的食物,以防腠理开泄过度。④ 在运动方面,可选择一些轻柔舒缓的户外锻炼项目,如跑步、打拳、做操等。此外,放风筝等也是一种有益的娱乐活动,不仅可以锻炼身体,而且可以娱乐心情。

2. 夏季　夏季三月是万物繁茂的季节,阳气盛极,阴气伏藏,气候炎热,因此养生应顺应夏季阳盛于外的特点,注意养护阳气。① 在起居上,宜晚睡以顺应阴气的不足,宜早起以顺应阳气的充盛;在中午暑热最盛之时应适时午睡,既能够躲避炎炎的暑热,又可以弥补夜间睡眠的不足,消除疲劳。② 在情志上,应保持神清气和,快乐欢畅,以利于气机的宣畅,切忌急躁发怒;同时,因夏季五行属火,内应于心,汗为心之液,夏季炎热易迫汗液外泄而耗伤心气,故夏季尤其要重视心神的保养,以保证人体机能的协调运行。③ 在饮食上,因夏季暑热当令,心火易于亢盛,故宜食用清心泻火、清暑之物,可适当用些冷饮以帮助散发体内的热量,但切忌贪凉饮冷过度,以避免伤及阳气。另外,由于夏季人体的气血趋向于体表,而消化道的气血供应相对减少,脾胃的运化功能相对减弱,故夏季饮食又应以清淡、少油腻、易消化的食物为主。④ 在运动上,应注意运动量要适度,宜选择运动量相对较小或适中的运动形式,如散步、慢跑、打太极拳等。此外,运动的时间最好选择在清晨或傍晚天气较为凉爽的时候进行,以避其暑热。

3. 秋季　秋季三月是万物成熟、果实收获的季节,阳气开始收敛,阴气逐渐增长,天气由热转凉,因此养生应考虑到秋季的特点,以养收为主,注意收敛精气,保津养阴。① 在起居方面,宜早睡以顺应阴精之收藏,宜早起以顺应阳气的舒展;同时应注意衣被要逐渐添加,以避免因穿衣过多而致汗液大量外泄,耗伤阴津。② 在情志方面,应注意培养乐观的情绪,保持心境的平和,使神气收敛。③ 在饮食方面,宜食用养阴润燥、润肺的食物,可适当多吃一些酸味果蔬,有助于收敛补肺,尽可能少食辛味之品。④ 在运动方面,秋季天高气爽,是运动锻炼的好时期,可根据个人的具体情况选择适宜的锻炼项目。

4. 冬季　冬季三月是万物收藏的季节,阴气盛极,阳气潜伏,气候寒冷,因此养生应避寒就暖,注意敛阳护阴,以收藏为本。① 在起居上,宜早睡晚起,以避免扰动阳气;同时还应注意防寒保暖,以利于护阳固精。② 在情志上,应避免使其过极,注意使神气内收,以利于来春阳气的萌生。③ 在饮食上,宜吃温热食物,以滋阴潜阳、热量较高的膳食为主;不宜吃生冷的食物;对于燥热辛辣的食物也不宜过多食用,以避免化热伤阴。④ 在运动上,锻炼方式可因人而异,注意晨练应在日出之后进行,同时还要预防感冒及冻伤。

（二）精神调养

精神调养属心理调养的范畴,是中医养生学中非常重要的一个方面。古人尤为重视调神在养生活动中的作用,正如《灵枢·天年》中所言"失神者死,得神者生也"。精神调养的具体方法,除四季调神外,还包括以下几个方面。

1. 清静养神　《养性延命录》曰"静者寿,躁者夭"。《遵生八笺》又曰"心静可以固元气,万病不生,百岁可活"。《老老恒言》则直接指出:"养静为摄生首务。"以上所述皆强调了精神调养及欲静,这里的"静"是指人们应保持心境的安宁、愉快,进而达到虚怀若谷、无私寡欲的精神境界。做到"静"的关键则在于节欲,也就是指人们应对各种声名物欲有所节制,做到薄名利,禁声色,除佞妄,去嫉妒,这样才可以使人心灵清静,精神舒畅,形体健康,脏腑功能协调,有助于益寿延年。反之,如果对种种声名物欲不加节制,过于放纵,则会损正折寿。

在清静养神的同时,中医养生学并不排斥正常的思维和情欲,主张在现实的条件下,应尽可能地满足人们的各种物质及精神需求,使其更加热爱生活,保持积极乐观的心态。

2. 动形怡神　动形,即运动形体、活动四肢,泛指各种形式的运动。动形可以促进周身气血的运行,协调各脏腑的功能活动,使人心胸开阔,精神愉快。各种运动,诸如打球、散步、爬山等,皆可使人的不良情绪在运动中得到疏解,有助于转移或释放精神上的紧张不适。

3. 移情易性　移情,又称情志转移,即通过一定的方式、方法使人的思想焦点转移到他处,或改变情绪的指向性,使其转移到其他的事物中去。易性,指改变心态,包括排除或改变不良的情绪及生活习惯,或使不良的情绪情感得以适当宣泄,以恢复心境的平和愉悦。

移情易性的具体方法很多,如利用意志和意念对情绪的控制作用,通过更高层次的精神追求,以脱离现有的情感。或可利用琴棋书画、戏剧音乐的魅力,通过抚琴、下棋、行书、作画,以及欣赏音乐戏剧等方式来陶冶情操,净化心灵。或可通过交友览胜、种花垂钓等方式来放松心情,舒展胸怀等。人们可根据自身的实际情况,选择适宜的方法来移情易性,以摆脱不良情绪的束缚,对于防病保健是很有益处的。

（三）健身调养

健身调养是指通过各种形式的运动来锻炼身体,增强体质,防病保健的一种养生方法。运动健身的方式方法很多,如散步、慢跑、爬山、各种球类运动以及一些传统的健身方法等。这些运动不仅可以增强体质,预防或减少疾病的发生,而且对于一些慢性疾病还有很好的治疗作用。其中,尤以我国传统的健身运动在防病、治病方面的效果更为突出。

我国传统的健身术种类繁多,包括五禽戏、易筋经、八段锦、太极拳、气功以及武术运动等,各具特色,千百年来经久不衰,深为广大群众所喜爱,并受到中外医学界的重视。例如,"太极拳"运动就是一种国内外比较流行的养生方法,太极拳是一种动静结合的运动方式,强调外动内静,以静御动,在锻炼中要求做到"心静""体松"。心静,是指思想集中,精神专注;所谓体松,是指运动中使身体各个部位保持自然舒展,不僵不拘,轻柔圆滑。同时,太极拳还很重视腰部的锻炼,有"主宰于腰""腰如车轴"之说。实践表明,经常习练太极拳可以改善各组织器官的供血、供氧及物质代谢,协调各组织器官的功能活动,并能够增强中枢神经系统的功能,有很好的防病保健作用。再如,气功养生也是一种较为普及的中医养生方法,又称导引、吐纳。气功养生以"气论"和"经络学说"等为理论基础,在习练过程中,注重炼气、炼意及炼形的整体配合,要求以意领气,以气贯形;要求以意领体,身随意动,动作与呼吸相合等。经过长期正确的习练,能够在一定程度上改善人体的机能,有较好的保健防衰作用,并且对某些疾病还有一定的治疗功效。

(四) 饮食调养

饮食调养,又称食养,是指根据养生理论合理摄取膳食,以增进健康、延年益寿为目的的养生方法。食养的内容很多,前人积累了丰富的经验,主要包括养成良好的饮食习惯,合理调配饮食,注意饮食的宜忌卫生以及药膳保健等。

1. 饮食有节　饮食有节是指对饮食的摄入要有节制,应适量、定时,防止饥饱失常。

饮食的量,因人而异,总体而言应适量,宁少勿多。《老老恒言》指出"凡食总以少为有益,脾易磨运,乃化精液"。《长生秘诀》主张"食宜八九分,不可过饱"。皆表明适当的少量饮食可调理脾胃,有助于脾胃对饮食的消化和转输,有益于健康长寿。但是,切不可过度饥饿,饮食过少则会导致营养来源不足,无法满足人体正常的营养需求。同时,饮食过多也对健康无益。《素问·痹论》说"饮食自倍,肠胃乃伤"。《备急千金要方》亦云"饮食过多,则结积聚,渴饮过多,则成痰癖"。可见对饮食量不加控制,过量摄入,容易损伤肠胃,甚至会引起一些疾病。

饮食有节,除了要求饮食的摄入量要适度之外,还包括进食应当定时而有规律。有规律的定时进食,可以使人体的消化器官得到一定的休息,使肠胃的活动有张有弛,利于食物的消化和吸收。反之,若食无定时,食不离口,就会使肠胃始终得不到休息,长此以往,则容易使人体的消化功能紊乱,进而损害人体的健康。

2. 合理调配饮食　食物只有合理搭配,避免偏食嗜食,才能保证人体对各种营养物质的摄入,满足生命活动的需要。合理调配饮食首先应注意五味的调和,避免五味偏嗜。《素问·至真要大论》说:"酸入肝,苦入心,甘入脾,辛入肺,咸入肾。久而增气,物化之常也。"说明五味对五脏各有其亲和性,五味调和对五脏具有补益作用。《素问·生气通天论》亦指出:"谨和五味,骨正筋柔,气血以流,腠理以密,如是则骨气以精,谨道如法,长有天命。"强调五味调和,不仅有益于健康,而且可能使人获得长寿。若长期偏嗜某味或某种食物,则容易导致人体营养物质的失衡,甚或引起脏腑功能的失调。此外,合理调配饮食还应注意荤素的搭配,只有荤素结合才能为人体提供全面的营养,正如《素问·五常政大论》所言"谷、肉、果、菜,食养尽之"。再者,饮食的合理搭配,也应注意食性要寒温适中,避免偏寒或偏热。如若长期偏食过于燥热或寒凉的食物,则会伤及脾胃,不利于食物的消化和吸收,进而使人体的健康状况受到影响。

3. **饮食卫生**　清洁、新鲜的食品不仅有较高的营养价值,易于被人体消化吸收,而且可以避免致病微生物对人体的侵害,是饮食的养生作用得以发挥的重要前提,因此对于饮食卫生的基本要求就是清洁、新鲜、安全。注意饮食卫生,首先应防止饮食不洁。如对于各种蔬菜及瓜果,由于在生产过程中农药及化肥的大量使用,在其表面常常会有残留,应认真清洗后才可生食;各种畜类及海鲜类食品,由于其常常是某些寄生虫的中间宿主,因此应加热烹熟后进食,尽量避免生食等。其次,要注意不吃腐败变质的食物以及自死、疫死的家禽、家畜等,以避免引起食物中毒,或其他一些疾病。

4. **药膳保健**　药膳,是在中医学理论的指导下,将药物和食物相配伍,采用一定的烹调加工技术而制成的具有防治疾病和健体强身作用的食品。中医学认为,食物与药物两者密不可分,历来有药食同源、药食同理、药食同治之说,因而将两者合而为一制成药膳,既弥补了药物口感欠佳的不足,同时又增强了食物的治疗保健作用,更有利于防病养生,也更容易为人所接受。药膳的运用应遵循辨证施膳,因时、因地、因人用膳的原则,常见的药膳种类包括药酒、药茶及药粥等。实践表明,适宜的药膳可起到显著的养生保健作用,是饮食调养的一个重要内容。

(五) 药物调养

药物调养是指运用具有强身健体、延缓衰老功效的药物来防病保健、延年益寿的一种养生方法。中医学认为,人体衰老的机制主要在于肾中精气的虚衰与脾胃之气的不足,因而调补脾肾是药物调养的中心环节。同时,药物调养需注意应补而勿滞。由于补益药大多味甘,易于滞气,因此在应用补气药的同时需佐以理气之品,使用补血药的同时应辅以行血之味,做到补中有行,动静结合。再则,药物调养忌偏忌滥。使用药物养生的主要目的在于调和气血,平衡人体的阴阳,而药物本身皆有寒热温凉的偏性,若用药过偏过滥非但不利于养生,反而会损害人体的健康。如补阴药多甘寒滋腻,过用则易于损伤人体的阳气;而补阳药多为温燥之品,过用则易耗伤人体的阴液。因此,药物调养应该中和平稳,补而勿偏。此外,药物调养需循序渐进,重在坚持。实践表明,补益药物只要应用得当,长期坚持服用,确有防病保健抗衰老的功用。

第二节 治则

治则是治疗疾病时应遵循的基本原则。它是以整体观念和辨证论治思想为指导,在辨析疾病的病因、病位、病性及邪正斗争消长盛衰变化的基础上,而制订的指导治疗疾病的总则,对临床立法、处方及用药等具有普遍的指导意义。

治法是指在治则指导下制订的针对相应证候的具体治疗方法。治法是与证候相对应的,故证候相同,则治法相同;证候不同,则治法亦有所不同。比如,不同的疾病,在其病变发展过程中如出现了相同的证候,则应采用相同的治法来治疗;同种疾病,在其病变过程中若表现出不同的证候,则应当采取不同的治法进行治疗。同时,治法又是从属于治则的,是治则的具体表现形式。例如,扶正祛邪是一条总的治疗原则,在这一治疗总则的指导下,对于正气虚者,可根据气血阴阳的不同,分别采用益气、养血、滋阴、补阳等扶正的方法来治疗;对于邪实者,则应根据痰、食、水、血的差异,分别采取涌吐、攻下、消散等不同的祛邪方法进行治疗。

由于疾病的证候表现多种多样,其病理变化也极为复杂,因此必须从纷繁复杂的疾病现象中,抓住疾病的本质,治病求本。疾病的发生发展,从邪正关系的角度看,实质上是一个邪正相搏、消长盛衰的动态过程,故应根据邪正斗争所产生的虚实变化,予以扶正祛邪;若从阴阳的角度来分析,又是阴阳消长失去平衡协调的结果,因此,应根据阴阳的偏盛、偏衰,及时调整阴阳。同时,季节、晨昏、地域及个体的差异,也会对病情变化产生不同程度的影响。因此,因时、因地、因人制宜也是非常必要的。

一、治病求本

治病求本,是指在治疗疾病时,必须针对导致疾病的根本原因进行治疗。这是中医学治疗疾病的基本原则,故《素问·阴阳应象大论》说"治病必求于本"。

(一)治标与治本

"标"与"本"的概念是相对的,常用来说明病变过程中各种矛盾的主次关系。例如,以邪正双方而言,则正气为本,邪气为标;从病因病机和症状表现来说,则病因病机为本,症状表现为标;以疾病的先后而言,则旧病、原发病为本,新病、继发病为标;

从疾病的病位来说,则脏腑病为本,肌表、经络病为标等。

"标"与"本"的区分,有利于从复杂多变的病证中发现疾病的主要矛盾及矛盾的主要方面,从而针对其确定正确的治则、治法及遣方用药。由于在病变的发展过程中,病证常常有先有后,病情也往往有轻有重,有缓有急。因此,在治疗上应视具体的情况而有所区别,或先治其标,或先治其本,或标本兼治。

1. 急则治其标　当标病急重时,如不及时加以治疗,则有可能危及患者的生命或影响疾病的治疗,此时,宜采用"急则治其标"的法则,先治疗标病,待标病缓解后,再针对其病因病机进行治疗。例如,在肝病基础上形成的臌胀,肝病为其本,腹水为其标。当腹水大量增加时,患者可出现腹部胀满,呼吸急促,大小便不利等一系列急重症状,此时,应采用利水、逐水之法先治疗标病的腹水,待腹水减轻,病情缓解后,再治疗其本病肝病。又如,对于大出血患者的治疗,无论因何种原因所致的大出血,均应先止血以治其标,待血止之后,再针对其病因病机进行调理以治其本。此外,在疾病发展过程中出现的一些危重症状,如高热、剧烈吐泻、抽搐、昏迷、虚脱等皆属标急之证,均应先治,待其缓解后,再治其本病。

2. 缓则治其本　当标病的病势比较缓和或病程较长时,应针对导致疾病的根本原因进行治疗。该原则对于慢性病或急性疾病的恢复期具有重要的指导意义。例如,肺痨咳嗽,其致病的根本原因多在于肺肾阴亏或气阴两虚,此两者即为其本,而咳嗽、咳血等症状为其标。因此,在治疗上单纯用止咳、止血之法不易奏效,而应采用补益肺肾之阴或益气养阴之法以治其本,则咳嗽、咳血自止。又如,外感头痛,多因感受风、寒、湿、热等外邪所致,故宜祛风散邪以治其本,则头痛可除。以上所述皆为缓则治其本的应用。

3. 标本兼治　当标病与本病并重之时,应标病、本病同时治疗。例如,热结便秘的患者,若出现身热、腹胀腹痛、大便秘结、口干渴、舌燥苔焦等临床表现时,多属邪热内结阴液大伤之证,邪热内结为其本,阴液大伤为其标,标本俱急,故治疗上应标本兼顾,泻下与滋阴同用,泻其实热以保存阴液,滋阴润燥以利于通下。又如虚人感冒,素体气虚为其本,反复感冒为其标,治宜益气解表,标本同治。又如表里共见之证,则应表里双解,此亦属标本兼治。

综上所述,标本的治疗原则,无论是从本治,或从标治,或标本兼治,主要取决于"标""本"两者在疾病发展过程中地位的主次,其最终目的是在于抓住疾病的主要矛盾或矛盾的主要方面,从而做到治病求本。

(二) 正治与反治

正治与反治这两种治疗法则皆是治病求本原则的具体体现,其主要是根据所用药物的属性、功效与疾病的本质、现象之间的逆从关系而提出的,正如《素问·至真要大论》所言"逆者正治,从者反治"。

1. 正治　正治是逆疾病证候性质而治的一种常用治疗法则,又称逆治。逆,是指所用方药的性质与疾病的证候性质相反,即在辨明疾病的表里、寒热、虚实等性质的基础上,采用性味功效与之相反的药物来进行治疗。正治适用于疾病的征象与本质相一致的病证,如,寒病呈寒象,热病呈热象,虚病呈虚象,实病呈实象等。由于大多数疾病的征象与本质是一致的,故正治是临床上最常用的一种治疗法则。其临床应用,主要有以下几种。

(1) 寒者热之　寒者热之是指寒性病呈现寒象,可用温热性质的药物来进行治疗,即"以热治寒"。如表寒证可用辛温解表的方药来治疗,里寒证可用辛热温里的药物来治疗等。

(2) 热者寒之　热者寒之是指热性病呈现热象,可用寒凉性质的药物来进行治疗,即"以寒治热"。如,表热证可用辛凉解表的方药来治疗,里热证可用苦寒攻里的方药来治疗等。

(3) 虚则补之　虚则补之是指虚损病变呈现虚象,可用具有补益功用的药物来进行治疗。如阳气虚损证可用温阳益气的方药来治疗,阴血不足证可用滋阴养血的方药来治疗等。

(4) 实则泻之　实则泻之是指邪实病变呈现实象,可用具有祛邪功用的药物来进行治疗。如,血瘀证可用活血祛瘀的方药来治疗,痰湿证可用祛痰化湿的方药来治疗,食滞证可用消食导滞的方药来治疗等。

2. 反治　反治是指顺从疾病假象性质而治的一种治疗法则,又称从治。从,是指所用方药的性质与疾病假象的性质相一致而言,其实质上仍是在治病求本原则的指导下针对疾病的本质进行治疗。反治适用于疾病的征象与其本质不完全一致的病证,如寒病反呈热象,热病反呈寒象,虚病反呈实象,实病反呈虚象等。其具体应用主要有"热因热用""寒因寒用""塞因塞用""通因通用"等。

(1) 热因热用　热因热用是指用温热性质的药物来治疗具有假热症状的病证,即"以热治热"。适用于阴寒内盛,格阳于外的真寒假热证。如少阴病格阳证,患者既有"下利清谷,手足厥逆,脉微欲绝"等一系列阴寒内盛的临床表现,还可见"身反不恶寒,其人面色赤,或腹痛,或咽痛,或利止脉不出"等阴盛格阳,真阳欲脱之假热征象,因其本质为寒盛,故仍采用温热性质的方药"通脉四逆汤"来治疗,则假热症状自然就会消失,此即为"热因热用"。

(2) 寒因寒用　寒因寒用是指用寒凉性质的药物来治疗具有假寒症状的病证,即"以寒治寒"。适用于里热盛极,阳盛格阴的真热假寒证。如热厥证中,患者既有"壮热心烦,渴喜冷饮,小便短赤"等阳热内盛,热邪深伏于里的里热征象,又可见"手足厥冷,脉沉"等假寒症状,因其本质是热盛,故须用寒凉性质的方药来治其真热,则假象方能消失,此即为"寒因寒用"。

(3)塞因塞用　塞因塞用是指运用补益药来治疗具有闭塞不通症状的病证,即"以补开塞"。适用于因正气虚衰而致闭阻不通的真虚假实证。如脾虚患者,在出现纳呆、乏力、舌质淡、脉虚无力等表现的同时,还常有脘腹胀满、时胀时减、不拒按等症状,此乃脾气虚衰,推动无力所致,故采用健脾益气的方药来治疗,使脾气健运,则腹胀自消。此外,如因精血不足、气虚不运所致的便秘,因血枯、冲任亏损所致的闭经等,均可采用补益药来治疗,此即为"塞因塞用"。

(4)通因通用　通因通用是指运用通利药来治疗具有实性通泄症状的病证,即"以通治通"。如因食滞肠胃而引起的泄泻,因瘀血而引起的崩漏,因膀胱湿热而引起的尿频、尿急、尿痛等病证,可分别使用消食导滞、活血祛瘀及清利膀胱湿热的方药来治疗,此皆属"通因通用"的范畴。

此外,还有一种"反佐"法,在前人的著作中亦将其列入"反治"的范畴,但其实质上为制方、服药的具体方法,与反治法不同。

二、扶正祛邪

从邪正关系的角度而言,疾病的过程实际上是正气与邪气双方相互斗争的过程。在斗争中,正邪双方力量消长及盛衰的变化决定着疾病的发生、发展及其转归。因此,治疗疾病的一个重要原则是扶助正气,祛除邪气,改变正邪双方的力量对比,使之有利于疾病向好转和痊愈的方面转归,使机体早日恢复健康。

扶正和祛邪是两种不同的治疗原则。扶正是指扶助正气,增强体质,提高机体抗邪防病能力的一种治疗原则,而祛邪则是指祛除病邪,使邪去正安的一种治疗原则。两者相辅相成,相互为用,扶正有助于机体抗御和祛除病邪;祛邪则有利于正气的保存和恢复。在具体运用上,首先,应遵循虚证宜扶正,实证宜祛邪的原则;其次,要注意扶正不留邪,祛邪勿伤正;再者,应根据正邪双方的消长盛衰情况及双方在疾病矛盾斗争中的地位,决定扶正和祛邪的主次与先后。

(一)扶正

扶正适用于正气虚损为主要矛盾,而邪气并不亢盛的虚性病证。在治疗上,扶正多采用补虚之法,可根据患者气血阴阳虚损的不同而采用不同的治法。如气虚、阳虚的患者,应采取益气、补阳的方法治疗;阴虚、血虚的患者,应采取滋阴、养血的方法来治疗。

(二)祛邪

祛邪适用于邪气亢盛为主要矛盾,而正气并未虚衰的实性病证。在治疗上,祛邪多采用泻实之法,且邪气不同,感邪的部位不同,其治法亦不相同。如,表邪亢盛者,宜发汗解表;邪在胸脘上部者,可采用吐法;邪在肠胃下部者,应采用下法;实热实火证者,可清热泻火;实寒证者,宜用温中祛寒之法;痰证应祛痰,湿证宜利湿,食积可消导,瘀血当化瘀等。

(三)先攻后补

先攻后补,即先祛邪后扶正。适用于邪盛正虚,但正气尚能耐受攻伐,或同时兼用扶正反会助邪的病证。如因瘀血而致的崩漏,瘀血不除,则崩漏难止,故应先活血祛瘀以除瘀血,再用补血之法以补血虚。

(四)先补后攻

先补后攻,即先扶正后祛邪。适用于正虚邪实,以正气虚损为主,正气不能耐受攻伐的病证。由于正气过于虚弱,若兼顾攻邪,反会更伤正气,故应先扶正而后祛邪。如某些虫积的患者,因久病正气过于虚弱,不宜驱虫治疗,而应先补脾益气以扶其正,待其正气恢复到一定程度时,再驱虫消积。

(五)攻补兼施

攻补兼施,即扶正与祛邪兼用。适用于虚实夹杂之证。在具体应用上,由于正虚与邪实在病证中的地位有主次之分,故攻补兼施亦有主从之别。如患者以正虚为主,邪实次之,则应以扶正为主,兼顾祛邪;若患者以邪实为主,正虚次之,则应以祛邪为主,兼顾扶正。

三、调整阴阳

从阴阳的角度看,任何疾病,无论其病理变化多么复杂,其发生的根本原因都是机体阴阳的相对平衡遭到破坏,出现阴阳偏盛偏衰的结果。因此,调整阴阳,纠正疾病过程中阴阳的偏颇,损其有余而补其不足,恢复人体阴阳的相对平衡,乃是临床上治疗疾病的一条基本原则。正如《素问·至真要大论》所言:"谨察阴阳所在而调之,以平为期。"

(一)损其有余

损其有余,又称损其偏盛,是指对于阴或阳的一方亢盛有余,即阴阳偏盛的病证,应采用"实则泻之"的方法来治疗。如"阳胜则热"的实热证,应采用"热者寒之"的方法,以清泻其阳热;"阴胜则寒"的实寒证,应采用"寒者热之"的方法,以温散其阴寒。

此外,阴或阳的一方过盛,常可导致另一方的不足,阴寒过盛则易损伤人体的阳气,而阳热过盛则易耗伤人体的阴液,故《素问·阴阳应象大论》说"阴胜则阳病,阳胜则阴病"。因此,在调整阴或阳的偏盛时,应注意有无相应的阳或阴的偏衰,若相对的一方存在偏衰时,则应采用相应的补阳或养阴之法以兼顾其不足。

(二) 补其不足

补其不足,又称补其偏衰,是指对于阴或阳的一方虚损不足,即阴阳偏衰的病证,应采用"虚则补之"的方法来治疗。补虚的具体方法,主要包括以下几个方面。

1. 阴阳互制的补虚方法　对于虚热证,因其为阴虚不能制阳而导致阳相对偏亢,故应采用滋阴壮水之法,补阴以制阳,此即为"壮水之主,以制阳光";而对于虚寒证,因其为阳虚不能制阴而导致阴相对偏盛,则应采用扶阳益火之法,补阳以制阴,此即为"益火之源,以消阴翳"。

2. 阴阳互济的补虚方法　根据阴阳互根互用的原理,对于阴阳偏衰的病证,还可采用"阴中求阳"和"阳中求阴"的方法来治疗。如对于阳气偏衰的病证,在使用大量补阳药治疗的同时,可适当佐用补阴药,使"阳得阴助而生化无穷",此即为"阴中求阳";而对于阴液偏衰的病证,在使用大量补阴药治疗的同时,也可适当佐用补阳药,使"阴得阳升而泉源不竭",即"阳中求阴"。

3. 阴阳并补的补虚方法　对于阴阳两虚的病证,可采用阴阳双补的方法,但在治疗时也应注意分清主次而补。如阳损及阴者,应在充分补阳的基础上佐以滋阴;阴损及阳者,则应在充分滋阴的基础上佐以补阳。

四、因时、因地、因人制宜

因时、因地、因人制宜,又称三因制宜,是指在治疗疾病时应根据季节气候、地域环境及患病个体的性别、年龄、体质等因素的不同而制订适宜的治疗方法。由于上述因素,皆可对疾病的发生、发展及转归产生不同程度的影响,因此在治疗上应充分考虑到这些因素的差异,具体情况具体分析,这也是中医学治疗疾病所遵循的一条基本原则。

(一) 因时制宜

因时制宜,是指根据不同季节的气候特点来确定治法与用药的原则。自然界阴阳之气消长盛衰的周期变化导致四季的更替和气候寒热温凉的不同,同时也对人体的生理活动及病理变化产生一定的影响。因此,应注意不同季节气候条件下的治疗宜忌。例如：春夏季节，气候由温变热，阳气升发，人体腠理疏松开泄，即使风寒外感，也不宜过用辛温发散之品，以避免开泄太过，耗气伤阴；秋冬季节，气候由凉转寒，阴盛阳衰，人体腠理致密，阳气敛藏于内，患者若非大热之证，当慎用寒凉之品，以防其伤及阳气。古人对此曾有精辟的描述，正如《素问·六元正纪大论》所言："用热远热，用温远温，用寒远寒，用凉远凉，食宜同法。"

（二）因地制宜

因地制宜，是指根据不同的地域环境特点来确定治法及用药的原则。

不同的地域，其地势特点、气候条件、水质及土质情况等各异，生活在不同地域的居民，其生活习惯及生活方式各不相同，其生理活动和病理变化也各有特点。因此，治疗用药应根据上述因素的不同而有所变化。如，我国西北高原地区，地势较高，气候寒冷而干燥，其居民的病变以燥寒者居多，故治疗常采用辛润之法；东南沿海地区，地势较低，气候温暖而湿润，其居民的病变以湿热者多见，故清化之法较为常用。再如，同为风寒之证，因南北地域气候状况的不同，其治疗用药也有所区别：北方地区气候寒冷，居民体型高大，腠理多致密，辛温解表药的用量常较重，且常用麻黄、桂枝；南方地区气候温热，居民体型相对瘦小，腠理多疏松，辛温解表药的用量相对较轻，且常用荆芥、防风。

此外，某些疾病的发生与地域环境因素密切相关，如地方性甲状腺肿、大骨节病、克山病等。因此，在治疗上应充分考虑地域因素对疾病的影响，针对疾病的不同特点而采取相应的治疗方法。

（三）因人制宜

因人制宜，是指根据患者的年龄、性别、体质及生活习惯等不同特点来确定治法及用药的原则。

1. 年龄　人处于不同的年龄阶段，其生理功能和病理变化的特点亦不相同，因而治疗用药则应有所区别。小儿阶段，其特点是生机旺盛，但脏腑娇嫩，气血未充，患病后病情变化较快，易寒易热，易虚易实。故治疗小儿疾病，用药剂量宜轻，治疗疗程宜短，补益之品应少用，忌用峻剂。青壮年阶段，机体正气旺盛，体质强健，病变以实证居多，故在治疗上可侧重于祛邪，用药剂量亦可稍重。老年阶段，人体生机减退，气血亏虚，病变以虚证或虚中夹实者多见，故治疗时，虚证者宜补，夹杂实邪者祛邪则应慎重，勿使祛邪太过而伤及正气。

2. 性别　男女性别不同，各有其生理及病理上的不同特点，因而在治疗用药上应加以考虑。如妇女有经、带、胎、产等不同的情况，故在治疗时，经期应慎用活血及收涩的药物，以免影响正常行经；妊娠期当禁用或慎用峻下、破血、滑利、走窜伤胎或有毒的药物;产后应根据个体气血亏虚及恶露的情况,适当兼顾补益气血或活血化瘀等。男子则有精室疾病及性功能障碍等一些特有病证,在治疗上,实证应注意祛邪,虚证则当以补肾或调补相关脏腑为宜。

3. 体质　由于先天禀赋及后天调养的差异,人的体质存在着强弱、阴阳、寒热等的区别,因而针对不同的体质,治疗用药亦应有所不同。一般而言,体质强壮者,用药剂量可稍重;体质孱弱者,用药剂量应相对较轻。阳盛或阴虚体质者,应慎用温热的药物;阳虚或阴盛体质者,则当慎用寒凉的药物。

此外,其他一些因素,如情志因素、生活习惯及是否患有某些慢性疾病或职业病等,在诊治的过程中,亦应加以考虑。

综上分析,三因制宜的原则既充分体现了整体观念这一中医学的基本特点,同时也反映出辨证论治在实际应用中的原则性与灵活性。在临证中,一方面对于患者的情况必须全面考虑,同时又要具体问题具体分析,善于因时、因地、因人制宜,只有这样,才能取得较好的治疗效果。

思考题

(1~3题共用题干)陈某,男,68岁,退休工人。十余年来咳嗽间作,每于秋冬季节多发。1个月前不慎受凉后而出现咳嗽气急,咳黄黏痰,不易咳吐,纳差,口干渴,大便干燥难下,舌质红,苔黄腻,脉滑数。

1. 患者经治疗症状明显好转,遵医嘱,要注意休息,及时增减衣物。该医嘱体现的养生原则是

A. 调摄精神　　　　　B. 形体锻炼　　　　　C. 合理膳食

D. 防邪侵害　　　　　E. 以上皆不是

2. 患者咳嗽、咳痰的症状多于秋冬季节加重,因此其秋冬季节非常注意对自身的调护以防止病情复发。下列措施不正确的是

A. 宜晚睡晚起　　　　B. 注意防寒保暖　　　C. 宜吃温热食物

D. 注意使神气内收　　E. 晨练应在日出之后

3. 患者平素动则汗出,腰腿酸软,怕冷,周身乏力,不耐劳累,饮食尚可,二便正常。舌淡苔白,脉弦小滑。其在饮食调养方面错误的做法是

A. 忌过饱　　　　　　B. 忌寒凉　　　　　　C. 忌辛辣

D. 忌食物单一　　　　E. 忌饮食不洁

(4~6题共用题干)刘某,男,67岁,退休工人。既往有冠心病病史3年,1个月前无明显诱因出现间断性胸闷、胸痛,阵发性加重。近日症状逐渐加重,表现为:胸闷憋气,时夜间憋醒,牵及后背,心慌,咳嗽,咳少量黏白痰,纳差,睡眠不佳,双下肢水肿,

答案及解析

大便干，小便少，舌暗红，苔白腻，脉沉细滑。心电图检查示：室性期前收缩，$V_1 \sim V_5$ 导联 T 波异常。

4. 该患的中医诊断为痰阻血瘀型胸痹，采用活血化痰止痛的药物进行治疗。其治疗方案体现的治则是

    A. 急则治其标   B. 缓则治其本   C. 标本兼治

    D. 补其不足   E. 因人制宜

5. 该患在治疗过程中还同时使用了健脾利湿的药物，从扶正祛邪的角度看，该方案属于

    A. 祛邪   B. 扶正   C. 先攻后补

    D. 先补后攻   E. 攻补兼施

6. 该患在用药一段时间后，胸闷、胸痛的症状明显缓解，因而医师随即减少了活血与化痰药物的味数和剂量，其体现的中医思想是

    A. 整体观念   B. 治病求本   C. 调整阴阳

    D. 因人制宜   E. 扶正祛邪

（郑方道）

在线测试

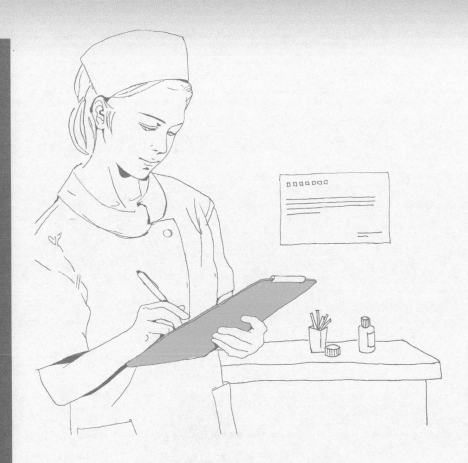

第八章　药物疗法与护理

学习目标

1. 叙述中药四气、五味、升降浮沉、归经、毒性的内涵。

2. 简述方剂的组成原则及变化规律。

3. 叙述各类中药与方剂的主要功效、适应证、应用注意及其所属的常用中药与代表方剂。

4. 能正确指导患者煎服中药。

5. 能根据方药的性质不同熟练地进行中药内服法及外治法的辨证施护。

陈阿姨前天着衣单薄后感冒，夜间开始恶寒发热，昨晚开始咳嗽频作，咳稀白痰，流清涕。舌苔白，脉浮紧。王大夫用麻黄汤加杏苏散治疗。

请问：1. 为什么不用银翘散而用麻黄汤？

2. 以上方药煎煮时有哪些注意事项？

药物疗法是将药物制成特定的剂型，通过内服或外用而达到健身治病目的的方法，是治疗临床各科疾病最基本、最常用的方法。药物疗法包括中药和方剂两个方面的基本知识。

第一节 中药方剂基本常识

一、中药基本常识

中药是指在中医学基本理论指导下认识和应用的我国传统药物的统称。主要包括植物药、动物药、矿物药三大类，由于其来源以植物药居多，使用最普遍，故古代常把中药称为"本草"。至近代，随着西方医药学在我国的传播，本草逐渐改称为"中药"。几千年来的实践证明，中药对保障我国人民健康和民族繁衍起到了巨大作用。

中药学是研究中药的基本理论和各种中药的来源、采集、炮制、性能、功效、临床应用等基本知识的一门学科。其中关于中药的性能的理论是中药理论的核心，主要包括四气、五味、归经、升降浮沉、毒性等。

（一）四气

四气是指药物的寒、热、温、凉四种不同的药性，也称"四性"。其中寒凉与温热属于两类不同的性质，寒与凉、温与热仅是程度上的差别，凉次于寒，热甚于温。此外，还有一些药，寒热之性不甚显著，作用较平和，称为平性药。平性药仍有偏温偏凉的不同，故仍称四性。药物的四性，是在长期的医疗实践中通过观察总结出来的，是从药物作用于机体所发生的反应概括出来的，是与所治疾病的寒热性质相对而言的。能治疗、消除或减轻热性病证的药物，属于寒凉性质；能治疗、消除、减轻寒性病证的药物，属于温热性质。寒凉药物多有清热泻火、解毒凉血等作用；温热药物多有温中散寒、补火助阳、温经通络、回阳救逆等作用。

（二）五味

五味是指酸、苦、甘、辛、咸五种药物滋味。另外还有淡味和涩味,但长期以来将"淡附于甘,涩附于酸",故仍习称五味。五味的确立,最初是依据药物的真实滋味通过口尝而得的,但更主要的是以药物的功效为依据,通过大量临床实践进行不断地归纳、整理推定而来的,故药味与实际口尝滋味并无必然联系。药物的味不同,作用就不同;味相同,作用就相似。现分述以下几个方面。

1. 酸　能收、能涩,即有收敛固涩作用。用于治疗体虚多汗,泻痢不止,遗精滑精,尿频遗尿,崩中带下等正虚滑脱不禁诸证。

2. 苦　能泄、能燥、能坚阴。泄,有通泄、降泄、清泄之意。燥,即燥湿,湿证有寒湿和湿热之分,故燥湿亦有苦温燥湿与苦寒燥湿之不同。坚阴,即泻火以存阴保津。

3. 甘　能补、能和、能缓,即有补虚、和中、调和药性、缓急止痛作用。常用于治疗虚证等。

4. 辛　能散、能行、能开窍。散,即发散解表;行,即行气行血。常用于治疗表证、气血阻滞证以及神昏窍闭等证。

5. 咸　能软、能下,即有软坚、散结、泻下作用。常用以治疗痰核、瘰疬、癥瘕痞块、瘿瘤、大便秘结等证。

四气和五味是从不同角度说明药物的作用,两者合参才能较全面反映药物的性能。气味相同,则作用相似;气同味异,则功能不同;味同气异,则功效有别;一气多味,则功效广泛。四气五味是中药性能的核心内容。

（三）升降浮沉

升降浮沉是指药物在疾病治疗中的作用趋向。升,是上升;降,是下降;浮,是指发散;沉,是指泄利敛固。升与浮、沉与降的作用趋向相似,不易严格区分,故常以"升浮""沉降"合称。升浮药物,主向上、向外,有发汗解表、散寒祛风、升阳开窍、催吐等作用。沉降药物,主向下、向内,有降逆、泻下、潜阳、安神、渗利、收敛等作用。但有个别药物升降浮沉的特性不明显,有的呈现双向性。

升降浮沉的特性主要与药物气味有关。凡味属辛、甘,气属温、热的药物,多具升浮之性;凡味属酸、苦、咸,气属寒、凉的药物,多具沉降之性。

升降浮沉的特性还与药物的质地轻重有关。如花、叶、皮、枝等质轻者,多主升浮;而种子、果实、矿物、贝壳等质重者,多主沉降。少数药物也有例外,如诸花质轻皆升,但旋覆花独降;诸子质重主降,但苍耳子主升等。

升降浮沉与炮制、配伍也有一定关系。炮制中,酒炒则升,姜汁炒则散,盐水炒则下行,醋炒则收敛。在复方配伍中,性升浮的药物与多数沉降药配伍时其升浮之性可受到一定程度的制约而减弱,或随之下降;反之,性沉降的药物与多数升浮药配伍时其沉降之性亦受到制约而减弱,或随之上升。也有少数药物可引多数药物上升或下降的,如引经药,桔梗能载药上浮,牛膝可引药下行。在临床用药时,除应掌握各种药物的共性外,还应掌握药物的个性,才能更好地指导医疗实践。

(四)归经

归经是指药物对机体某部分的选择性治疗作用。药物归经是以脏腑经络学说为基础,以所治病证为依据的。掌握药物的归经,有助于提高用药的针对性、准确性。因此,在临床用药时,应辨清病变所在的脏腑经络,然后根据药物的归经选用相应的药物进行治疗以期提高疗效。

归经与药物的治疗作用密切相关。功效相同的药物而归经不同,其所主治的病变性质相同而作用范围则不同。同归一经的药物,药性有寒热补泻的不同,趋向有升浮与沉降的区别,其功效就不同。一些药物可以同时归入数经,说明该药治疗范围较广,对数经病变都有治疗作用。根据药物的归经理论,对一脏或一腑的治疗有显著作用,同时又可将其他药物引入某一脏腑经络发挥治疗作用的药物,称为引经药。

药物的归经具体地指出了药物作用的部位,对于临床用药有着重要的指导意义。由于脏腑经络的生理功能是相互联系的,而疾病的病理变化又是相互影响的,因此临床用药时常常几经药物兼用。

综上所述,四气、五味、升降浮沉与归经等理论,都是古人在长期的医疗实践中总结出来的。四气、五味是中药最基本的性能,是中药性能的核心;归经旨在阐明药物的适用范围;升降浮沉则是说明药物的作用趋向。它们从不同角度阐释中药性能,因此只有把药物的性味、归经、升降浮沉有机结合起来,才能全面掌握药物的性能,才能在临床上更准确、更精当地选药组方,提高治疗效果。

(五)毒性

药物的毒性,有广义、狭义之分。古代毒性指广义之毒,即药物的偏性。如张景岳云"药以治病,因毒为能,所谓毒药,是以气味之有偏也"。现在所称的毒性,指药物的狭义之毒,主要指药物对人体的损害作用,因其药性峻烈,用之不当可引起中毒,甚或危及患者的生命。因此,为了确保用药安全,必须认识中药的毒性,掌握中药中毒的临床表现、解救方法及预防措施。

中药区别有毒药物的毒性强弱,常以大毒、有毒、小毒等标明。应用有毒药物时,应注意其炮制、配伍、剂型、剂量、给药途径、疗程等,根据患者的年龄、体质、病情等适当选用,充分发挥其治疗作用,尽量减弱其毒性,保证用药安全。

二、方剂基本常识

方剂是在辨证立法的基础上,按照组成原则,选择适当的药物合理配伍,并酌定剂量、剂型、用法而形成的新的药物群体。方剂是中医学理、法、方、药的重要组成部分,是中医药物疗法的主要形式。

方剂学是研究和阐明方剂基本知识、基本理论及其临床运用规律的一门学科,是在中医基本理论指导下运用中药防治疾病的经验总结,是中医学的基础学科之一,与中医临床学科有着广泛而密切的联系,起着沟通基础课与临床课的桥梁作用。

(一) 方剂的组成原则

方剂是由中药组成的,但不是药物的简单堆砌与药物功能的简单相加,是在中医学基本理论指导下,根据辨证的结果与治法的需要,按照一定的组成原则形成的具有特定结构、功效和主治的新的有机整体。在这个整体中,每味药物作为方剂中的一个基本单元,通过彼此间的交叉配伍,利用药物间互相协同和相互制约的关系,增强或改变其原有的功用,调其偏性,制其毒性,消除或减缓对人体的不利因素,使各具特性的药物最大限度地发挥其治疗作用,共同形成整体的综合效应。根据历代医家的论述,方剂一般由君药、臣药、佐药、使药四个部分组成。

1. 君药 君药又称主药,是方剂中针对主病或主证起主要治疗作用的药物,是方剂中不可或缺的主导性药物。君药一般在方剂中用量较大、药力较强、药味较少。

2. 臣药 臣药又称辅药,是方剂中辅助君药加强治疗主病或主证的作用,或针对兼病或兼证起主要治疗作用的药物。臣药药量、药力一般较君药小,与君药多有特定的增效配伍关系。

3. 佐药 佐药有三种意义。一是佐助药,即协助君药、臣药以加强治疗作用,或直接治疗次要症状的药物;二是佐制药,即用以消除或减弱君药、臣药的毒性、烈性或不良反应的药物;三是反佐药,即在病重邪甚,可能拒药不纳时,配用的与君药性味相反而能在治疗中起相成作用的药物。佐药一般用量较小。佐助药、佐制药使用较多,反佐药使用较少。

4. 使药 使药有两种意义。一是引经药,即能引导方中诸药直达病所的药物;二是调和药,指具有调和方中诸药性能,协调诸药的相互作用的药物。

一般而言,除君药是方剂中的核心部分必不可少外,臣、佐、使药都是配伍部分,未必全都具备。每个方剂中臣、佐、使药是否齐具,以及具体药味的多少,全视病情的需要、治法的要求、所选药物的功用而决定,但总以精简有效为原则。另外,某一味药在方剂中也不一定只担任一种职能,具体担任哪些职能与主治病证和该药的功能有关。

(二)方剂的变化规律

方剂的组成既有严格的原则性,又有极大的灵活性。成方都是针对某一特定证候而定的。在临证时,由于患者的病情、体质、年龄、性别、生活习惯、四时气候、居处环境等具体情况不同,表现的证候就会有所不同,因此在使用成方时就要"师其法而不泥其方,师其方而不泥其药",要针对具体病情,谨守病机与组方原则,对所选成方进行必要的加减化裁,灵活运用,将原则性与灵活性紧密结合,以期方证相应。方剂的组成变化主要有以下三种形式。

1. 药味加减的变化 是指通过对原方的药物适当增减,以适应变化了的病情需要。方剂的功效是药物配伍后综合作用的反映,当增加或减去某些药物时,方剂的功效必然会随之发生变化。根据药物增减后配伍关系及功效的改变情况,药味加减的变化又有两种形式。一是随证加减:是指在主证、主药不变的情况下,随着次要症状或兼证的不同,增减其辅助药物以适应新的病情需要。二是配伍关系的变化:是指在主要药物不变的情况下,由于臣、佐药物的增减,改变了原方的配伍关系,从而使原方功效发生了本质的变化。

2. 药量加减的变化 是指原方的药物组成不变,由同样几味药组成的方剂,根据病情的需要,改变方中的药量,使原方功效强弱乃至配伍关系发生改变,以达到治疗目的。

3. 剂型更换的变化 是指同一方剂,因治疗的需要,将剂型加以改变,其功效和主治也相应发生变化。这种变化主要表现为药力强弱峻缓及所治病证轻重缓急的不同。

(三)常用剂型

剂型是指方药制剂的形式。传统剂型有汤、丸、散、膏、丹、酒剂和露、锭、饼、条、线等。以后又不断发展丰富,如针剂、片剂、冲剂、糖浆剂、栓剂、浸膏、喷雾剂等。临床采用何种剂型,主要取决于病情的需要和不同药物的性质。现将常用的剂型做简要介绍。

1. 汤剂 汤剂即煎剂,是将药物浸泡后,再煎煮一段时间,去渣取汁而成。其特点是吸收快,发挥作用迅速,特别是能根据病情的变化灵活地随证加减,能全面照顾到每一个患者或各种病证的特殊性,适用于各种急慢性疾病,是中医临床使用最为广泛的一种剂型。汤剂一般作内服用,也可外用熏洗。

2. 丸剂 丸剂是将药物研成细末,加水、蜜等赋形剂制成的圆粒状固体剂型。其特点是节省药材,药效持久,便于服用、携带、贮存,不易变质,但吸收较慢。适用于各种慢性病或虚弱性疾病。目前常用的有蜜丸、水丸、糊丸、浓缩丸、蜡丸等。

3. 散剂　散剂是将药物研碎,混合均匀而制成的粉末状制剂,有内服与外用两种剂型。内服散剂,可直接吞服或温开水冲服或临时加水煎煮取汁服;外用散剂一般作外敷、掺撒患处或点眼、吹喉用。其特点是制作简便,吸收较快,节省药材,便于使用和携带。适用于各种急慢性病。

4. 膏剂　膏剂是将药物用水或植物油煎熬去渣浓缩而成的剂型。有内服与外用两种。

(1) 内服膏　有流浸膏、浸膏、煎膏三种,其特点是服用方便,可供长时间服用,适用于各种慢性病和病后调理。流浸膏是用适当溶媒浸出药材中的有效成分后,将浸出液中一部分溶媒用低温蒸发除去,调整浓度及含醇量至规定的标准而成的液体浸出剂型。浸膏是含有药材中可溶性有效成分的半固体或固体浸出剂型。煎膏又称膏滋,是将药材反复煎熬到一定程度后去渣取汁,再浓缩,加入适量蜂蜜、冰糖等煎熬成膏。

(2) 外用膏　有软膏和硬膏两种。软膏,又称药膏,是用适当的基质与药物均匀混合制成的半固体外用剂型。硬膏,又称膏药,是用油类将药物煎熬到一定程度,去渣后再加黄丹、白蜡等收膏,涂于布、纸等裱褙材料上,供贴敷于皮肤的外用剂型。其特点是使用方便,药效较快。适用于疮疡肿毒、跌打损伤、烧伤、风湿疼痛等。

5. 酒剂　酒剂又称药酒,是指将药物置于酒中浸泡一定时间后,使其有效成分充分溶解于酒中,去渣取液,供内服或外用的一种剂型。其特点是便于保存,有温通经脉、活血止痛和补益等作用。多用于风湿疼痛,跌打损伤,体虚补养等,但阴虚火旺者不宜使用。

6. 冲剂　冲剂是指将药材提取物加适量赋形剂或部分药物细粉而制成的干燥颗粒状或块状制剂,用时以开水冲服。其特点是作用迅速,服用方便,味道可口。

7. 片剂　片剂是将药物细粉或药材提取物,与辅料混合压制而成的圆片状制剂。其特点是剂量准确,服用方便,便于携带,适用于各种疾病。

8. 栓剂　栓剂是将药物细粉与基质混合,制成一定形状的固体制剂。用于腔道并在其内融化或溶解而释放药物。婴幼儿直肠给药尤为方便。

9. 口服液　口服液是指将药物用水或其他溶剂提取,经精制而成的供内服的液体制剂。其特点是剂量较小,吸收较快,服用方便,口感适宜。适用于保健和体虚滋补之用。

第二节 常用中药与方剂

一、常用中药

（一）解表药

凡具有发散表邪作用，用以解除表证的药物，称为解表药。

解表药多具辛味，性能发散，使肌表之邪外散或从汗解。主要用于表证，部分解表药还可用于水肿、咳喘、疹发不畅、风湿痹痛等。根据表证风寒、风热的不同性质及解表药的性能不同，解表药分为辛温解表和辛凉解表两类。

解表药虽能通过发汗解除表证，但用之不当，汗出过多，又能耗散阳气，损伤津液，因此应中病即止，不可久用或过量使用。凡阳虚自汗、阴虚盗汗、泻痢下血、咳血、吐血、疮疡已溃、麻疹已透、久患淋病、热病后期津液已亏等证，虽患外感表证亦当慎用。解表药为辛散之品，多含挥发油，有效成分易于散失，故不宜久煎，且宜温服。

1. 辛温解表药　辛温解表药又称发散风寒药。此类药物性味多辛温，味辛能散，温能胜寒，故能发散风寒，适用于外感风寒，症见恶寒重、发热轻，头痛、身痛、无汗，舌苔薄白、脉浮紧等风寒表证。有些药物对于气喘咳嗽、水肿、风湿痹痛等初起兼有表寒证者，亦可选用。辛温解表药发汗作用较强，故虚人当慎用。常用辛温解表药有麻黄、桂枝、紫苏、荆芥、防风、羌活、白芷、藁本、辛夷、生姜、葱白等。

2. 辛凉解表药　辛凉解表药又称发散风热药。此类药物多是辛凉之品，味辛能散，凉能清热，具有发散风热作用，适用于外感风热，症见发热重、恶寒轻，口渴有汗或汗出不畅，舌苔薄白、少津或微黄，脉浮数等表热证。有些辛凉解表药还有透疹解毒作用，可用治风疹、麻疹和疮疡肿毒初起见有上述脉证者。常用辛凉解表药有薄荷、牛蒡子、蝉蜕、淡豆豉、桑叶、菊花、蔓荆子、葛根、柴胡、升麻等。

（二）清热药

凡药性寒凉，以清泄里热为主要功效，能治疗里热病证的药物，称为清热药。由于里热证的成因、病程阶段、脏腑病位等不同，其证候表现各异，需选择不同的清热药治疗。清热药虽均能清泄里热，但或偏泻火，或能解毒，或善凉血，或除湿热，或清虚热，其功效各有所长，适应证各有侧重，根据主要性能的不同，可分为清热泻火、清热解毒、清热凉血、清热燥湿、清退虚热五大类。

清热药多为苦寒之品，易损伤脾胃，故脾胃虚弱、食少泄泻的患者宜慎用。清热燥湿之药,更易伤脾败胃,且苦燥能伤津,故热病津伤患者更应慎用。

1. 清热泻火药 凡以清除气分实热为主要作用的药物,称为清热泻火药。适用于急性热病,热在气分的实热证和肺、胃、心、肝所呈现的实火证。证见高热、烦渴、汗多、面赤,舌苔黄燥、脉洪数有力等。常用清热泻火药有石膏、知母、栀子、天花粉、芦根、竹叶、夏枯草、淡竹叶、寒水石、谷精草、密蒙花、青葙子等。

2. 清热解毒药 凡以清热解毒为主要作用,能清除各种热毒、火毒证的药物,称为清热解毒药。适用于温病高热,疮痈疔毒,热病发斑,丹毒、喉痹、痄腮、目赤肿痛、肠痈、痢疾、毒蛇咬伤等。常用清热解毒药有金银花、连翘、蒲公英、紫花地丁、大青叶、青黛、牛黄、蚤休、半边莲、半枝莲、垂盆草、土茯苓、鱼腥草、射干、山豆根、马勃、马齿苋、白头翁、秦皮、鸦胆子、红藤、败酱草、白花蛇舌草、白鲜皮、漏芦、山慈菇、金荞麦、绿豆等。

3. 清热凉血药 凡以清热凉血为主要作用,能清泄营分、血分热邪的药物,称为清热凉血药。适用于身热、心烦、不寐,舌绛、脉数,以及神昏谵语、吐血、衄血、斑疹等热入营血、血热妄行的证候。常用的清热凉血药有犀角(水牛角代)、生地黄、玄参、牡丹皮、赤芍、紫草等。

4. 清热燥湿药 凡以清热燥湿为主要作用,能清除湿热内蕴或湿邪化热之证的药物,称为清热燥湿药。本类药物味苦性寒,苦能燥湿,寒能清热,不但有清热燥湿作用,大多数药物还有泻火、解毒等作用。适用于各种湿热证及实热火毒证,如湿温、黄疸、泻痢、淋证、带下、湿疹、痿痹,脚气、痈肿、丹毒等证。常用清热燥湿药有黄芩、黄连、黄柏、龙胆草、苦参等。

5. 清退虚热药 凡以清退虚热,治疗虚热证为主要作用的药物,称为清退虚热药。适用于口燥咽干、潮热骨蒸、夜热早凉、盗汗或热退无汗等阴虚发热证。临床多与清热凉血或清热养阴药同用。常用清退虚热药有青蒿、白薇、地骨皮、银柴胡、胡黄连等。

(三) 泻下药

凡能滑利大肠,通导大便,引起腹泻,以治疗肠道有形实邪停积的里实证的药物,称为泻下药。根据作用强弱、应用范围的不同,可分为攻下药、润下药、逐水药三类。

应用泻下药要注意:如里实兼有外感表证者,应先解表而后攻里,以免表邪内陷;里实而正虚者,可与补益药同用,以攻补兼施,俾攻下而不伤正。攻下药和逐水药的作用较峻猛,后者尤甚,易伤正气,故久病正虚,年老体弱、妇女三期(经期、孕期、哺乳期)、月经过多者宜慎用或忌用。因泻下药易伤胃气,在应用时应中病即止,切勿过剂。

1. 攻下药 攻下药多是苦寒之品,既有较强的泻下通便作用,又能清热泻火,主要用于里热积滞、宿食内停或瘀血阻滞等里实热证,以其能导热下行,有釜底抽薪之效,尚用于火热上炎诸证。其他如湿热下痢或食积泻而不畅者伍用攻下药,可收通因通用之效。常用攻下药有大黄、芒硝、番泻叶、芦荟等。

2. 润下药　润下药多为植物的种仁,性味多属甘平,富含油脂,具有润燥滑肠、软化大便的作用。适用于治疗年老体弱、新产久病等以致阴虚、血亏、津枯之肠燥便秘。常用润下药有火麻仁、郁李仁,以及散见于其他章节的具有润下作用的药物,如瓜蒌仁、柏子仁、杏仁、桃仁、决明子、当归、何首乌、肉苁蓉、蜂蜜等。

3. 逐水药　逐水药泻下作用峻猛,且多有毒,不但能引起剧烈腹泻,而且能使体内积液从大便排出。部分药物还有利尿作用。适用于水肿、胸腹积水、痰饮结聚、喘满等病邪实而正气未衰者。逐水药的不良反应大,易伤正气,临床应用时,必须注意炮制、配伍、用法及禁忌,不可久服,中病即止。体虚患者慎用,孕妇忌用。对于水肿、臌胀等邪实而正虚者,要注意顾护正气,可根据病情采用先攻后补、先补后攻或攻补兼施等方法。常用逐水药有甘遂、大戟、芫花、巴豆、牵牛子、商陆、千金子等。

(四) 祛湿药

祛湿药是以祛除湿邪为主要功效,治疗各种湿邪停滞病证的药物。因其性能、功效、主治范围不同,又有芳香化湿、利水渗湿、祛风湿之分。本类药易于耗伤阴液,因此对于阴虚血燥者应慎用。

1. 芳香化湿药　凡气味芳香,性偏温燥,有化湿运脾、辟秽去浊等作用的药物,称为芳香化湿药。适用于湿浊内阻,脾失健运引起的脘腹痞满、胸闷呕吐、食少口甜、大便溏薄、舌苔白腻等症。湿有寒湿、湿热之分,使用本类药物时应根据湿邪的性质不同进行配伍。芳香化湿药物多含挥发油,其有效成分在油中,故入煎剂时宜后下,不宜久煎。常用的芳香化湿药有藿香、佩兰、砂仁、白豆蔻、草豆蔻、草果等。

2. 利水渗湿药　凡以通利小便、渗出水湿为主要功能的药物,称为利水渗湿药。"治湿不利小便,非其治也",本类药物多为甘淡性平或微寒之品,淡能渗利,主要能渗湿利尿,使尿量增多,将体内蓄积的水湿从小便排出。故凡水湿内停所致的小便不利、水肿、淋浊、泄泻、湿温、黄疸、痰饮、湿疹等病证均可应用。利水渗湿药有耗伤阴液之弊,对阴亏津少的病证应慎用。常用的利水渗湿药有茯苓、猪苓、泽泻、薏苡仁、车前子、滑石、木通、通草、金钱草、海金沙、石韦、萆薢、茵陈蒿、地肤子、冬瓜皮、赤小豆、萹蓄、瞿麦、灯芯草、冬葵子等。

3. 祛风湿药　凡能祛除肌肉、经络、筋骨间的风湿邪气,以解除风湿痹痛为主要作用的药物,称为祛风湿药。本类药物除具有祛风湿的作用外,有些药物还分别兼有止痛、舒筋、通络、活血、散寒或强筋骨的作用,适用于风湿痹痛、筋脉拘急、关节不利、麻木不仁或腰膝酸痛等证。本类药物大多辛散温燥,因此对阴血亏虚者应慎用。常用的祛风湿药有独活、威灵仙、秦艽、木瓜、防己、川乌、蚕沙、松节、马钱子、雷公藤、徐长卿、海桐皮、蕲蛇、乌梢蛇、豨莶草、臭梧桐、丝瓜络、桑枝、伸筋草、老鹳草、路路通、海风藤、五加皮、桑寄生、狗脊、千年健、鹿衔草、雪莲等。

（五）温里药

凡药性温热，以温里祛寒为主要作用，治疗里寒证的药物，称为温里药，又称为祛寒药。本类药物大辛大热，辛散温通，偏走脏腑而能温散里寒，温经止痛，故能治疗里寒证。个别药物尚能助阳补火、回阳救逆。因其归经不同，主要功效及主治也各有特点，主入脾胃经者，能温中散寒止痛而治脾胃虚寒证；主入肺经者，能温肺化饮而治肺寒痰饮证；主入肝经者，能暖肝散寒，温经止痛，治疗寒凝肝经证；主入肾经者，能温肾助阳而主治肾阳虚证；主入心肾经者，能温阳通脉而治心肾阳衰证；或能回阳救逆而治疗亡阳厥逆证。温里药的药性多辛温燥烈，易于耗伤阴液，故凡属热证、阴虚证、真热假寒证均应忌用。夏季天气炎热，用药宜轻于冬季。常用温里药有附子、肉桂、干姜、吴茱萸、丁香、小茴香、花椒、高良姜、胡椒、荜茇、荜澄茄、山柰等。

（六）化痰止咳平喘药

凡以化痰或祛除痰涎为主要作用的药物，称为化痰药；以减轻或制止咳嗽和喘息为主要作用的药物，称为止咳平喘药。痰与咳喘在病机上常有密切的关系，一般咳喘多兼有痰，痰亦常致咳喘。化痰药多兼有止咳平喘作用；而止咳平喘药亦多兼化痰作用。临床上化痰药与止咳平喘药常相互配伍应用，故将化痰药与止咳平喘药合并介绍。然痰有寒、热、湿、燥之分，化痰药的药性也有温燥与凉润之别，故本类药物一般分为温化寒痰药、清化热痰药、止咳平喘药三类。

1. 清化热痰药　凡以清化热痰，治疗痰热证为主要作用的药物，称为清化热痰药。适用于痰热郁肺、咳喘胸闷、痰多黄稠、不易咳出及因痰热所致的癫痫、惊厥、中风、瘿瘤、瘰疬等证。

本类药物性多寒凉，临床上常与清热药同用。常用的清化热痰药有前胡、桔梗、川贝母、浙贝母、瓜蒌、竹茹、竹沥、天竺黄、海藻、昆布、黄药子、海蛤壳、海浮石、瓦楞子、礞石等。

2. 温化寒痰药　凡以温化寒痰，治疗寒痰与湿痰证为主要作用的药物，称为温化寒痰药。适用于寒痰、湿痰所致的咳嗽气喘、痰多色白、清稀易咳、苔白或肢节疼痛，以及瘰疬与阴疽等证。临床上常与祛寒燥湿的药物同用。本类药物性多温燥，作用强烈，并有刺激性，对于热痰和阴虚燥咳，或有吐血、咳血史者，应慎用。常用的温化寒痰药有半夏、天南星、白附子、白芥子、皂角、旋覆花、白前等。

3. 止咳平喘药　凡以止咳或平喘为主要作用的药物，称为止咳平喘药。适用于咳嗽气喘的病证。本类药物性味不一，止咳平喘的机制有宣肺、清肺、降肺、敛肺、化痰的不同,有的药物偏于止咳,有的药物偏于平喘,有的则兼而有之。咳喘之症,病情复杂,有外感和内伤之别,有寒热虚实之异,临床应用时应辨证求因,可根据疾病证候的不同,选用不同的止咳、平喘药,并配伍相应的有关药物。常用止咳平喘药有杏仁、苏子、百部、紫菀、款冬花、马兜铃、枇杷叶、桑白皮、葶苈子、白果、矮地茶、洋金花、罗汉果等。

（七）理气药

凡以疏通气机,行气解郁,消除气滞或气逆为主要作用的药物,称为理气药,又称为行气药。行气作用强者,又称为破气药。

理气药性味多辛香苦温,主归脾、肝、肺经。辛香行散、苦泄温通,善于疏理气机,依据作用部位不同,分别具有调气理脾、疏肝解郁、理气宽胸、行气止痛、降逆平冲等作用。常用治脾胃气滞所致的脘腹胀痛、恶心、呕吐、嗳气吞酸、食欲缺乏等症,肝郁气滞所致的胸胁胀痛、精神抑郁、疝气疼痛、月经不调、乳房胀痛等症,肺气壅滞所致的胸闷疼痛、呼吸不畅、咳嗽气喘等症。

理气药多辛温燥散,有耗气伤阴之弊,故阴亏、气虚者均宜慎用。作用峻猛的破气药,孕妇慎用;理气药辛香走窜,多含挥发油,有效成分易于挥发,入汤剂不宜久煎,以免影响药效。常用理气药有陈皮、青皮、枳实、木香、香附、乌药、沉香、檀香、川楝子、荔枝核、佛手、香橼、玫瑰花、薤白、青木香、大腹皮、柿蒂、刀豆、甘松、九香虫等。

（八）理血药

凡以调理血分为主要作用,主治血分病证的药物,称为理血药。

血是人体重要的精微物质,在生理状态下,血液循行于脉中,周流不息。若因各种原因,造成血行不畅,瘀血内停,或妄行离经,血溢脉外,或生化乏源,营血亏损,均可引起血分病变。故血分病证可分为血虚、血瘀、血寒、血热、血溢五类。血虚宜补血;血瘀宜活血;血寒宜温经散寒;血热宜凉血;血溢宜止血。其中,补血药、凉血药及温经散寒药,已分述于补益药、清热药及温里药类,这里只介绍活血药及止血药两类。

1. 活血药　凡以通利血脉,促进血行,消散瘀血为主要作用的药物,称为活血药,又称为化瘀药、活血化瘀药、活血祛瘀药。

本类药物味多辛苦而性温,善于走散通行,具有活血散瘀,通经活络,疗伤续断,消肿止痛,消癥化积等功效。主治各种瘀血证。根据其作用的强弱有和血行血、活血化瘀及破血逐瘀之分。

本类药物易耗血动血,故妇女月经过多及其他出血证或血虚无瘀者及孕妇均宜慎用或忌用。常用活血药有川芎、延胡索、郁金、姜黄、乳香、没药、丹参、红花、桃仁、益母草、泽兰、牛膝、鸡血藤、王不留行、月季花、凌霄花、凤仙花、土鳖虫、自然铜、苏木、骨碎补、血竭、儿茶、刘寄奴、莪术、三棱、水蛭、虻虫、斑蝥、穿山甲（为国家保护动物,可使用代用品）等。

2. 止血药　凡以制止体内外出血为主要作用的药物,称为止血药。适用于各种出血证。

本类药物均入血分,虽都有止血作用,但性能特点各有不同,作用也分别具有凉血止血、收敛止血、化瘀止血、温经止血的不同。使用凉血止血与收敛止血药时,应注意有无瘀阻之征,以免止血留瘀。常用止血药有大蓟、小蓟、地榆、槐花、侧柏叶、白茅根、苎麻根、荠菜、三七、茜草、蒲黄、五灵脂、降香、花蕊石、白及、仙鹤草、紫珠、棕榈、血余炭、藕节、鸡冠花、花生衣、檵木、艾叶、炮姜、灶心土等。

（九）补虚药

凡能补益人体气血阴阳的不足,增强体质,消除虚弱证候,以治疗各种虚证为主的药物,称为补虚药,又称为补养药或补益药。根据补虚药的功能和应用范围的不同,补虚药又分为补气药、补阳药、补血药、补阴药四类。人体气血阴阳相互依存、相互转化,故阳虚者每兼气虚,而气虚又可导致阳虚;阴虚者每兼血虚,而血虚亦可导致阴虚。因此,补气和助阳、补血和滋阴药常相须为用。临床上对气血两亏、阴阳俱虚的病证,又常气血双补,阴阳兼顾。如出现虚实夹杂、阴虚阳亢等证,又应辨证施治,适当配伍祛邪药,以扶正祛邪,使邪去正复。

使用补虚药时应注意:① 大多补虚药性质滋腻容易碍胃,故当顾护脾胃,适当配伍健脾和胃消食药,以促进消化。② 虚证一般病程较长,补虚药宜作丸剂、煎膏、片剂、颗粒剂、口服液或酒剂,以便保存和服用。若入汤剂,宜久煎。③ 补虚药原为虚证而设,凡身体健康无虚弱表现者,不宜滥用,以免"误补益疾"。④ 邪盛而正气不虚者,不宜使用补虚药,以免"闭门留寇"。

1. 补气药　凡以补益脏腑之气为主要作用,能消除或改善气虚证的药物,称为补气药。主要适用于治疗食少乏力,便溏,胸腹胀满,内脏下垂的脾气虚证和气短声低,动则喘甚,头晕自汗,脉弱的肺气虚证。补气药性多壅滞,易致中满,临床上常配伍理气药。常用补气药有人参、西洋参、党参、太子参、黄芪、白术、山药、刺五加、绞股蓝、红景天、白扁豆、甘草、大枣等。

2. 补血药　凡以补益血虚为主要作用,能够治疗血虚诸证的药物,称为补血药。适用于面色萎黄、唇甲苍白、耳鸣头晕、心悸怔忡、失眠健忘、月经不调、量少色淡等症。补血药性多黏腻,故脘腹胀满、湿浊中阻、纳差便溏者不宜应用。必要时可配合健脾消食药,以助运化。常用补血药有当归、熟地黄、白芍、何首乌、阿胶、龙眼肉等。

3. 补阴药　凡能滋补阴液,治疗阴虚诸证的药物,称为补阴药,又称为滋阴药、养阴药。适用于肺阴虚证,如干咳无痰、口干咽燥、声嘶、潮热盗汗或无咳痰少、咯血等;肝阴虚,如视物不清、目干眩晕,筋脉拘挛、心烦失眠等;胃阴虚,如口干唇燥、大便干结、舌红少苔等;肾阴虚,如头昏健忘、腰膝酸软、耳鸣耳聋、五心烦热等。补阴药大多甘寒滋腻,凡脾胃虚弱,食少便溏、腹胀者不宜使用。常用的补阴药有北沙参、南沙参、麦冬、天冬、百合、石斛、玉竹、黄精、枸杞子、桑葚、银耳、墨旱莲、女贞子、黑芝麻、龟甲、鳖甲等。

4. 补阳药　凡以补肾壮阳,强筋健骨为主要作用的药物,称为补阳药。适用于肾阳虚畏寒肢冷、阳痿遗精、尿频遗尿、腰膝酸软、舌淡脉沉等症,以及头晕耳鸣、不孕不育、崩漏带下、五更泄泻、筋骨不健、小儿行迟等。补阳药性多温燥,凡阴虚火旺者忌用,以免助火伤阴。常用补阳药有鹿茸、巴戟天、淫羊藿、仙茅、补骨脂、益智仁、海狗肾、雄蚕蛾、海马、肉苁蓉、锁阳、冬虫夏草、紫河车、蛤蚧、菟丝子、沙苑子、杜仲、续断、韭菜子、阳起石、核桃仁、胡芦巴等。

(十)平肝息风药

凡以平肝潜阳、镇痉息风为主要作用的药物,称为平肝息风药。根据其主要作用的侧重不同,可分为平抑肝阳药与息风止痉药两类。但熄风止痉药多有平肝阳作用,且肝风内动以肝阳化风居多,故两类药物常互相配合使用,合称为平肝息风药。主要适用于肝阳上亢之眩晕及肝风内动之痉厥、抽搐、癫痫、惊风、子痫等病证。常用的平肝息风药有石决明、珍珠母、牡蛎、赭石、白蒺藜、罗布麻、紫贝齿、羚羊角、牛黄、钩藤、天麻、地龙、全蝎、蜈蚣、僵蚕等。

(十一)安神药

凡以安神定志为主要作用,主治神志失常病证的药物,称为安神药。

安神药多为矿石、贝壳或植物种子入药,矿石、贝壳类药物质重镇降,重镇以安神;种子类药物,质润滋养,养心以安神。故安神药一般分为重镇安神药和养心安神药两类。

安神药主要用于惊悸失眠,健忘多梦,心神不宁及癫、狂、惊、痫等神志异常病证。重镇安神药,易伤胃气,不宜长期服用,并须酌情配伍健脾养胃之品。入煎剂,宜打碎先煎。个别药物有毒,更须慎用,不宜过量久服,以防蓄积中毒。常用安神药有朱砂、磁石、龙骨、琥珀、珍珠、酸枣仁、柏子仁、远志、合欢皮、首乌藤、灵芝等。

(十二)消导药

凡能消除肠胃积滞,促进消化,增进食欲,治疗饮食积滞证的药物,称为消导药,也称为消食药。适用于饮食积滞所致的脘腹胀满、嗳腐吞酸、恶心、呕吐、不思饮食、大便失常等症。常用消导药有山楂、神曲、麦芽、谷芽、莱菔子、鸡内金、鸡矢藤等。

(十三) 开窍药

凡以开窍醒神为主要功能,治疗窍闭神昏病证的药物,称为开窍药。

神昏病证有虚有实,虚证既脱证,实证即闭证。开窍药皆味辛气芳香,善于行窜,有通关开窍、启闭回苏之功,适用于温热病热陷心包、痰浊闭窍之神昏及中风、癫痫、惊风等病的猝然昏厥等闭证。开窍药辛香走窜,为救急治标之品,易耗散正气,故只宜暂用,不可久服。只宜于闭证神昏,忌用于脱证神昏。其药性辛香,有效成分易于挥发,故除石菖蒲外,只入丸、散剂,不入煎剂。常用开窍药有麝香、冰片、苏合香、石菖蒲、蟾酥、安息香等。

(十四) 收涩药

凡以收敛固涩为主要作用,能治疗各种滑脱不禁证的药物,称为收涩药。本类药物味多酸涩,能敛能固,分别具有敛肺止咳、固表止汗、涩肠固脱、固精缩尿、固崩止带、收敛止血等作用。适用于正虚不固的久咳虚喘、自汗盗汗、久泄久痢、脱肛、遗精早泄、尿频遗尿、崩漏带下等精气滑脱散失的证候。根据其作用特点,将收涩药分为固表止汗药、敛肺止咳药、涩肠止泻药、涩精缩尿药、固崩止带药五类。

收涩药有敛邪之弊,如表邪未解,热病汗多,热痢初起,湿热泄泻、带下,血热崩漏以及郁热未清等证,均不宜使用收涩药。常用收涩药有麻黄根、浮小麦、糯稻根、五味子、乌梅、五倍子、罂粟壳、诃子、石榴皮、肉豆蔻、赤石脂、禹余粮、山茱萸、覆盆子、桑螵蛸、金樱子、莲子、芡实、海螵蛸等。

二、常用方剂

(一) 解表剂

凡以解表药为主组成,具有发汗、解肌、透疹等作用,主要用以治疗表证的方剂,称为解表剂。

表证是指外邪侵袭肌表时所反映的证候,主要表现为恶寒发热、头痛身痛、脉浮等症。邪在肌表,有风寒、风热的不同,患者体质有强弱的差异。因此,表证也有风寒表证、风热表证及体虚外感的不同。风寒表证,治宜辛温解表;风热表证,治宜辛凉解表;体虚表证,治宜扶正解表。

应用解表剂时,要辨清邪之内外、性质及有无兼夹。若表邪未尽,里证已成,一般宜先解表后治里;表里并重者应表里双解;若表邪已解或邪已入里,则不宜使用解表剂。解表剂多由辛散轻扬之品组成，一般以多浸少煎为原则，煎煮时间不宜过长，以免药性耗散而影响疗效。服用时一般宜温服，服后应加衣被或喝热稀粥，以助药力，避免重感。解表剂通过发汗祛邪外出，使邪随汗解。但汗出太过则耗气伤津，甚则亡阴亡阳；发汗不彻则病不得解。故发汗宜适度，以遍身微微汗出为佳。服药期间应忌食生冷、油腻等不易消化的食品，以免影响药物的吸收与药效的发挥。常用解表剂有麻黄汤、桂枝汤、九味羌活汤、小青龙汤、银翘散、桑菊饮、麻杏甘石汤、柴葛解肌汤、升麻葛根汤、败毒散、参苏饮、加减葳蕤汤、再造散、葱白七味饮等。

（二）清热剂

凡以清热药为主组成，具有清热、泻火、凉血、解毒等作用，以治疗里热证的方剂，称为清热剂。适用于表证已解，里热炽盛的证候。

里热证的范围广泛，病情复杂，病因有外感、内伤之别，病性有实热、虚热之分，病位有在气、在血、在脏、在腑之异，因此表现证候繁杂。相应地，清热剂各方的功效特点、主治范围亦各有侧重，或清气分热，或清营凉血，或清热解毒，或清脏腑热，或清热祛暑，或清虚热。

使用清热剂时应注意：① 辨清热邪之部位。② 辨别热证之真假。③ 辨明热证之虚实。④ 注意护胃保津。本类方剂多用寒凉苦燥之品，易伤脾阳、劫胃津，故应用时需注意病去即止，不宜久用，必要时可配伍和胃护阴之品。常用清热剂有白虎汤、竹叶石膏汤、清营汤、犀角地黄汤、黄连解毒汤、普济消毒饮、仙方活命饮、凉膈散、导赤散、龙胆泻肝汤、左金丸、泻白散、苇茎汤、清胃散、玉女煎、白头翁汤、芍药汤、新加香薷饮、六一散、清暑益气汤、青蒿鳖甲汤、清骨散、当归六黄汤等。

（三）温里剂

凡是以温热药物为主组成，具有温里祛寒、回阳通脉等作用，以治疗里寒证的方剂，称为温里剂，又称为祛寒剂。

寒为阴邪，易伤阳气，治疗里寒证要时时顾护阳气。故温里剂除以温热药为主外，常配合补阳、益气的药物，尤其对阴寒内盛，阳气欲脱，病情危急者，须配大补元气、固脱药物，方能胜任。根据温里剂的不同作用及里寒证的所在脏腑经络与轻重不同，可分为温中祛寒、回阳救逆、温经散寒三类。

使用温里剂时，应明辨寒热真假，如真热假寒，不可误用。在真寒假热、阴盛格阳时，为防止患者拒药不纳，可加入少量寒凉药物或热药冷服以为反佐。同时，还应根据南北地域、季节气候的不同而调整药物剂量。本类药物多辛温燥热，对阴虚、血虚、血热妄行者均当忌用。常用温里剂有理中丸、小建中汤、吴茱萸汤、四逆汤、回阳救急汤、当归四逆汤、黄芪桂枝五物汤、阳和汤等。

（四）泻下剂

凡以泻下药物为主组成，具有通导大便，排除肠胃积滞、水饮等有形实邪等作用，以治疗里实证的方剂，称为泻下剂。

泻下剂的适应证为里实证，虽病变部位均在肠胃，但病因有热结、冷积、停痰、积饮、虫积、宿食、瘀血等的不同。根据治法和组成药物的不同，泻下剂可分为寒下剂、温下剂、润下剂、逐水剂、攻补兼施剂五类。

泻下剂一般在表邪已解、里实已成的情况下使用。若表邪未解，里实已成，应根据表里证的轻重缓急，或先解表后攻里，或表里双解，或先攻里后解表；若兼痰饮、虫积、瘀血，应分别配伍祛痰、驱虫、活血化瘀等药物；若里实未去，正气已衰，则宜配伍补益扶正药物，以攻补兼施。泻下剂大多药性峻猛，对年老体弱、妊娠、产后、经期或病后伤津、失血等，均应慎用或禁用。泻下剂易伤胃气，应见效即止，慎勿过剂。常用泻下剂有大承气汤、大黄牡丹汤、大黄附子汤、温脾汤、三物备急丸、麻子仁丸、五仁丸、济川煎、十枣汤、舟车丸、黄龙汤、增液承气汤等。

（五）和解剂

凡具有和解少阳、调和肝脾、调和寒热、表里双解等作用，治疗伤寒邪在少阳、肝脾不和、寒热错杂，以及表里同病的方剂，统称为和解剂。和解剂的适应证除伤寒邪在少阳外，还可用于治疗少阳湿热、肝脾不和、肠胃不和、寒热互结等病证。另外，疟疾有寒热往来的表现，与伤寒少阳证相似，古有"疟属少阳"之论，故亦将治疟剂归属于和解剂之范围。和解剂分为和解少阳剂、调和肝脾剂、调和肠胃剂、表里双解、治疟剂五类。

和解剂虽然比较平和，既非大寒大热，也非大泻大补，既祛邪又扶正，但终究是祛除客邪，调其偏盛的方剂，故在使用和解剂时仍要准确辨证。若邪在表，或邪已入里，而不在半表半里者，皆不宜使用和解剂，否则会贻误病情，甚至引邪入里，或变生他证。若劳倦内伤、饮食失调、气血虚弱而见寒热夹杂者，亦非和解剂所宜。常用和解剂有小柴胡汤、大柴胡汤、蒿芩清胆汤、四逆散、逍遥散、痛泻要方、半夏泻心汤、防风通圣散、葛根黄芩黄连汤、截疟七宝饮等。

（六）祛湿剂

凡以祛湿药为主组成，具有化湿利水、通淋泄浊作用，以治疗水湿病证的方剂，称为祛湿剂。

湿邪为病，有内外之分；邪气兼夹，有风寒暑热之不同；所犯部位，有上下表里之异;病情有寒化、热化之别;体质有强弱之不同。因而水湿为患,表现非常复杂,治疗方法及组方用药,亦各不同,或表散,或芳化,或苦燥,或淡渗,或温化,或清化等。因此,一般将祛湿剂分为化湿和胃剂、清热祛湿剂、利水渗湿剂、温化水湿剂、祛风胜湿剂五类。

湿与水异名同类,湿为水之渐,水为湿之积,人体之内,主水在肾,制水在脾,调水在肺,故治湿当联系脏腑。湿性黏滞,易阻遏气机,所谓湿阻则气滞,且"气化则湿亦化",故祛湿剂中常配伍理气药。祛湿剂多由辛香温燥或甘淡渗利之品组成,易于耗伤阴津,故对素体阴津不足,病后体弱及孕妇水肿者当慎用。常用祛湿剂有平胃散、藿香正气散、茵陈蒿汤、三仁汤、甘露消毒丹、连朴饮、八正散、二妙散、蚕矢汤、五苓散、猪苓汤、防己黄芪汤、五皮散、苓桂术甘汤、真武汤、实脾散、萆薢分清饮、羌活胜湿汤、独活寄生汤、鸡鸣散等。

(七) 祛痰剂

凡是以祛痰药为主组成,具有驱除痰涎作用,治疗痰饮咳喘等证的方剂,称为祛痰剂。

痰之为病,成因不同,停滞部位不同,影响不同脏腑经络的功能,出现不同的病理变化,证候表现各异,治法组方亦各异。故把祛痰剂分为燥湿化痰剂、清热化痰剂、润燥化痰剂、温化寒痰剂、治风化痰剂五类。

痰饮由湿聚而成,湿源之于脾,故"脾为生痰之源,治痰不理脾胃,非其治也",肾主水,肾虚不能制水,则水泛为痰。因此,在使用祛痰剂时常配伍健脾益肾之品,以治生痰之源。另外,痰随气升降,气壅则痰聚,气顺则痰消,故祛痰剂中常配伍理气药。至于痰滞经络、肌腠而为痰核、瘰疬,蒙闭心窍而致昏迷者,还要配伍疏通经络、软坚散结、豁痰开窍等药物。祛痰剂属行消之品,易伤正气,不宜久服。当表邪未解者,应慎用滋润之品,以免壅滞留邪;对有咳血或痰黏难咯者,不宜用温燥之祛痰药。常用的祛痰剂有二陈汤、温胆汤、清气化痰丸、小陷胸汤、滚痰丸、消瘰丸、贝母瓜蒌散、苓甘五味姜辛汤、半夏白术天麻汤、定痫丸等。

(八) 润燥剂

凡是以轻宣辛润或甘凉滋润的药物为主组成,具有宣散外燥、滋润内燥作用,以治疗燥证的方剂,称为润燥剂。

燥证有内、外之分。① 外燥是感受时令燥邪所致,又有温燥与凉燥的不同,但均有口、鼻、唇、咽、皮肤等干涩不润症状。初秋尚热,久晴无雨,秋阳以曝,感之者多病温燥,似暮春风温而较重;深秋既凉,西风肃杀,气候干燥,感之者多病凉燥,类严冬风寒而较轻。② 内燥为脏腑阴津精血亏虚所致,又有上、中、下燥之分。上燥多责之于肺,症见干咳,或少痰,咽燥;中燥多责之于胃,症见口渴、食少、呕逆、消瘦;下燥多责之于肾,症见消渴或肠燥便秘等。

在治法上主要有以下两类。① 外燥宜轻宣辛润。治疗凉燥多配伍理气化痰药物;治疗温燥多配合清热泻火或益气生津药物。② 内燥宜甘凉滋润。要辨明燥之部位和所伤及的脏腑,灵活配伍不同的药物。润燥剂多为滋腻濡润之品,易助湿生痰滞气,故素体痰湿内盛、脾虚便溏及气滞者应忌用或慎用。至于辛香耗气、苦燥伤阴之品则非治燥之所宜。常用润燥剂有杏苏散、桑杏汤、清燥救肺汤、麦门冬汤、养阴清肺汤、百合固金汤、增液汤、玉液汤等。

(九) 理气剂

凡是以理气药为主组成,具有疏理气机、调整脏腑功能,主要治疗气分病的方剂,称为理气剂。

气为一身之主,升降出入,循行周身,以温养内外,使脏腑功能活动正常。若因情志失调,寒温不适,饮食失宜,劳逸失度等,均可引起气机郁滞或气逆不降等气机失调的病证。气滞证以肝气郁滞和脾胃气滞为主;气逆证以肺气上逆和胃气上逆为主。气滞者宜行气,气逆者宜降气。故理气剂分为行气与降气两类。

临床使用理气剂,应注意辨明病性的寒热、正邪的盛衰及证候的兼夹,分别配伍不同的药物。理气药物多辛香而燥,易伤津耗气,应中病即止,慎勿过剂。对气虚津亏、阴虚火旺等证及年老体弱、孕妇,或有出血病史者要慎用。常用理气剂有越鞠丸、柴胡疏肝散、半夏厚朴汤、金铃子散、瓜蒌薤白白酒汤、厚朴温中汤、天台乌药散、橘核丸、苏子降气汤、定喘汤、旋覆代赭汤、丁香柿蒂汤、橘皮竹茹汤等。

(十) 理血剂

凡以理血药为主组成,具有调血、活血、止血等作用,以治疗血分病的方剂,称为理血剂。

血分病范围颇广,有血虚、出血、血热、血瘀等证。其治法有补血、止血、凉血、活血。补血剂见于补益剂,清血分热剂见于清热剂,故理血剂主要介绍活血祛瘀剂与止血剂两类。使用理血剂,须辨清血分病致病原因,分清标本缓急,做到急则治标,缓则治本,或标本兼顾。使用活血化瘀剂时,可适当配伍益气养血药物,使瘀去而正不伤;使用止血剂时,可适当配伍活血行气药物,俾止血而不留瘀。

活血祛瘀剂属攻破之剂,不宜久服,且易动血伤胎,故妇女经期、妊娠期间、月经过多宜慎用或禁用。止血方属于治标之剂,宜根据出血原因而治本。常用理血剂有桃核承气汤、血府逐瘀汤、复元活血汤、补阳还五汤、丹参饮、失笑散、温经汤、生化汤、活络效灵丹、大黄䗪虫丸、桂枝茯苓丸、十灰散、四生丸、咳血方、槐花散、小蓟饮子、黄土汤、胶艾汤等。

（十一）补益剂

凡以补益药为主组成，具有补益人体气血阴阳之不足的作用，以治疗各种虚弱证候的方剂，称为补益剂。补益剂可分为补气、补血、补阴、补阳四大类。

虚证的成因很多，但不外先天不足与后天失调两方面。虚证的范围很广，按部位不外五脏，论性质不外气虚、血虚、阴虚、阳虚四个方面，然亦有彼此兼夹者。故补益剂相应地分为补气剂、补血剂、气血双补剂、补阴剂、补阳剂、阴阳双补剂六类。

组成补益方剂时，既可采取直接补益法，如气虚补气、血虚补血、阴虚补阴、阳虚补阳，也可以根据气血阴阳互根互用及五行相生的关系，采用间接补益方法。当血虚补血时，宜配伍补气药以助血之生化，或重补其气以生血；当气虚补气时，可配伍少量补血药，使血足以化气；阳虚补阳，可配伍补阴药物，以阴中求阳；阴虚补阴，也可配伍补阳药以阳中求阴。五脏相生，虚则补其母，即当某脏虚弱时，在补本脏的同时，可配伍补益其母脏的药物。如培土生金、益火生土、滋水涵木、金水相生等。病势有缓急，补益剂又有峻补、平补之分，病重势急者，宜药专力宏以峻补；病势缓者，宜从整体出发，有所侧重，统筹兼顾以平补。

临床运用补益剂时，不仅要辨清虚证的性质和病位，还要分清虚证的真假，勿犯"虚虚实实"之戒。补益剂多滋腻之品，易滞脾碍胃，应注意调理脾胃功能，可适当配合健脾和胃、理气消导之品，使其补而不滞。对虚不受补者，更宜先理气和胃。正气未虚，邪气亢盛者，不宜用补益剂。常用补益剂有四君子汤、参苓白术散、补中益气汤、生脉散、人参蛤蚧散、四物汤、当归补血汤、归脾汤、炙甘草汤、八珍汤、泰山磐石散、六味地黄丸、左归丸、大补阴丸、虎潜丸、二至丸、一贯煎、益胃汤、石斛夜光丸、补肺阿胶汤、七宝美髯丹、肾气丸、右归丸、龟鹿二仙胶、地黄饮子等。

（十二）消导剂

凡是以消导药为主组成，具有消食导滞、消癥化积作用，以治疗积滞痞块病证的方剂，称为消导剂。

消导剂适用范围较广，凡是由气、血、痰、湿、食等有形实邪壅滞而成的积滞痞块均可使用。消导剂主要指消食导滞和消痞化积剂，余者宜与理气、活血、祛湿、化痰等剂合参。积滞内停，每易阻滞气机，气机不畅，又使积滞不化，故消导剂中常配伍理气药；若兼寒者，宜配伍温里药；若化热者，当配伍清热药；若脾胃素虚或积滞日久正气已伤者，须配伍扶正健脾药，消补兼施，俾消积不伤正，扶正以消积。常用消导剂有保和丸、枳实导滞丸、木香槟榔丸、枳术丸、健脾丸、枳实消痞丸、鳖甲煎丸等。

（十三）安神剂

凡以安神药物为主组成,具有安定神志作用,以治疗神志不安病证的方剂,称为安神剂。

神志不安病证,原因虽多,但就其证候而言,无非虚实两端,实者宜重镇安神,虚者宜滋养安神。故安神剂分为重镇安神与滋养安神两类。重镇安神剂多配伍清热、祛痰、化瘀等药物,但重镇安神剂中,多金石贝壳类药物,易伤胃气,不宜久服。滋养安神剂多配伍滋阴、养血等药物。对于脾胃虚弱者可配伍健脾和胃药。常用安神剂有朱砂安神丸、磁朱丸、珍珠母丸、天王补心丹、酸枣仁汤、甘麦大枣汤等。

（十四）息风剂

凡是以平肝息风药物为主组成,具有平息内风作用,以治疗内风证的方剂,称为息风剂。

内风证,即肝风内动证,是由脏腑功能失调所引起的以眩晕、抽搐、震颤等为主要表现的病证,其病机有肝阳化风、热盛动风、阴虚动风、血虚生风等,因此息风剂常须根据病机及证候的不同,分别配伍平肝潜阳、清热泻火、滋阴养血及化痰、安神等药物。常用息风剂有羚角钩藤汤、镇肝熄风汤、大定风珠等。

（十五）固涩剂

凡以固涩药物为主组成,具有收敛固涩等作用,治疗气、血、精、津液耗散之滑脱病证的方剂,称为固涩剂。

气、血、精、津液是维持人体生命及脏腑功能活动的精微物质,既不断地被人体利用消耗,又不断地得到补充,处于动态的平衡中,以维持正常机能活动。一旦消耗过度或正虚不固,每致滑脱不禁,甚者危及生命。因此,正虚不固为本,精、血、津液滑脱不禁为标。固涩剂是气、血、精、津液耗散滑脱病证的治标之剂,在临床使用固涩剂时,应配伍相应的补益药,补涩并用,以标本兼顾。若正虚而散失较甚者,又当急则治标,以固涩为先,得效后再补虚以治本。至若元气大亏、亡阳欲脱者,又当急用大剂补气回阳之品以固脱。凡属实邪所致的热病汗出、痰饮咳嗽、伤食泄泻、热痢初起、火扰遗精、湿热带下或血热崩漏等,均非固涩剂所宜,用之不当,则有"闭门留寇"之弊。常用固涩剂有牡蛎散、玉屏风散、九仙散、真人养脏汤、四神丸、桃花汤、金锁固精丸、桑螵蛸散、缩泉丸、固经丸、震灵丹、固冲汤、完带汤、易黄汤等。

（十六）开窍剂

凡以芳香开窍药为主组成,具有开窍醒神作用,以治疗窍闭神昏病证的方剂,称为开窍剂。

窍闭神昏有热闭与寒闭的不同,热闭多由热陷心包、痰热蒙窍所致,治宜清热开窍,简称凉开;寒闭多因寒邪、气郁、痰湿或秽浊不正之气蒙蔽心窍所致,治宜温通开窍,简称温开。故开窍剂分为凉开与温开两类。

使用开窍剂,首先应辨清神昏病证的虚实、寒热。开窍剂只适用于邪实的闭证神昏,而禁用于正衰的脱证神昏。其次,阳明腑实证而见神昏谵语者,只宜寒下,也不宜用开窍剂;至于阳明腑实而兼有邪陷心包者,可根据病情缓急,先予开窍,或先予寒下剂,或开窍剂与寒下剂并用。开窍剂多由芳香辛散之品组成,易伤元气,只可暂用以急救治标,中病即止,不可久服。本类方剂多制成丸、散剂或注射剂,不宜煎煮,以免药性挥发,影响疗效。常用开窍剂有安宫牛黄丸、紫雪散、至宝丹、小儿回春丹、行军散、苏合香丸、紫金锭(玉枢丹)等。

第三节　中药煎服法与护理

汤剂是我国应用最早和最广泛的一种中药剂型,汤剂的制作是将药物饮片放入容器内加热煎煮,煎煮及服用的方法是否得当可直接影响疗效的发挥与用药安全。

一、中药煎煮法

(一) 煎煮器具

煎药器具以砂锅为最佳,因其化学性质稳定,不易与药物有效成分发生化学反应,且导热均匀,保暖性能好。若无砂锅,可用搪瓷器皿、不锈钢锅或铝锅代替,但忌用铁、铜、锡等制成的器具。因这些金属元素易与药液中的有效成分发生化学反应,使疗效降低,甚至产生毒副作用。再则铁、铜、锡本身也是中药类,服用后可能与病情不相符。铁在煎煮过程中,易与药材中所含的苷类、鞣质类等成分发生化学反应,生成不溶于水的鞣酸铁或其他成分,不仅使药液变黑变绿,药味腥涩,且造成鞣质的损失,影响生物碱的利用,降低有效成分的浸出及药物的疗效,或改变药物的性能,甚至对人体造成危害。

(二) 煎前浸泡

中药饮片煎煮前浸泡有利于有效成分的充分溶出,且可缩短煎煮时间,避免因煎煮时间过长,导致部分有效成分耗损、破坏过多。植物类中药多为干品,其中有效成分多以结晶或沉淀的形式存在于细胞内,通过浸泡,使细胞中可溶性物质溶解,由细胞膜透出。若不浸泡而直接加热会使药物表面的淀粉和蛋白质凝固,影响有效成分的溶出。提前浸泡的时间,一般以 30~60 min 为宜,种子、果实类药物还可延长。夏季气温高,浸泡时间宜短,以免腐败变质;冬季气温低,浸泡时间宜长。浸泡药材的水温以常温或温水(25~50℃)为宜,忌用沸水浸泡。有些活血化瘀类药物还可在煎泡前浸入适量白酒,以促进药物有效成分的溶出而提高疗效。

(三) 煎熬用水

除处方有特殊规定用水外,一般以水质纯净为原则,如新鲜洁净的自来水、河水、井水、泉水等凡能生活饮用的水或蒸馏水均可作为煎药用水。混浊、污染严重甚至腐臭的水绝不能作为煎药用水,经过反复煮沸或放置热水瓶中较久的水,不能作为煎煮用水。煎药的用水量与治疗效果密切相关。因为加水过少,药物的有效成分不易煎出,而加水过多,则煎煮时间延长,易造成有效成分的破坏。煎煮用水量应为饮片吸水量、煎煮挥发量及煎煮后所需药液量的总和。实际操作时应根据饮片的质地疏密、吸水性能及煎煮时间长短确定。一般用水量为将饮片适当加压后,液面淹没过饮片约 2 cm 为宜,需久煎的药物加水量可略多,而煎煮时间较短的药物,则加水量可略少,液面淹没药物即可。

(四) 火候及时间

煎煮火候的控制,主要取决于药物的性质和质地。一般药物,宜先武火(大火)后文火(小火),即未沸前用大火,沸后用小火保持微沸状态,以免药汁溢出或水分迅速蒸发,影响有效成分的煎出。① 一般药,第一煎煮沸后再文火煎 30 min,第二煎煮沸后再煎 20 min。② 发散药及芳香类药物,第一煎应当用武火迅速煮沸几分钟后再用文火略煮 15 min,第二煎沸后再煎 10 min,久煎易致有效成分挥发。③ 滋补药,第一煎沸后再煎 1 h,第二煎沸后再煎 50 min,使有效成分充分溶出。④ 有效成分不易煎出的矿物类、骨角类、甲壳类药,一般煮沸后必须至少再煎 30 min 以上,否则有效成分难以溶出。

(五) 煎熬次数

一剂药一般至少应煎两次。第一次煎煮完毕后,将药液滤出,再加水至液面淹没药物,煎煮第二次,这样可使有效成分充分煎出。质地厚重或滋润的补益药可煎三次或更多。由于药渣中所含有效成分会更大,因此每次滤出药液时应绞渣取汁。

(六) 特殊煎煮法

一般药物可同时入煎,但部分药物由于性质、性能及临床用途、所需煎煮时间不同,所以入药煎煮的方法也不同。

1. 先煎　矿物、贝壳类药物,如龟甲、鳖甲、生龙骨、生牡蛎、磁石等,因质地坚硬,有效成分难以煎出,应打碎先煎,待煮沸 30 min 后再下其他药。附子、乌头等有毒药物也应先煎30 min,以降低其毒性。

2. 后下　有效成分煎煮时容易挥发或破坏而不耐久煎的药物,如薄荷、木香、白豆蔻、大黄、番泻叶、钩藤等,宜在一般药物煎好前 4~5 min 时下。

3. 包煎　蒲黄、海金沙等药材质地过轻,煎煮时易漂浮在药液面上,或成糊状,不便于煎煮及服用;车前子、葶苈子等较细药材,以及其他含淀粉、黏液质较多的药物,煎煮时容易粘锅、糊化、焦化;辛夷、旋覆花等药材有毛,对咽喉有刺激。这几类药入药时宜用纱布包裹入煎。

4. 另煎　某些贵重药物,如人参、西洋参、羚羊角片等,应另煎,取汁兑服。若与他药同煎,其有效成分易被其他药渣吸附,造成浪费。

5. 烊化　一些胶质类药物,如阿胶、饴糖、鹿角胶等,因易黏附于其他药渣及锅底,既浪费药材,又容易熬焦,应另行溶化后,与其他药汁兑服。

6. 冲服　某些不耐高温的药、入水即化的药、汁液性的药,如芒硝、竹沥等,宜用煎好的其他药液或开水冲服;某些贵重药、细料药,如牛黄、三七、琥珀等,应研细末,用汤液冲服。

二、中药服药规则

(一) 服药时间

服药应顺应阴阳消长的规律和人体的生理病理规律,选择最佳的时间,以提高疗效。

1. 饭前服药　饭前胃中空虚,服药后可避免与胃中食物混合,能迅速入肠中,被人体充分吸收。驱虫药、攻下药、滋补药、制酸和开胃等治疗胃肠道疾病的药宜饭前服。

2. 饭后服药　饭后胃中存有较多食物,此时服药可减少对胃的刺激,故对胃肠道有刺激的药物(如抗风湿药)宜饭后服;消食药宜饭后及时服用。

3. 睡前服药　为了顺应人体生理节律,充分发挥药效,有些药宜睡前服。如安神药宜在睡前 30 min 至 1 h 服,以助安眠;涩精止遗药宜在临睡时服,以治疗梦遗滑精;缓下剂宜在睡前服,以便翌日清晨排便。

此外,涌吐药宜清晨或午前服;止泻药应及早服,泻止停服;截疟药应在疟疾发作前 2 h 服药,急性病则不拘时服;治咽喉病药,宜少量而频频含服。

一般药物,无论饭前服或饭后服,服药与进食都应间隔 1 h 左右,这样既可使食物充分消化,又可使药物充分吸收,以利药效的发挥。

(二) 服药量

一般疾病服药量多为每日 1 剂,每剂分早、晚 2 次服或早、中、晚 3 次服,每次服 200~250 mL。病情危急者,可每隔 2~4 h 服药一次,昼夜不停,使药力持续。服用药力较强的药物(如发汗药、泻下药),应适可而止,以得效为度,不可损伤正气。呕吐患者服药应小量频服。

中成药的剂型不同,服药单位也不同,应根据服药要求和病情需要适当掌握。小儿、体质较弱者服药量应酌减。

(三) 服药冷热

汤剂一般应温服。治疗寒证的热性药物,应热服,特别是辛温解表药治疗外感风寒表实证时,不仅宜热服,服药后还应温覆取汗。治疗热证的寒性药物,如热在胃肠,患者欲冷饮者可凉服;如热在其他脏腑,患者不欲冷饮者,仍宜温服。用从治法时,可热药凉服,或凉药热服。

(四) 其他服药方法

中药剂型多种多样,患者情况也千差万别。除汤剂外的其他剂型应根据不同剂型特点和患者的具体情况采取不同的给药方法。一般丸剂、片剂、胶囊、滴丸等用白开水送服;散剂、丹剂、细丸、膏剂以及某些贵重细料药,可用白开水或汤药汁冲服或含服;呕吐患者在服药前可先服少量姜汁,也可嚼少许生姜片或橘皮,以防呕吐;温里祛寒药可用姜汤送服;祛风胜湿药可用黄酒送服,以助药力;对婴幼儿、危重患者可将药化开后喂服;对神志不清、昏迷、牙关紧闭等不能正常进食的患者,可鼻饲给药。

三、药物的内服法与护理

(一) 解表类药物服法与护理

1. 服用解表药,首先应辨清表证的性质,风寒表证选用辛温解表药,风热表证选用辛凉解表药;其次,要根据兼夹邪气的性质、正气的强弱、四时气候、地理环境等的不同,合理配伍相应药物,如祛暑、化湿、润燥、补气、养血、滋阴、助阳药等。

2. 因解表药属轻清辛散之品,故不宜久煎,以免有效成分挥发而降低疗效。一般加水浸透后,先武火煮沸再文火煮 5~10 min。

3. 汤剂应温服,服药后静卧,温覆取汗或啜热粥以助汗达邪。注意观察有汗、无汗,出汗时间、部位及体温、脉搏。在一般情况下,汗出热退即应停药,以遍身微微持续汗出最佳。若汗出不彻,则表邪不解,需继续用药;而汗出过多,会伤津耗液,损伤正气,可给患者口服糖盐水或输液;若大汗不止,易导致亡阴亡阳,应立即通知医师,及时采取措施。

4. 汗出热退时,应及时用干毛巾或热毛巾擦干,忌用冷毛巾擦拭,以防毛孔郁闭,不利于表邪外达;大汗淋漓者,暂时不要更衣,可在胸前、背后铺上干毛巾,汗止时再更换衣被。注意避风寒,防止复感。

5. 病位在表应因势利导,故表证即使高热不退,也不宜冷敷,以免毛窍闭塞,冰伏邪气,"闭门留寇",影响邪气外达,使邪无出路,反入里化热成变证而热更甚;可以针刺大椎、曲池等穴以透邪发汗。

6. 对表证兼有风湿者,须用数次微汗,以达祛风除湿之功效。因风为阳邪,其性轻扬,易于表散,可一汗而去;而湿为阴邪,其性黏滞,难以速去,若大汗,则风邪虽去而湿邪仍在,不仅病不能愈,反而耗伤正气。故风湿互结,宜遍身持续微汗,缓缓蒸发,则营卫畅通,风湿才能俱去,切忌大汗。

7. 发汗要因人因时而异。如,暑天炎热,汗之宜轻;冬季寒冷,汗之宜重;体虚者,汗之宜缓;体实者,汗之宜峻等。

8. 服药期间应保持室内温度恒定。寒冷季节室温控制在 16~22℃,室温过低不利于发汗;气候炎热时室温不宜高于 25℃。既要保持室内空气通畅新鲜,又要防止汗出当风,复感外邪。

9. 饮食宜清淡,易于消化。不宜食黏腻、荤腥、辛辣、酒酪等食物;忌食酸性食物,因酸性食物有敛汗作用;特别忌食鱼蟹、狗肉、香菇等发物。风寒表证患者宜多食姜、葱、豆豉等温热之品以助汗出,忌食生冷食物;风热表证患者宜多食西瓜等清热之物。

10. 服发汗解表药时,禁用或慎用解热镇痛西药(如阿司匹林等),防止汗出太过;服用含有麻黄的药物后,要注意观察患者的血压及心率变化。

11. 注意不可妄汗。凡淋家、疮家、亡血家和剧烈吐下之后均禁用汗法。对于表邪已尽或麻疹已透、疮疡已溃、虚证水肿,自汗、盗汗、热病后期津亏者均不宜使用汗法。

(二)泻下类药物服法与护理

泻下类药物属于下法。其适应证为里实证,病性有寒热,正邪有虚实,病邪有兼夹。下法又有寒下、温下、润下、逐水、攻补兼施之别,所以服药及护理方法应有所不同,并注意与其他治法配合使用。

1. 寒下 适用于热结腑实证,高热烦渴,腹胀疼痛,大便燥结,脉沉实;或热结旁流,下利清水,腹胀疼痛,按之坚硬有块,口舌干燥,脉滑实;或里热实证之高热不退,谵语发狂;或头痛目赤、咽喉、牙龈肿痛等火热上攻及痈肿疮疡等热毒炽盛者。

（1）患者有高热、烦躁不安、口渴舌燥等表现，应注意调节病室的温度和湿度，让患者感觉凉爽、舒适，有利于静心养病。

（2）大承气汤，应先煎方中的枳实和厚朴，大黄后下，芒硝冲服，以保证其泻下功效。

（3）服药期间应严密观察病情变化及生命体征，观察排泄物的性质、量、次数、颜色，腹痛与排便的关系等。若泻下太过出现虚脱，应及时配合救治。

（4）在服药期间应暂禁食。须待燥屎得下后再给以米汤、面条等清淡、养胃、易消化饮食，忌油腻、辛辣食物及饮酒，以防邪热再结，腑实再成。

（5）服药期间不可同时服用辛燥、滋补药。

（6）表里无实热者及孕妇忌用。

2. 温下　适用于寒结里实证，大便不通，脐下硬结，腹痛喜温，手足不温，脉沉迟。

（1）温下病证，宜住向阳病室，注意保暖，使患者感到温暖舒适。在饮食方面应注意给予温热性食品。

（2）温脾汤，方中大黄应先用酒洗后再与其他药同煎，药宜饭前温服。

（3）服药后应观察腹部冷结疼痛情况，宜连续轻泻。服药后，如腹痛渐减、肢体回暖，为病趋好转之象。

3. 润下　适用于年老、体弱、新产、久病等津枯、阴亏、血虚便秘，或习惯性便秘等。

（1）润下药多做成丸剂。

（2）润下药一般宜早、晚空腹服用。对习惯性便秘患者应养成定时排便的习惯，也可在腹部进行按摩疗法。

（3）在服药期间，应配合食疗以润肠通便。宜给予具有通便作用的食品，如香蕉、蜂蜜、果仁、菜泥等。

4. 逐水　适用于水饮停聚体内，腹肿胀满，或胸胁有水气，喘满壅实等脉证俱实正气未衰者。

（1）逐水药宜用散剂。

（2）逐水药多用于胸水和腹水病证，用药前要称体重、测腹围，以便观察腹水消退情况。服药后要注意观察心下痞满和腹部胀痛情况及全身变化，如出现神志改变，脉搏细弱或血压下降，应及时停药并告知医师，采取相应的处理措施。

（3）逐水药泻下作用峻猛，能引起剧烈腹泻，使体内潴留的水液从大便排除，部分药兼有利尿作用，且多为有毒之物，易伤正气。体虚、孕妇忌用，有恶寒表证者不可服用。

5. 攻补兼施　适用于里实正虚而大便秘结者。代表方有新加黄龙汤、增液承气汤等。

（1）患者多属里实便秘而兼气血两虚、阴液大亏者,用药中病即止,不可久服。

（2）服用新加黄龙汤需加姜汁冲服,既可以防呕逆拒药,又可以振胃气。

（三）清热类药物服法与护理

清热类方药,根据其功效可分为清气分热、清营凉血、气血两清、清热解毒、清脏腑热以及清虚热六类。主治里热证,其运用范围较广,尤其治疗温热病中更为常用。

1. 服用清热类药物,必须详细辨别病邪性质(虚、实、湿、毒)、部位(脏、腑、气、血)及有无其他兼证,以便选择适当的清热药并做必要的配伍。如火热最易伤津耗气,因此清法常配伍生津益气之品。温病后期,热灼阴伤,或久病阴虚而热伏于里的,清法又当与滋阴并用,不可纯用苦寒直折之法。

2. 煎服药护理　清热之剂,因药物性质不同,煎药方法亦应有区别。一般煮沸后10~15 min;清热解毒或清热解暑等清凉之品,煎煮时间要求稍短;其他如白虎汤中的生石膏应打碎,用武火先煎 15 min,后入其他诸药,改用文火,煎至粳米熟;普济消毒饮中的薄荷气味芳香、含挥发油,应后下以减少有效成分挥发或分解破坏而损失药效。凡清热解毒之剂,均以取汁凉服或微温服。

3. 服药后需观察病情变化,如服白虎汤后,患者体温渐降,汗止渴减,神清脉静,为病情好转。若患者服药后壮热烦渴不减,并出现神昏谵语,舌质红绛,为病由气分转入营分或气营两燔;若药后壮热不退而出现四肢抽搐或惊厥者,为热盛动风,应立即报告医师采取救治措施。对疮疡肿毒之证,在服药过程中若肿消热退,为病退之象;若已成脓,则应切开排脓。对热入营血者,要观察神志、出血及动风之兆,一旦发现,立即处理。高热不退者,可同时配合物理降温。

4. 清热药适用于热证,饮食、室温、衣被、服药等均宜偏凉,病房要有良好的通风或降温设备,并根据患者发热程度调节室温,保持病房空气新鲜,光线柔和,环境安静。汗出较多者,及时更换衣被。

5. 热病患者,心情烦躁,情绪易于激动,应做好精神安慰工作,消除其忧虑与恐惧,使患者心情愉快。

6. 疫疠患者要隔离消毒,特别是病室及患者的餐具、衣被等,防止相互感染。

7. 饮食上应给予寒凉性食品以助清除内热,多食蔬菜、水果类及富含维生素的食物,如苦瓜、黄瓜、绿豆、藕、莴苣、梨等。鼓励患者多饮水、西瓜汁、梨汁等生津止渴之品。

8. 苦寒滋阴药久服伤胃或内伤中阳,必要时配伍醒脾、和胃药;年老、体弱、孕妇、脾胃虚寒者慎用,或减量服用。

（四）祛湿类药物服法与护理

祛湿药因其功效不同,可分为祛风湿药、芳香化湿药、利水渗湿药等几大类,服药护理亦各不同。

1. 痹证多属慢性疾病,病情变化较少,为服用方便,祛风湿药可制成酒剂、丸剂、散剂、片剂或膏剂,长期服用。酒还能增强祛风湿药的功效。也可制成外敷剂型,直接用于患处。

2. 祛风湿药辛温性燥易伤阴耗津,阴津亏虚者应慎用。大多数祛风湿药对胃肠道有刺激,故宜饭后服用。

3. 长期服用抗风湿药酒时,要严密观察病情,谨防药物蓄积中毒,如发现患者有唇舌麻木、头晕、心悸等症状时,为中毒反应,应立即停药。同时严格控制每次服用量,以防急性中毒。

4. 芳香化湿药多气味芳香,富含挥发油,入汤剂不宜久煎,一般煎煮 10~15 min 即可,以免影响药效。应用本类药物时,护理的着眼点是注意舌苔变化,舌苔渐退为向愈之征。

5. 利水渗湿药能使小便通畅、尿量增多,服药后要注意观察小便排出是否通畅、尿量变化、水肿消退情况等。利水渗湿药易耗伤津液,对阴亏津少、肾虚遗精、遗尿者宜慎用或忌用。有些药物通利作用较强,孕妇应慎用。

6. 病室要注意通风,保持室内干燥,温度适宜,阳光充足,防止复感湿邪而加重病情。

7. 饮食护理因病而异,一般忌食生冷、油腻之物;服淡渗利湿之品,饮食宜清淡,可多食白菜、芹菜、马齿苋等有利尿作用的食物。

(五) 温里类药物服法与护理

1. 服用温里药,应辨清寒热真假。温里药必须针对里寒证,若辨证有误,妄用温热护理法,可致病势逆变。真寒假热,阴寒太盛,温药入口即吐者,宜采用冷服,或加反佐药(如少佐苦寒、咸寒之品),以免格拒不纳。

2. 使用温里药要注意因人、因时、因地制宜。平素火旺之人,或阴虚失血之体,或火热季节,或南方温热之地,剂量宜轻,不可久服;若冬季气候寒冷,或素体阳虚之人,剂量可适当增加。

3. 回阳救逆药主治阳气衰微,内外俱寒,阳气将亡之危证。昏迷患者可鼻饲给药,服药期间应密切观察患者神志、面色、体温、血压、脉象及四肢回暖的病情变化。若服药汗止,肢体渐温,脉渐有力,为阳气来复,病情好转;如服药后患者汗出不止,厥冷加重,烦躁不安,脉细散无根等,为病情恶化,应及时与医师联系,并积极配合医师抢救。回阳救逆药方中有附子,需久煎。

4. 生活起居、饮食、服药等护理均以"温"法护之,宜保暖,进热饮,尤其温中散寒药服药后要饮热粥,有微汗时温覆取汗,不要减衣服。饮食忌生冷寒凉,宜吃性温的狗肉、羊肉、桂圆等,配合姜、葱、蒜、胡椒等,以增强药物的温中散寒、振奋阳气之功效。里寒患者易感外寒,故在应用温里药同时,要采取防寒保暖措施,以防风寒侵袭。

5. 温里药多属辛燥之品,易耗阴血,故热证、阴虚证患者及孕妇慎用或忌用。

(六) 理气类药物服法与护理

1. 本类药辛温芳香,宜散剂冲服或丸剂为宜,入汤剂之沉香、降香、檀香等宜后下。运用宣痹通阳理气之药,可加入少量白酒,以助药力;调理肝气的药物,可醋制以引药入经,并加强止痛之力。

2. 饮食宜用温通类的膳食,以助药力,忌食生冷瓜果之品,以免影响药效的发挥,或损伤肠胃。

3. 理气类药物辛温香燥,易耗气伤阴,故服理气药须中病即止,不宜过剂。凡气虚、津亏、阴虚火旺者慎用。若属辛香走窜破气之品,孕妇慎用。

(七) 消导类药物服法与护理

1. 根据消导方药的气味清淡、重厚之别,采用不同的煎药法。如药味清淡,临床取其气者,煎药时间宜短;如药味重厚,取其质者,煎药时间宜延长。

2. 消导类方药多用于慢性有形积滞,对于积聚痞块,宜渐消缓散,制剂以丸剂为佳,并根据有形实邪的性质灵活配伍。因病情多属虚实夹杂,故护理上要密切配合医疗,辨证施护。

3. 服药时饮食宜清淡,宜用平补而易于消化的半流质或软食,常用食物如山楂、萝卜、醋等;婴幼儿应注意减少乳食量,必要时可暂停喂乳。忌食生冷、硬物、肥腻。要求患者少食多餐,勿过饱。

4. 加强病情观察。应用消食导滞剂,应观察患者大便的性状、次数、量、气味,腹胀、腹痛及呕吐情况等。若因湿热食滞,内阻肠胃者,选用枳实导滞丸等治疗泄泻、下痢时,属"通因通用"之法,须特别注意排便及腹痛情况,若泻下如注,次数频繁或出现眼窝凹陷等伤津脱液情况时,应立即报告医师;应用消痞化积药时,应注意患者的局部症状,如疼痛、肿胀、包块等,详细记录癥块大小、部位、性质、活动度、有无压痛、边缘是否光滑等。此类药常以行气活血、软坚散结等药组方,如果患者突然腹部疼痛、恶心、吐血、便血、面色苍白、汗出厥冷、脉微而细,则病情加重,已变生他证,立即报告医师,并给予吸氧,做好输液、输血、手术的准备工作。

5. 消导类方药虽多药性缓和,但毕竟属克削之剂,故纯虚无实者,不宜使用,兼有泻下或通导功效者,只作暂用,不可久服,中病即止,以免戕伐正气。

6. 凡消导类药物,均宜在饭后服用。一般不与补益药和收敛药同用,以免降低药效。与西药同服时,应注意配伍禁忌,如山楂丸味酸,忌与复方氢氧化铝、碳酸氢钠等碱性药物同服,以免酸碱中和,降低药效。

7. 积滞的原因,多为忧思不解,气机不畅,且会加重病情,所以要注意情志调护。

8. 本类药对于年老、体弱者慎用,脾胃虚弱或无食积者及孕妇禁用。

(八)止血类药物服法与护理

1. 出血的原因有寒热虚实之分,病势有轻重缓急之别,病位有上下之不同。因此服用止血类方药,要根据出血的不同原因,辨证服药。护理上要依据导致出血的疾病和部位的不同,辨证施护。

2. 服用止血类方药应以止血而不留瘀,血止而不复出为原则。因此使用凉血止血药、收敛止血药应中病即止,不可多服久服,以免敛邪留瘀。

3. 许多止血药炒炭后止血效果更好,也有少数以生品止血效果更佳,注意合理应用。

4. 服药期间要注意观察出血的部位、数量、颜色、次数,定时测量记录血压、脉搏、呼吸等,如有变化,应及时报告。大出血时,要及时采取急救措施。

5. 加强心理护理,解除患者紧张和恐惧心理,保持病室安静,放松身心。

6. 食用富含营养、易于消化的食物,忌辛辣刺激性食物和饮料,禁烟酒。呕血患者应禁食 8~24 h。

(九)活血化瘀类药物服法与护理

1. 活血化瘀类药物行散力强,易耗血动血,忌用于有出血证而无瘀血征象者,妇女月经过多及孕妇应慎用或忌用。

2. 宜饭后服用,或适当配伍消食健胃药,以助药物吸收。

3. 破血逐瘀及活血疗伤类药物,特别是虫类药物,宜用丸散剂,或配合散剂外用,可提高消肿止痛的效果。部分活血止痛类药物宜酒或醋制以增强活血止痛功效。

4. 破血逐瘀的虫类药物(如虻虫、斑蝥等)大多有毒,内服应严格掌握剂量,中病即止;用于治疗癌肿时,可长期间断用药,并定期检查肝肾功能,防止损伤肝肾。

5. 注意观察患者疼痛的程度及肿块的大小、软硬度,肿瘤及疼痛较重的患者,要做好精神安抚。服药期间宜食温通类食物,忌用滋腻之品。

(十)化痰止咳平喘类药物服法与护理

1. 祛痰药宜饭后温服;平喘药宜在哮喘发作前 1~2 h 服用;治疗咽喉疾病,药宜多次频服,缓缓咽下,使药液与病变部位充分接触,反射性引起支气管分泌物增加,从而稀释痰液,便于排痰。

2. 服药后观察咳喘的变化及痰的质、量、色、味及咳痰是否通畅。痰多、咳出无力的患者,可给予翻身拍背,必要时吸痰;痰稠者,可让患者吸入水蒸气或雾化吸入,使痰液易于咳出。

3. 攻下逐痰药的作用峻猛,非痰积而体格壮实者,不可轻投。

4. 某些温燥之性强烈的刺激性化痰药,慎用于痰中带血等有出血倾向的患者。温肺化痰及祛风化痰药如半夏、南星、白芥子、皂荚等大多有毒,内服剂量不宜过大,阴虚有热者忌用。

5. 麻疹初起有表邪之咳嗽,不宜单投止咳药,当以疏解清宣为主,以免恋邪而致久喘不已,及影响麻疹之透发。

6. 病人宜进食清淡易消化食物,少食油腻、生冷及过甜、过咸、辛辣刺激食物。可多饮水,以补充消耗掉的水分。

7. 咳喘频繁,烦躁不安者,应给予安慰,稳定情绪,或转移注意力,以减轻咳嗽。

(十一)平肝息风类药物服法与护理

1. 平肝息风类药有性偏寒或偏温燥之不同,应区别服用。若脾虚慢惊者,不宜用寒凉之品,阴虚血亏者,当忌温燥之品。

2. 本类药多为介类、矿石、昆虫等矿物药或动物药,介类及矿物药宜打碎、先煎,昆虫类药物宜研末冲服。息风止痉类方药多为有毒之品,药性峻猛,服用不宜过量,且制剂以散剂为佳。

3. 本类药宜饭后服用,并注意顾护胃气。对破伤风等痉厥患者不能服药者,可鼻饲给药。

4. 注意生活护理,眩晕患者服药后,要静卧调养,保证充足的睡眠,避免情绪波动。

5. 注意观察患者的血压、脉搏、神志、瞳孔等变化,如出现异常应立即通知医师,做好急救准备。

(十二)开窍类药物服法与护理

1. 本类药物性质辛香,其有效成分易于挥发,故只入丸剂、散剂服用,可用温开水化服,神昏者宜鼻饲,不宜加热煎服。

2. 开窍药辛香走窜,为救急、治标之品,且能耗伤正气,故只宜暂服,不可久服。宜少量频服。

3. 要密切注意体温、脉搏、呼吸、血压等变化。

4. 昏迷病人要保持呼吸道通畅,鼻饲给药后,要注意口腔护理。元气大脱者,纵见神志昏糊,也不宜使用开窍药。

5. 搐鼻取嚏之通关开窍之法,忌用于高血压、脑血管意外、颅脑外伤等所致昏厥患者。

(十三) 安神类药物服法与护理

1. 安神类药物以矿石、贝壳或植物种子为主,入煎剂时,应打碎、先煎、久煎;部分药物有毒性,更须慎用,以防中毒。

2. 本类药物多属对症治标之品,特别是矿石类重镇安神药及有毒药物,只宜暂用,不可久服,应中病即止。

3. 矿石类安神药如作丸散服时,易伤脾胃,须配伍养胃健脾之品,以助药物吸收。

4. 注意服药时间。一般睡前 30 min 服药,以提高疗效。

5. 饮食以清淡可口少刺激为原则,忌辛辣肥甘、烈酒、浓茶、咖啡等,进食勿过饱。

6. 失眠患者多数都有心理负担。应注意精神护理,消除患者紧张、焦虑的情绪,保持平和心态,有利于改善和提高睡眠质量。

(十四) 补益类药物服法与护理

1. 补益药大多质重味厚,煎药时宜文火久煎才能药味尽出。阿胶需烊化。贵重药品应另煎兑服或冲服,空腹或饭前服下。

2. 虚赢不足之证,多病程较长,需指导患者坚持用药,宜采用蜜丸、膏滋、口服液等剂型,以便于保存和服用。

3. 凡丸剂、膏剂药品宜密封、干燥保存,防止虫蚀、霉变而影响药物疗效。

4. 偶遇外感,应停服补药,以防"闭门留寇"。

5. 引导患者注意生活要有规律,做到起居有常,保持充足睡眠,适当锻炼身体,提高抗病能力,避免劳累。

6. 虚证有阴虚、阳虚、气虚、血虚之别,饮食上应对证进补。阳虚者,可选用牛、羊肉和桂圆等温补之品,忌生冷瓜果和凉性食品;阴虚者,可选用银耳、木耳、甲鱼等清补之物,忌烟、酒,辛温香燥,耗津伤液之品;气虚者,可选用山药、母鸡人参汤、黄芪粥等健脾、补肺、益气之品,忌生冷饮食;血虚者可选用动物血、肝,大枣、菠菜等补血养心之品;冬季宜温补,夏季宜清补。

7. 虚证患者大多为大病初愈或久病不愈,易产生紧张、悲观、焦虑等不安情绪,护理人员应做好患者的心理疏导工作,给予精神上的安慰和鼓励,引导患者正确对待疾病,保持乐观情绪,树立战胜疾病的信心。

8. 补气助阳药品,性多温燥,肝阳上亢、阴虚内热者应慎用;滋阴养血药品性多滋腻,脾胃虚弱者应配伍健脾益胃药。

（十五）收涩类药物服法与护理

1. 收涩类方药，本为滑脱病证而设，滑脱的根本原因是正虚不摄，故收涩药物为应急治标之品，只可暂用以救急，滑脱病势一旦控制，应立即针对正气亏损服用补虚药，促进病愈。

2. 本类药物酸涩收敛，有闭门留寇之弊，故表邪未解、热病汗出、痰多咳喘、火动遗精、食滞泻痢、血热崩中、瘀血漏下、热淋尿频等均非收涩药物所宜。

3. 膳食宜平补，忌食生冷寒凉。

四、药物的外治法与护理

（一）膏药疗法的护理

膏药是临床各科常用的外治法。有硬膏、软膏等不同类型，应根据不同病证，选用不同的膏药类型。

1. **适用范围** 红膏药用于患处成脓尚未溃破者，用以拔毒透脓。白膏药有祛腐拔毒、去瘀生新的作用，用于外科痈疡疔肿已成，脓未溃或已溃脓毒未尽者。黑膏药有消肿、化脓、软坚、散结、止痛、活血通络、祛风胜湿等作用，用于痈疡疔毒未溃期或瘰疬、乳核等。狗皮膏药或其他跌打损伤膏多用于风湿及跌打损伤性病证。其他布类膏药制剂，如伤湿止痛膏，可按其注明的适应证选用。

2. **操作方法及护理**

（1）膏药敷贴前，先准备治疗盘、消毒用具、加热用品及胶布、绷带等。

（2）膏药剂用前先加温，使药膏软化，以便敷贴。根据病情，部分患者需在膏药上掺入药粉，掺药后边加温边在膏药外面挤捏，使掺药与膏药均匀混合。加温烘烤时，不宜过热，以免烫伤皮肤或药膏外溢。红膏药不能直接明火加温，要间接热水隔靠加温，若膏药掺入麝香、冰片、丁香、肉桂等香窜之品，不宜烘烤太久，以免药性挥发，降低药效。

（3）对治疗部位应进行常规消毒，清洁患部皮肤，剃去较长较密的毛发，若局部有污垢，需用生理盐水或乙醇等清洗擦净；若因膏药、胶布粘贴遗留污痕，可用松节油涂擦再行消毒。

（4）按病灶范围，选择大小适宜的膏药，剪去药膏的周边四角，并在边缘上剪些小口，以便敷贴方便、舒适。

（5）膏药敷贴后，可用胶布固定，在关节部位，膏药容易脱落，须加绷带固定。

（6）注意观察皮肤反应，少数患者在贴膏药处有局部瘙痒，反应明显者，可除去膏药，用乙醇涂擦，或撒以止痒扑粉，1~2日后痒即止，根据病情，再行贴药。发现皮肤有丘疹、水疱、潮红,为过敏反应形成的膏药风或浸淫皮肤引起湿疹,应随即取下,暂时停用,或改用油膏剂,并注意保持皮肤清洁,防止感染。

(7)膏药敷贴一般一日一换,厚型药膏多用于肿疡,可3~5日更换一次,薄型膏药多用于溃疡,须每日更换,如脓水较多,一日可换数次。

(二)熏蒸疗法的护理

1. 适用范围　熏蒸疗法常用于风寒痹证、中风偏瘫、感冒风寒、跌仆损伤、痛风、重症肌无力、妇科痛经或外阴瘙痒、各种皮肤病、各种水肿、眼炎症红肿痒痛等。发热、急性炎症、昏迷、精神病患者、恶性肿瘤、黄疸、有出血倾向、气血两亏、严重心脏病、哮喘发作、孕妇及妇女月经期间等禁止使用全身蒸法。

2. 操作方法及护理

(1)熏蒸前准备治疗盘,药液,容器(根据熏蒸部位的不同选用盆、治疗碗、有孔座椅等),毛巾,必要时备屏风。或按条件和需要备中草药熏蒸治疗机。

(2)根据治疗部位选用合理体位,使患者舒适且能持久。

(3)熏蒸眼部时,将煎好的药液趁热倒入治疗碗,眼部对准碗口熏蒸;熏蒸四肢时,将药液趁热倒入盆内,四肢架于盆上,用浴巾围盖后熏蒸;熏蒸会阴部和肛门时,将药液趁热倒入盆内,协助患者脱去内裤,让其坐在有孔椅上熏蒸。必要时,待药液不烫,即将局部浸泡于药液中泡洗。时间一般为15~30 min。

(4)采用中草药治疗机进行全身熏蒸时,先用冷水浸泡药物20~60 min后,放入熏蒸机贮药罐内,接通电源预热机身(夏季15 min,冬季20 min以上),然后调好机身温度(夏季32℃,秋、冬季32~35℃)。患者暴露躯体坐在椅上或卧于治疗床上熏蒸,每次20~30 min,每日1~2次。擦干汗液。

(5)熏蒸过程中要密切观察患者的反应,若感到不适,应立即停止,如患者出现心慌、气促、面色赤或苍白、大汗等情况,应停止操作,给患者保暖,让其卧床休息,口服盐开水适量,若仍不缓解,应尽快请医师诊治。

(6)蒸汽浴室应设观察窗口,以便随时观察患者情况。全身熏蒸者不宜出汗过多,注意观察汗出的多少,在熏蒸前适量饮水可防过多出汗而虚脱。

(7)局部熏蒸时,局部应与药液保持适当的距离,以温热舒适,不烫伤皮肤为度。颜面部熏蒸后,在室内30 min后才能外出,以防感冒。局部有伤口者,按无菌操作进行。

(8)用中草药熏蒸机应先检查机器的性能、有无漏电现象,以防发生意外。

(9)注意物品的消毒隔离,以防交叉感染。

(三)熨敷疗法的护理

1. 适用范围　熨敷疗法常用于各种风湿、寒湿痹证,风寒感冒之头痛、身痛、咳喘;可治疗一切因经脉不通所致的肢体关节疼痛、肿胀、麻木、瘫痪、挛缩和僵硬等病变;对各种痛证如头痛、胁痛、腰痛、面痛、腹痛等均有止痛作用;可用于积聚、痞气、食滞、痰核、瘰疬等病证的治疗;也常用于癃闭、各种厥证的急救,一切下焦虚冷、元阳衰惫之证;同时也适应于保健养生。忌用于皮肤破损处、身体大血管处、局部无知觉处、孕妇的腹部和骶部、腹部包块性质不明以及一切炎症部位;禁用于实热证或麻醉未清醒者。

2. 操作方法及护理

(1)熨前准备治疗盘、治疗碗、竹铲或竹筷、棉签、凡士林膏、双层纱布袋,另根据需要备大毛巾、炒锅、电炉、屏风等。

(2)体位以患者舒适并能持久为原则。一般是熨头面、胸腹可采用仰卧位,熨腰背、项部可取俯卧位,肩胁部可取侧卧,四肢部可取坐位。暴露药熨部位时要注意保暖,必要时用屏风遮挡。

(3)药熨前,药物置入锅内,用文火炒(或按需要加适量的白酒或醋搅拌后炒),炒时用竹铲或竹筷翻拌,至温度60~70℃时将其装入双层布袋中,用大毛巾保温。

(4)局部皮肤涂少量凡士林膏,将药熨袋放在患处或相应的穴位上用力来回推熨。力量要均匀,开始时用力要轻,速度可稍快,随着药袋温度的降低,力量可增大,同时速度减慢。药敷时间一般15~30 min,每日1~2次。

(5)要观察局部皮肤情况,防止烫伤。药熨袋温度不宜超过70℃,年老者、婴幼儿不宜超过50℃。熨敷过程中,若药熨袋冷却后应立即更换或加热,若患者感到局部疼痛或出现水疱应立即停止操作,并进行适当处理。

(6)熨烫过程中要注意观察患者的情况,如有头晕、心慌,应停止治疗。

(7)热熨治疗后的患者要注意避风保暖,不宜过劳,饮食宜清淡。

(四)掺药疗法的护理

1. 适用范围　掺药疗法用于外科一切阳毒、阴毒、破溃的创面,皮肤火毒症,表皮溃烂或湿疹,口腔黏膜炎症或溃烂等。

2. 操作方法及护理

(1)准备好清创和消毒用品,先清洁创面,并进行局部皮肤消毒。

(2)患者采用舒适持久的体位,治疗部位平面要向上。按创面大小,均匀掺布药粉,厚薄适度。

(3)掺好药后,用消毒纱布或油膏纱布覆盖,胶布固定,关节活动处加用绷带固定。

(4)去腐拔毒等药末,有时会刺激创面,引起疼痛,应告知患者,以便取得其配合。

（5）一般 1~2 日换药一次,分泌物较多者,可根据具体情况勤换,每次换药时,均须把脓血污物及残存药末清除干净。

（6）密切注意创面情况,如有恶化趋向,应及时通知医师,以决定是否更换治法。

（五）洗浴疗法的护理

1. 适用范围 洗浴疗法用于各种泛发性皮肤病;各种原因引起的全身关节酸痛,肢体麻木;肛肠科疾病和妇科疾病。严重心脏病、妊娠期、月经期不宜用此法。

2. 操作方法及护理

（1）正确配制洗浴药液,备好水温计、坐架、罩单、浴巾、软毛巾、拖鞋、衣裤等洗浴用品。

（2）调节浴室温度,夏季防止汗多而虚脱,冬季防止受凉感冒。药液温度在 40~50℃为宜,防止烫伤。若病情需要,可先熏后洗。

（3）密切观察患者的面色、呼吸、脉搏,询问患者有无不适感,及时调节药液温度,浸泡时间一般为 20~40 min。

（4）对体质虚弱、年老、儿童或肢体活动不便者应协助其洗浴。

（5）洗浴用品应一人一份,用后清洁消毒,防止交叉感染,伤口洗浴后,按常规给予伤口换药处理。

（6）注意观察病情,若病人有不适,应停止洗浴,并及时正确处理。

（六）灌肠疗法的护理

1. 适用范围 灌肠疗法适用于慢性结肠炎、慢性肾衰竭、带下病、慢性盆腔炎、慢性痢疾、腹部手术后及便秘和肠道检查准备等。禁用于肛门、直肠和结肠手术后、大便失禁、下消化道出血、妊娠妇女。

2. 操作方法及护理

（1）准备灌肠筒、弯盘、肛管（14~16 号）、液状石蜡、棉签、止血钳、止水夹、水温计、输液架、橡胶单、治疗巾、卫生纸、量杯、便盆等器具。必要时备屏风。

（2）灌肠前嘱患者排空肠内粪便,必要时可先行清洁灌肠。

（3）视病变部位协助患者取舒适卧位,如病变部位在直肠和乙状结肠,取左侧卧位;在回盲部取右侧卧位。用小枕垫高臀部 10 cm,下垫橡胶单和治疗巾,保暖,仅暴露臀部。

（4）中药直肠滴注法 测量药液温度（39~41℃）,倒入灌肠筒内,挂在输液架上,润滑肛管前端,肛管连接输液管,排气后夹住肛管,轻轻插入直肠约 25 cm,松开止血钳,调节滴数（80~100 滴/min）。药液滴完,夹紧输液管,拔出肛管,用卫生纸轻轻按揉。整理床单,嘱患者卧床休息,保留 1 h 以上,以利药物吸收。

（5）中药直肠注入法　测量药液温度（39~41℃），润滑肛管前端，用注洗器或注射器吸取药液，连接肛管，排气后夹住肛管，轻轻插入直肠内 10~15 cm，松开止血钳，缓缓注入药液。如此反复多次，直至将药液注完。注毕，灌入温开水 5~10 mL，夹住肛管，分离注洗器并轻轻拔出，用卫生纸轻轻按揉，嘱患者尽量保留药液，取舒适体位。

（6）排便后，要注意观察泄下物的色、质、量及排便次数，便物若有特殊腥臭或夹有脓液、血液等，应及时留取标本，并及时记录和报告。

（7）每次灌肠的药液不应超过 200 mL，肠道疾病以晚间睡前进行为宜，此时活动减少，药物易于保留，可提高疗效。

（8）操作过程动作轻柔，因中药药液污染床单后的污渍不易清洗，要注意保持床单清洁。凡经灌肠使用过的物品，均应分别进行清洁与消毒处理。

中药煎煮法实训

思考题

（1~3 题共用题干）李某，男，28 岁。因淋雨受凉而发热，体温 39.2℃，微恶风寒，无汗，头痛，咽喉肿痛，口微渴，鼻塞，流黄涕，舌尖红，苔薄白，脉浮数。

1. 根据五味的作用特点，应选用哪种药味的药物为主配伍成方

A. 苦味　　　　　　　B. 酸味　　　　　　　C. 辛味

D. 甘味　　　　　　　E. 咸味

2. 治疗此患者宜选用的方剂是

A. 柴葛解肌汤　　　　B. 桂枝汤　　　　　　C. 麻杏石甘汤

D. 桑菊饮　　　　　　E. 银翘散

3. 以下护理措施错误的是

A. 药煎好后一般应温服以助汗

B. 药煎好后一般应凉服以助退热

C. 服药期间，应忌食生冷、油腻食物

D. 药后应保持全身微微持续汗出

E. 注意避风，以免重感

（4~6 题共用题干）张某，女，36 岁。素嗜寒凉，近日脘腹冷痛，喜温喜按，面色㿠白，食少腹胀，口淡不渴，四肢不温，大便溏薄，舌淡胖，苔白滑，脉沉迟无力。证属脾阳足，宜选附子、干姜、人参、白术等药治之。

4. 煎药时附子宜

A. 先煎　　　　　　　B. 后下　　　　　　　C. 另炖兑服

D. 包煎　　　　　　　E. 与其他药同煎

答案及解析

5. 煎药时人参宜

A. 先煎   B. 后下   C. 另炖兑服

D. 包煎   E. 与其他药同煎

6. 服药期间不宜食用

A. 牛肉   B. 羊肉   C. 桂圆

D. 大蒜   E. 苦瓜

（王海成）

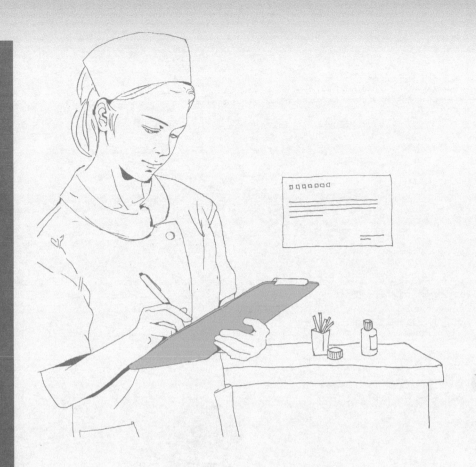

第九章 针灸疗法与护理

学习目标

1. 了解腧穴的分类及治疗作用。

2. 能对常用腧穴进行正确定位。

3. 会操作毫针刺法,知道毫针刺法的注意事项,能正确处理针刺异常情况。

4. 会操作灸法,知道灸法的治疗范围和注意事项。

　　刚来上班的护士小王有痛经的病史，昨天来月经后小腹疼痛剧烈，今晨交班时见其手按小腹呈痛苦状，面色苍白，出冷汗，交完班后冲到卫生间呕吐。刘护士长了解情况后，即帮小王揉按三阴交、血海和合谷三个穴位。

　　请问：1. 揉按下肢的三阴交穴、血海穴以及上肢的合谷穴，为什么可以治疗痛经？

　　　　　2. 三阴交穴、血海穴有什么简便的取穴方法？

第一节　腧穴常识

　　腧穴，俗称穴位，是人体脏腑经络气血输注于体表的部位，也是针灸推拿治疗的施术点。"腧"通"输"，是输注、转输的意思，"穴"是孔隙的意思。腧穴在《黄帝内经》中又称为节、会、气穴、气府、骨空等，《针灸甲乙经》中称孔穴，《太平圣惠方》称为穴道。

　　腧、输、俞三字相通，但应用时各有所指。腧穴是所有穴位的统称；输穴见于特定穴中的五输穴，即井、荥、输、经、合中的第三个；俞穴特指特定穴中的背俞穴，背俞穴的具体穴名也用俞字，如肺俞。

　　腧穴一般归属于某条经络，而经络又隶属于某一脏腑。位于体表的腧穴一方面能反映脏腑器官病证；另一方面可通过接受刺激防治疾病，即腧穴既是疾病的反应点，又是治疗的刺激点，这些主要是通过经络来完成的。

一、腧穴的分类

　　人体上的腧穴可分为经穴、奇穴和阿是穴三类。

（一）十四经穴

　　凡归属于十二经脉、任脉和督脉的腧穴，称为"十四经穴"，简称"经穴"。这些腧穴因分布于十四经循行路线上，不仅有治疗本经病证的作用，而且能反映十四经及其所属脏腑的病证，是腧穴的主要部分。现在多沿用清代医家李学川在《针灸逢源》中记载的 361 个经穴。

（二）经外奇穴

凡有固定的名称、位置和主治，但在历代文献中尚未列入十四经穴的腧穴，称为"经外奇穴"，简称"奇穴"。奇穴的主治范围较单纯，多数对某些病证有特殊疗效，故称为"奇穴"，如四缝穴治疗小儿疳积，太阳穴治疗头痛等；有的奇穴并不指某一个部位，是由多个穴位组合而成，如华佗夹脊穴、十宣、八邪等。

（三）阿是穴

阿是穴是指既无固定位置，又无具体名称，而是以压痛点作为针灸施术的部位，又称"天应穴""不定穴"，即《灵枢·经筋》中说的"以痛为腧"。因其按压痛处，患者会"啊"的一声，故名"阿是"。近人常以此作为诊断和治疗的依据，有时经穴和奇穴也可应用此压痛之法取之。

二、腧穴的作用

（一）近治作用

腧穴能够治疗该穴所在部位及邻近组织、器官的病证，称为近治作用。如眼区的睛明、承泣、瞳子髎等穴均能治疗眼病；耳区的耳门、听宫、听会、翳风诸穴均能治疗耳病；胃部的中脘、梁门、建里等穴，均能治疗胃病等。一切腧穴均有近治作用，这是腧穴最基本的治疗作用。

（二）远治作用

十四经腧穴，尤其是十二经脉在四肢肘、膝关节以下的腧穴，不仅能治疗局部病证，而且对本经循行所及的远隔部位的组织、器官和脏腑的病证也有较好的治疗作用，有的甚至还有影响全身的作用，此即远治作用。如足三里穴不仅能治膝关节病症，还可治疗胃病，并且也是人体的强壮要穴。

（三）特殊作用

腧穴的特殊作用包括两个方面：一是指有些穴位的治疗作用具有相对特异性，如针刺大椎能退热、针刺陶道穴能截疟、灸至阴可矫正胎位等。二是指针刺某些腧穴，对机体的不同状态可起着双向的良性调节作用。例如，泄泻时，针刺天枢穴能止泻；便秘时，针刺天枢穴又能通便。心动过速时，针刺内关能使心率减慢；心动过缓时，针刺内关又可使心率增快而恢复正常。

三、腧穴的定位方法

（一）体表解剖标志定位法

本法是以体表解剖学的各种体表标志为依据来确定腧穴位置的方法。体表解剖标志可分为固定标志、活动标志两种。

1. 固定标志　指全身各部由骨骼和肌肉所形成的凸起和凹陷、五官轮廓、发际、乳头、肚脐、指（趾）甲等。如两眉之间定印堂，两乳头连线中点定膻中，腓骨小头前下方定阳陵泉等。

2. 活动标志　指各部的关节、肌肉、肌腱、皮肤随着活动而出现的空隙、凹陷、皱纹等。如屈肘，在肘横纹桡侧尽头处取曲池穴；当拇指跷起时，拇长伸肌腱和拇短伸肌腱之间的凹陷中取阳溪穴。这些都是在动态某种体位或姿势下才出现的取穴标志，故称为活动标志。

（二）"骨度"折量定位法

"骨度"折量定位法，是将人体各部按照比例规定为一定的折算长度，作为量取腧穴的标准。这里的折算长度就是"骨度"，其单位是"寸"，就是等分的意思。如规定从腕横纹到肘横纹是12寸，内关穴在腕横纹上2寸，就是从腕横纹到肘横纹分为12等分，再从腕横纹起向上数两个等分点。现代使用的"骨度"折量法，是以《灵枢·骨度》论述的人体各部分寸为基础，结合历代医家的临床实践，经过修改补充而来的。以上骨度分寸，不论男女老幼、高矮胖瘦，均折算成同样的长度和宽度，作为腧穴定位的标准。全身各部骨度折量分寸如表9-1、图9-1。

"骨度"折量
定位法

表 9-1　骨度折量分寸表

部位	起止点	折量寸	度量法	说明
头面部	前发际正中→后发际正中	12	直寸	用于确定头部腧穴的纵向距离
	眉间（印堂）→前发际正中	3	直寸	用于确定前或后发际及其头部腧穴的纵向距离
	前额两发角（头维）之间	9	横寸	用于确定头前部腧穴的横向距离
	耳后两乳突（完骨）之间	9	横寸	用于确定头后部腧穴的横向距离
胸腹胁部	胸骨上窝（天突）→胸剑联合中点（歧骨）	9	直寸	用于确定胸部腧穴的纵向距离
	胸剑联合中点（歧骨）→脐中	8	直寸	用于确定上腹部腧穴的纵向距离
	脐中→耻骨联合上缘（曲骨）	5	直寸	用于确定下腹部腧穴的纵向距离
	两乳头之间	8	横寸	用于确定胸腹部腧穴的横向距离

部位	起止点	折量寸	度量法	说明
背腰部	肩胛骨内侧缘→后正中线	3	横寸	用于确定背腰部腧穴的横向距离
	背腰部肩胛骨外侧缘→后正中线	8	横寸	用于确定肩背部腧穴的横向距离
上肢部	腋前、后纹头→肘横纹(平尺骨鹰嘴)	9	直寸	用于确定上臂部腧穴的纵向距离
	肘横纹(平尺骨鹰嘴)→腕掌(背侧)横纹	12	直寸	用于确定前臂部腧穴的纵向距离
下肢部	耻骨联合上缘→髌底	18	直寸	用于确定大腿内侧部腧穴的纵向距离
	胫骨内侧髁下方(阴陵泉)→内踝尖	13	直寸	用于确定小腿内侧部腧穴的纵向距离
	股骨大转子→腘横纹(平犊鼻)	19	直寸	用于确定大腿前外侧部腧穴的纵向距离
	腘横纹(平髌尖)→外踝尖	16	直寸	用于确定小腿外侧部腧穴的纵向距离
	外踝尖→足底	3	直寸	用于确定足外侧部腧穴的纵向距离
	臀沟→腘横纹	14	直寸	用于确定大腿后部腧穴的纵向距离

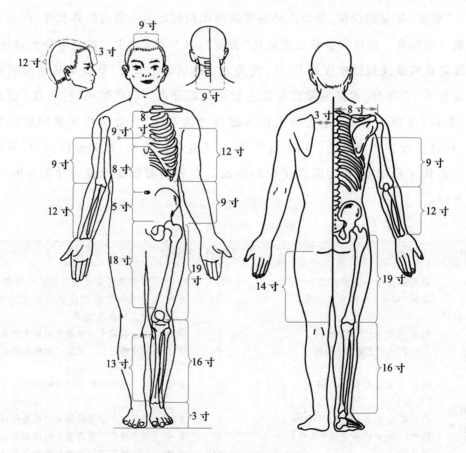

图9-1 常用骨度折量示意

（三）指寸定位法

指寸定位法是以患者本人手指的某些部位所规定的尺寸来量取腧穴的方法，也称"同身寸"。指寸法分中指同身寸、拇指同身寸和横指同身寸三种。

1. 中指同身寸　令患者将拇指与中指屈曲成环形，取中指中节桡侧两横纹头之间的距离作为1寸（图9-2）。

2. 拇指同身寸　令患者伸直拇指，以拇指指间关节的宽度为1寸（图9-3）。

3. 横指同身寸（一夫法）　手第2~5指并拢，以中指近端指间关节横纹为准，其四指的宽度为3寸（图9-4）。

此法在具体取穴时，需在骨度折量定位法的基础上运用，不能以指寸悉量全身各部，否则长短失度。

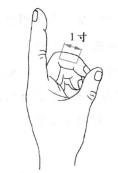 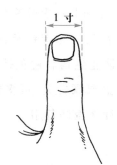 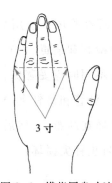

图9-2　中指同身寸法　　　图9-3　拇指同身寸法　　　图9-4　横指同身寸法

第二节　针灸疗法

针和灸是两种不同的治疗方法。针法是指运用各种不同的针具，如毫针、三棱针、皮肤针、皮内针等，通过一定的手法，刺激人体的一定部位；灸法则是指用艾绒或其他药物，熏熨或烧灼体表的一定部位。针法和灸法均能通过经络腧穴的调节作用，调整人体机能，达到防病治病的目的。

一、毫针刺法

（一）针具

毫针是临床应用最广泛的一种针具，多以不锈钢丝制成，因其强度、韧性较高，且能耐高热防锈，不易被腐蚀。用其他金属做成的毫针，如金针、银针，因性能及价格的因素而应用较少。

毫针的结构分为针尖、针身、针根、针柄、针尾五部分（图9-5）。

临床上一般以粗细为28~30号和长短为1~3寸的毫针最常用（表9-2，表9-3）。

表9-2　毫针长短规格

寸	0.5	1.0	1.5	2.0	2.5	3.0	3.5	4.0	4.5
毫米（mm）	15	25	40	50	65	75	90	100	115

表9-3　毫针粗细规格

号	26	27	28	29	30	31	32	33
毫米（mm）	0.45	0.42	0.38	0.34	0.32	0.30	0.28	0.26

现在临床上使用毫针有一次性和非一次性毫针，对于后者，在下次使用之前需要检查和消毒，检查主要是看针尖有无带钩及针身有无弯曲、剥蚀、松动。针具在不用时应妥善保存，主要是防止生锈和避免针体弯曲、针尖受损。一般藏于针盒、针管和藏针夹内。若用针盒或藏针夹，可多垫几层消毒纱布，将消毒后的针具插在纱布上，然后将针盒或针夹盖好备用。若用针管，在针尖一端要塞干棉球，防止针尖损坏。

（二）针刺练习

良好的指力和熟练的手法是掌握毫针刺法的基础。由于毫针比较细软，如不经过反复练习，没有一定的指力，就很难顺利进针和随意进行捻转、提插，甚至引起患者的不适和疼痛，影响治疗效果。

开始练针时，可用纸垫或棉团练针法（图9-6）。纸垫的制作：用松软的细草纸或毛边纸，折叠成30~50层，2 cm左右厚度，长度为5~6 cm，用棉线呈"井"字形扎紧。棉团制作：取棉絮一团，用白布包绕棉絮，并用线紧扎成直径6~7 cm的棉团。

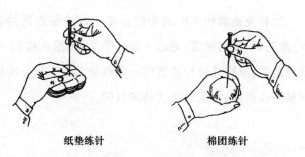

纸垫练针　　　　棉团练针

图9-6　纸垫和棉团练针法

初学针术者先用较短的毫针在纸垫或棉团上练习进针、提插、捻转、出针等基本的操作方法，短针操练较熟练后再练较长的针，待有一定的指力后进行自身试针和学员之间相互试针。当针刺技术较为熟练后方能在患者身上进行操作。

（三）针前准备

1. 思想准备　对初次接受针刺治疗的患者应做好宣传解释工作,消除思想顾虑,取得患者的信任与配合,减少针刺异常情况出现,以取得较好的疗效。

2. 选择针具　应根据患者年龄、性别、体形胖瘦、体质、病情虚实、病变部位及所取腧穴部位的组织结构而选择长短、粗细适宜的针具。

3. 检查针具　针刺前应仔细检查针身有无弯曲或剥蚀,针尖有无带钩,针柄的缠丝有无松动。以针身挺直、光滑、坚韧,针尖圆而不钝,针身无剥蚀,针柄无松动者为佳。对针尖有钩曲或卷毛,针身有缺损或锈蚀者应剔出不用。

4. 选择体位　体位的选择应以医者能够正确取穴、施术方便,患者感到舒适自然,并能持久留针为原则。根据选穴不同而选仰卧、俯卧、侧卧、仰靠坐位、俯伏坐位、侧伏坐位等不同的体位(图 9-7)。

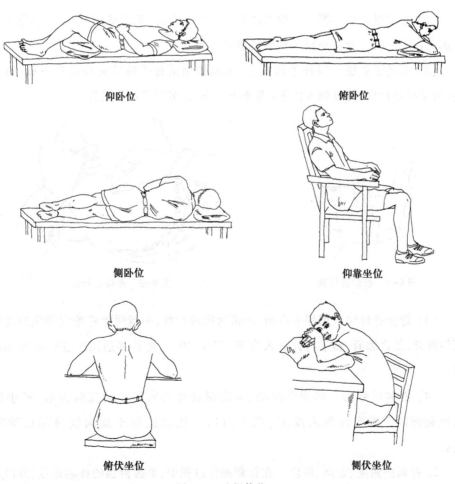

仰卧位　　俯卧位

侧卧位　　仰靠坐位

俯伏坐位　　侧伏坐位

图 9-7　选择体位

毫针刺法

5. 消毒　针刺治病要有严格的无菌观念,切实做好消毒工作。消毒的范围包括针具、医者的双手、患者接受针刺的部位。针具(除一次性针具外)的消毒方法有高压蒸汽灭菌法、药液浸泡消毒法、煮沸消毒法。① 高压蒸汽灭菌法是将所用的针具用纱布包好，放在高压蒸汽锅内，在120℃高温下保持15～20 min即可，此法消毒效果最佳，被各医院普遍使用；② 药液浸泡消毒法是将针具放在75%乙醇内浸泡30 min以上，取出擦干即可应用；③ 煮沸消毒法是将针具用纱布包裹，放入清水锅中煮沸，水沸后再煮15～20 min即可。医者的手指应用75%的乙醇棉球擦拭消毒。施术部位一般用75%的乙醇棉球擦拭即可，若用三棱针点刺放血或皮肤针叩刺，皮肤先用2%碘酒擦拭，再用75%乙醇棉球擦拭脱碘。

（四）针刺操作

1. **进针法**　毫针操作时，一般将医者持针的手称为"刺手"，按压穴位局部辅助进针的手称为"押手"，也称为"压手"。进针时两手配合得当，动作协调，可以减轻疼痛，提高疗效。常用的进针手法有以下几种。

（1）**指切进针法**　押手拇指指端切按在穴位旁边，刺手持针，紧靠押手指甲面将针刺入（图9-8）。此法适用于短针的进针。

（2）**夹持进针法**　以押手拇指、示指两指用消毒干棉球夹住针身下段，露出针尖，刺手执持针柄，将针刺入皮下（图9-9）。此法多用于长针进针。

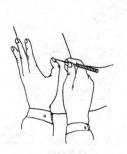

图9-8　指切进针法

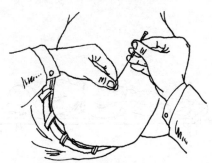

图9-9　夹持进针法

（3）**舒张进针法**　用押手拇指、示指两指或示指、中指两指将腧穴部位的皮肤向两侧撑开，使之绷紧，刺手将针刺入皮下（图9-10）。此法多适用于皮肤松弛部位的进针。

（4）**提捏进针法**　用押手拇指、示指两指将腧穴部位的皮肤捏起，刺手持针从捏起部的上端将针刺入皮下（图9-11）。此法适用于皮肉浅薄部位腧穴的进针。

2. **针刺的角度、方向、深度**　在针刺操作过程中，掌握恰当的针刺角度、方向及深度，是增强针感、提高疗效、防止意外事故发生的重要环节。临床操作所取的针刺角度、方向、深度，主要依据施术部位、病情需要、患者体质及形体胖瘦的具体情况，灵活掌握。

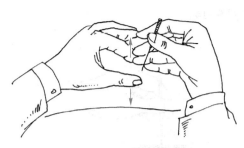

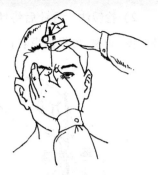

图 9-10　舒张进针法　　　　　　　　　　图 9-11　提捏进针法

（1）针刺的角度　指进针时针身与皮肤表面所构成的夹角。针刺角度一般分为直刺、斜刺、平刺三类（图 9-12）。① 直刺：即针身与皮肤表面成 90°，垂直刺入，适用于人体大部分的腧穴，尤其是肌肉丰满部位的腧穴，如腹部、腰部、四肢的腧穴。② 斜刺：针身与皮肤约成 45°倾斜刺入，适用于皮肉较浅薄处，或内有重要脏器不宜直刺、深刺的腧穴和关节部位腧穴，如胸、背部腧穴。③ 平刺：又称为横刺、沿皮刺，针身与皮肤表面成 15°左右，横向刺入，适用于皮肉浅薄处腧穴，如头面部的腧穴。某些穴位透刺，多采用这种针刺方法。

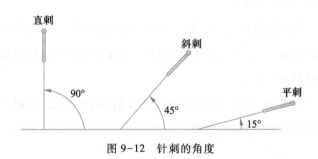

图 9-12　针刺的角度

（2）针刺方向　是进针时或进针后针尖所朝的方向。一般依经脉循行方向、腧穴的部位特点和治疗的需要而定。

（3）针刺深度　是指针身刺入腧穴部位的深浅。应根据患者年龄、体质、形体胖瘦、所取腧穴部位的组织结构等具体情况而定。一般老人、小儿宜浅刺，年轻气血旺盛者可深刺；新病宜浅刺，久病宜深刺；头面及胸背部宜浅刺，四肢及臀部可深刺。

3. 行针与得气　行针也称为运针，是将针刺入腧穴后，为了使之得气，调节针感和进行补泻而施行的各种针刺手法。

行针手法包括基本手法和辅助手法两类。

（1）基本手法　行针的基本手法，是针刺的基本动作，常用的有以下两种。

1）提插法　进针后将针由浅层插向深层，再从深层提到浅层，如此反复地上提下插的行针动作。提插幅度和频率不宜过大过快，以防晕针、损伤血管及深部重要脏器（图 9-13）。

2）捻转法　进针后将针按顺时针或逆时针方向来回旋转捻动的操作方法。捻转幅度、频率,可根据患者体质、病情掌握(图9-14)。

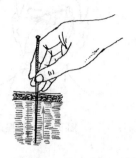
图9-13　提插法

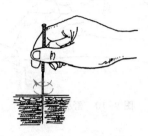
图9-14　捻转法

（2）辅助手法　是进行针刺时用以辅助行针的操作方法。常用的有以下几种。

1）循法　顺着经络循行路线,在所刺腧穴的上下部位徐徐地循按,以促使得气(图9-15)。

2）刮柄法　用拇指指腹轻轻抵住针尾,用示指或中指指甲自下而上地反复刮动针柄,以增强针感(图9-16)。

3）弹柄法　用示指或中指轻弹针柄,使针身微微振动,以加强针感(图9-17)。

4）摇法　针刺入一定深度后,手持针柄,将针轻轻摇动,以加强针感或促使针感向一定方向传导(图9-18)。

5）震颤法　以拇指、示指、中指三指挟持针柄,用小幅度、快频率的提插捻转动作,使针身发生轻微震颤,以增强针感。

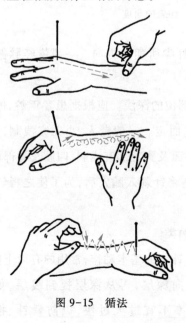
图9-15　循法

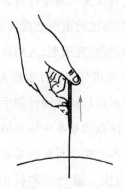
图9-16　刮柄法

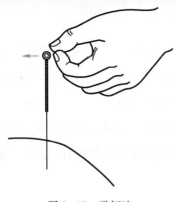

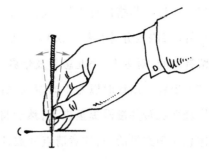

图 9-17　弹柄法　　　　　　　　　　　　　图 9-18　摇法

得气又称为针感,是指将针刺入腧穴后产生的经气感应,得气时医者针下有沉紧感,患者针刺部位有酸、麻、重、胀等感觉,甚至沿一定部位,向一定方向扩散传导。若不得气,医者则感到针下空虚无物,患者也无酸、麻、重、胀等感觉。

得气与疗效的关系密切。一般得气迅速,疗效好;得气较慢,效果较差;不得气,则可能无效。

不得气的原因及处理:① 取穴不准确。应该将针取出,重新找准后再针刺。② 针刺的角度、深浅失度。可调整针刺的角度和深度。③ 患者正气虚弱,经气不足。可采用行针催气或留针候气,或加艾灸,或加服补气类药物以助经气的来复。

4. 针刺补泻　针刺补泻是根据《灵枢·经脉》"盛则泻之,虚则补之"的原则而确立的两种不同的针刺治疗方法。

补泻通俗的含义:补法是指凡能鼓舞人体正气,使低下的功能恢复旺盛的方法;泻法是指能疏泄病邪,使亢进的功能恢复正常的方法。针刺补泻是通过针刺腧穴,激发经络之气,以达到补虚泻实、促进阴阳平衡的治疗目的。针刺补泻效果的产生,取决于机体的功能状态、腧穴特性和补泻手法。临床常用的几种针刺补泻手法如表9-4。

表 9-4　常用针刺补泻手法列表

补泻名称	补法	泻法
捻转补泻	捻针拇指向前,示指向后时用力重,拇指向后,示指向前时用力轻	捻针拇指向前,示指向后时用力轻,拇指向后,示指向前时用力重
提插补泻	反复重插轻提	反复轻插重提
徐急补泻	反复慢进针,快出针	反复快进针,慢出针
开阖补泻	出针后迅速按压针孔	出针后不按针孔,甚至摇大针孔
呼吸补泻	呼气时进针,吸气时出针	吸气时进针,呼气时出针
迎随补泻	针尖随着经脉循行方向,顺经而刺	针尖迎着经脉循行方向,逆经而刺
平补平泻	进针得气后,均匀地提插捻转	

223

第二节　针灸疗法

5. 留针与出针

（1）留针 是指进针得气后将针留置在穴内一定时间，以加强针刺感应和便于间歇行针（每隔数分钟行针一次）。一般对慢性、顽固性、痉挛性、疼痛性疾病应适当延长留针时间，对老人、小儿患者及晕厥、虚脱者不宜久留针。

（2）出针 出针时以左手拇指、示指两指执持消毒干棉球按压在针刺部位，右手持针作轻微捻转并慢慢提至皮下，然后将针拔出，并用棉球压住针孔，以防出血。嘱患者休息片刻方可活动，注意清点针数，以免漏针。

（五）针刺异常情况的处理

针刺治病是一种安全有效、简便易行的方法，由于种种原因，有时也可能偶然出现异常情况，如晕针、折针、弯针等，必须立即进行有效处理。

1. 晕针

【原因】 患者体质虚弱、精神紧张；或在劳累、饥饿、大汗、大泻、大出血后等正气虚弱的情况下针刺；或因患者体位不当，施术者手法过重等。

【现象】 轻度晕针，表现为精神疲倦，头晕目眩，恶心欲呕；重度晕针，表现为心慌气短，面色苍白，四肢发冷，脉象细弱，甚则神志昏迷，唇甲青紫，血压下降，二便失禁，脉微欲绝等症状。

【处理】 立即停止针刺，将针全部起出，扶持患者平卧，头部稍低，松解衣带，注意保暖。轻者静卧片刻，给饮温开水或糖水，即可恢复。重者，可针刺水沟（人中）、内关、足三里，并可温灸百会、气海、关元等穴，如仍昏迷不醒，需采取急救措施。

【预防】 对初次接受针刺治疗或精神紧张者，要做好思想解释工作，消除其畏惧心理。针刺时选择舒适持久的体位，最好采用卧位。身体虚弱者，选穴宜少，手法宜轻。饥饿、疲劳、大汗、大泻、大失血患者不宜针刺。医师在针刺治疗过程中，要随时观察患者的神色变化，询问患者的感觉，一旦有不适等晕针先兆，及早处理，切不可远离患者。

2. 滞针

【原因】 患者精神紧张，当针刺入腧穴后，局部肌肉强烈收缩，或行针手法不当，向单一方向捻转太过，以致肌纤维缠绕针身而致。若留针时间过长，也有可能出现滞针。

【现象】 在行针或出针时，医者感到针下涩滞，捻转不动，提插、出针均感困难，若勉强捻转、提插时，则患者自觉疼痛难忍。

【处理】 若因患者精神紧张而致者，可嘱患者放松，稍延长留针时间，或用手指在滞针腧穴附近进行揉按，或在附近再刺一针，以宣散气血，缓解肌肉痉挛。若因手法不当单向捻针而致者,可向相反方向退转,将针捻回,并用刮柄、弹柄法,使缠绕在针身的肌肉组织回释,即可消除滞针。

【预防】 对精神紧张者,应先做好解释工作,消除其思想顾虑。医者手法要熟练,减少针刺疼痛。行针时捻转幅度不宜过大,频率不宜过快,避免单向持续捻转。

3. 弯针

【原因】 医者进针手法不熟练,用力过猛过速,或因突然肌肉暂时痉挛,或针下碰到坚硬组织,或因留针时患者移动体位,亦有因针柄受到外物的压迫和碰撞,或发生滞针而未能及时处理而造成。

【现象】 针柄改变了进针或刺入留针时的方向和角度,提插捻转困难,患者感到针下疼痛。

【处理】 发现弯针后,不可再行提插、捻转等手法。若针身轻微弯曲,应将针顺着针柄弯曲的方向慢慢拔出。若因患者移动体位肌肉痉挛所致者,应使患者慢慢恢复到原来的体位,放松肌肉,再将针缓缓拔出,切忌强行拔针,以防折针。

【预防】 医者进针、行针手法要熟练,指力要均匀轻巧,进针不要过猛、过速。患者体位要舒适,进针后不得随意改变体位。防止外物碰撞和压迫。如有滞针现象应及时处理。

4. 折针

【原因】 针具质量较差,针根或针身有剥蚀伤痕迹,针刺前疏于检查。或因行针时强力提插、捻转,或因用电针时骤然加大强度,使肌肉猛烈收缩。或因留针时患者随意改变体位,或弯针、滞针未能及时正确地处理等,均可造成折针。

【现象】 行针时或出针后发现针身折断,残留在患者体内。

【处理】 发现折针后,医生要沉着冷静,嘱患者不要移动体位,切勿惊慌乱动,以防断针向肌肉深层陷入。若断端外露,可用手指或镊子将针取出。如断端与皮肤相平或稍凹陷于皮内者,可用左手拇指、示指两指垂直向下挤压针孔两旁,使断端暴露体外,用右手持镊子将断针取出。若断针完全深入皮下或肌肉深层时,应在 X 线定位下,手术取出。

【预防】 针刺操作前认真检查针具,对不符合要求的针具应弃之不用。针刺时不宜将针身全部刺入腧穴。在行针或留针时,应嘱患者不得随意更换体位。避免过猛、过强地行针。在针刺过程中,如发现弯针,应立即退针。对于滞针、弯针,应及时处理,不可强拉硬拔。电针器在使用前要注意输出旋钮先置于最低位,切不可突然加大输出强度。

5. 出血与血肿

【原因】 针尖弯曲带钩,或因腧穴部位毛细血管丰富,刺伤皮下血管。

【现象】 出针后针孔出血,或针刺部位肿胀疼痛,继则局部皮肤呈青紫色。

【处理】 针孔出血者可用消毒干棉球按压针孔片刻,即可止血。若微量的皮下出血而局部稍有青紫时,一般不必处理,可自行消退。若局部青紫,肿胀、疼痛较重,可先做冷敷止血,数小时后再做热敷或在局部轻轻揉按,以促使局部瘀血吸收消散。

【预防】 针刺前仔细检查针具,熟悉解剖部位,针刺时尽量避开血管,在血管丰富部位不宜施行提插、捻转手法。出针时立即用消毒棉球按压针孔。

6. 气胸

【原因】 针刺胸、背、腋、肋及缺盆等肺周围腧穴时,因角度和深度不当使空气进入胸膜腔而致创伤性气胸。

【现象】 一旦发生气胸,轻者可见胸闷、胸痛、心慌、呼吸不畅,严重者则出现呼吸困难、心搏加速、唇甲发绀、出汗、血压下降等休克现象。

【处理】 轻者可给以消炎、镇咳药物,休息 5~7 天,气体可自行吸收。严重者应立即采用急救措施,如胸腔抽气减压、输氧、抗休克等。

【预防】 针刺胸、背、腋、肋及缺盆等部腧穴时,要严格掌握针刺的角度和深度,不宜直刺过深和大幅度提插。

(六) 针刺注意事项

(1) 有自发性出血或损伤后出血不止的患者,不宜针刺。

(2) 皮肤有感染、溃疡、瘢痕或肿瘤的部位,不宜针刺。

(3) 小儿囟门未合时,头顶部的腧穴不宜针刺。

(4) 妇女妊娠 3 个月以下者,不宜针刺下腹部的腧穴。妊娠 3 个月以上者,腹部、腰骶部腧穴也不宜针刺,三阴交、合谷、昆仑、至阴等可引起子宫收缩的腧穴也应禁刺。如妇女行经时,若非为了调经,亦不应针刺。

(5) 针刺眼区和项部的风府、哑门等穴以及胸胁、脊椎部的腧穴,要注意掌握针刺的深度和角度,不宜大幅度地提插、捻转和长时间留针,以免伤及重要组织器官,造成严重后果。

(6) 针刺小腹部穴位时,应先排空小便,对尿潴留患者在针刺小腹部腧穴时,应掌握适当的针刺方向、角度和深度,以免误伤膀胱等器官。

二、灸法

灸法是利用艾绒等药物,点燃后熏灼或温熨体表一定部位,借其温热刺激,通过经络腧穴的调节作用,达到防病治病目的的一种方法。

（一）工具

施灸的材料很多，但以艾绒最为常见，主要原因是其气味芳香，易燃而不起火焰，热力温和持久，易于深透肌肤。将艾叶晒干，反复捣、筛，剩下的细软纤维即是艾绒。

（二）操作方法

艾灸的种类有几十种，主要有艾炷灸、艾条灸、温针灸等几类。

1. 艾炷灸　将纯净的艾绒放在平板之上，用拇指、示指、中指三指边捏边旋转，使艾绒紧捏成规格大小不同的圆锥形艾炷。小者如麦粒大，中等如杏核大，大者如蚕豆大（图9-19）。灸时每燃尽一个艾炷，称为一壮。

使用艾炷灸时，根据艾炷是否直接置于皮肤穴位上烧灼的不同，又分为直接灸和间接灸两种。

（1）直接灸　即将艾炷直接放在皮肤上施灸的一种方法（图9-20）。根据灸后有无烧伤化脓，又分为化脓灸和非化脓灸。

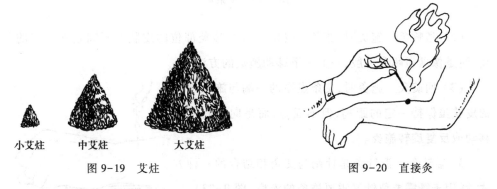

小艾炷　　中艾炷　　大艾炷
图 9-19　艾炷　　　　　　　图 9-20　直接灸

灸法

1）非化脓灸　又称无瘢痕灸，临床上多用中、小炷。先将施灸部位涂上少量凡士林膏，上置艾炷点燃，不等灸火烧到皮肤，患者感到烫时，用镊子将艾炷夹去，换炷再灸。一般灸3~7壮，以局部皮肤充血、红润为度。灸后不化脓、不留瘢痕。此法适应范围较广，多用于虚寒证。

2）化脓灸　又称瘢痕灸，临床上常用于小艾炷。先在施灸部位涂以大蒜汁，然后放置艾炷点燃，待艾炷燃尽，以湿纱布除去灰烬，复加艾炷再灸。一般灸5~10壮，灸时疼痛剧烈，可用手在灸部周围轻轻拍打，以缓解灼痛，灸后局部皮肤灼伤，起疱化脓，应勤换膏药。30~40天后灸疮自愈，留下瘢痕。故灸前必须征得患者的同意。此法多用于顽固性痹证、哮喘、瘰疬、肺痨等慢性疾病。

（2）间接灸　又称隔物灸或间隔灸，即在艾炷与皮肤之间隔上某种物品而施灸的一种方法。根据不同的病证，可选用隔姜灸（图9-21）、隔蒜灸、隔盐灸、隔附子饼灸等。本法具有艾条和药物的双重作用,较直接灸更易于被患者接受,适用于慢性疾病和疮疡。

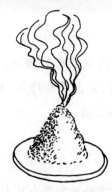

图 9-21 隔姜灸

2. 艾条灸　即用桑皮纸包裹艾绒卷成圆筒形的艾条,将其一端点燃,对穴位或患处施灸的一种方法。根据艾条灸的操作方法,又分为温和灸、雀啄灸和回旋灸(图 9-22)。

(1) 温和灸　将艾条的一端点燃,对准施灸腧穴或患处,距皮肤 2~3 cm,进行熏烤,使患者局部有温热感而无灼痛感为宜。一般每穴灸 5~10 min,至皮肤红晕为度。

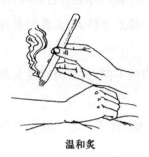
温和灸

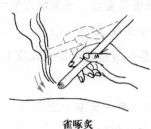
雀啄灸

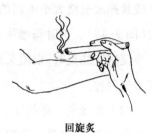
回旋灸

图 9-22 艾条灸

(2) 雀啄灸　施灸时,艾条点燃的一端与施灸部位的皮肤并不固定在一定的距离,而是像鸟雀啄食一般,一上一下移动施灸的方法。

(3) 回旋灸　施灸时,艾条点燃的一端与施灸部位的皮肤虽保持一定的距离,但不固定,而是向左右方向移动或反复旋转施灸。

3. 温针灸　温针灸是针刺与艾灸相结合的一种方法,适用于既需要留针又需要施灸的疾病(图 9-23)。

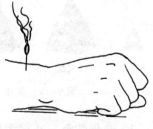

图 9-23 温针灸

(三) 适应范围

艾灸具有温通经络、行气活血、祛湿散寒、消肿散结、回阳固脱、防病保健等多方面的作用,适用范围十分广泛,多用于虚证、寒证,有时也可用于实证和热证。凡属慢性久病、阳气虚弱、风寒湿痹、麻木痿软、久泻久痢、疮疡瘰疬久不收口等皆可应用。

(四) 注意事项

(1) 颜面部、浅表血管部,不宜施瘢痕灸;妇女妊娠期,下腹、腰骶部均不宜施灸。

（2）灸治体位与针治体位相同，应舒适自然持久，且便于施灸为宜。

（3）施灸时，一般应先上部、后下部，先背腰部、后胸腹部，先头身、后四肢，依次施灸。如遇特殊情况，亦不必拘泥。

（4）施灸时，要防止艾绒脱落烧伤皮肤或烧坏衣物。未用完的艾条，应插入装沙的小口瓶，以防复燃。

（5）艾炷灸后，局部有轻度烫伤，无需处理，注意水疱不要擦破，任其自然吸收，如水疱较大，用消毒针刺破放出水液，涂龙胆紫药水，用纱布包敷，防止感染。直接灸，在灸疮化脓期间，需每日换药，贴淡膏药，4~5周即可自然愈合。

第三节　常用腧穴

一、十四经脉及其常用腧穴

（一）手太阴肺经

1. 循行　起于中焦，向下络于大肠，回绕过来沿着胃上口，通过横膈，属于肺。从"肺系"横出，向下沿上臂内侧，行于手少阴经与手厥阴经之前，下行至肘窝，沿前臂内侧前缘，入寸口，经过鱼际，出大拇指桡侧端。

其腕后支脉：从列缺分出，走向示指桡侧端，与手阳明大肠经相接（图9-24）。

2. 常用腧穴

尺泽

【定位】　在肘区，肘横纹上，肱二头肌腱桡侧凹陷中（图9-25）。

【主治】　咳嗽、气喘、咯血、咽喉肿痛、胸部胀满、吐泻、潮热、小儿惊风、肘臂疼痛。

【刺灸法】　直刺0.5~1寸，或点刺出血；可灸。

孔最

【定位】　在前臂前区，腕掌侧远端横纹上7寸，尺泽与太渊连线

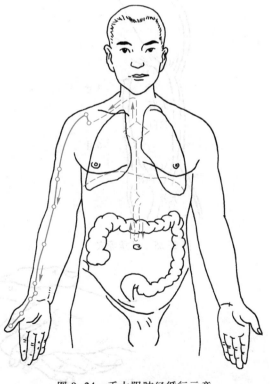

图9-24　手太阴肺经循行示意

上(图 9-26)。

【主治】 咳嗽、咯血、气喘、咽喉肿痛、痔疾、肘臂挛痛。

【刺灸法】 直刺 0.5~1 寸,可灸。

列缺

【定位】 在前臂,腕掌侧远端横纹上 1.5 寸,拇短伸肌腱与拇长展肌腱之间,拇长展肌腱沟的凹陷中(图 9-26)。简便取穴:两手虎口交叉,示指置于桡骨茎突上方,当示指尖所至的凹陷处(图 9-27)。

【主治】 咳嗽、气喘、咽痛、齿痛、伤风、项强、偏正头痛、口眼㖞斜、腕部疼痛、遗尿。

【刺灸法】 斜刺 0.3~0.6 寸,可灸。

太渊

【定位】 在腕前区,桡骨茎突与舟状骨之间,拇长展肌腱尺侧凹陷中(腕掌侧远端横纹桡侧,桡动脉搏动处)(图 9-26)。

【主治】 咳嗽、咯血、气喘、胸痛、咽痛、无脉症、腕疼痛无力。

【刺灸法】 避开静脉,直刺 0.3~0.5 寸;可灸。

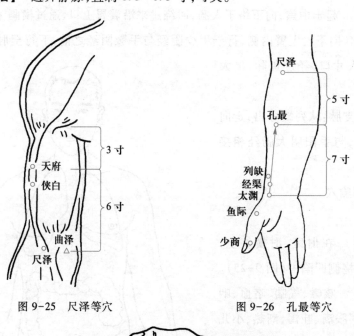

图 9-25 尺泽等穴　　　图 9-26 孔最等穴

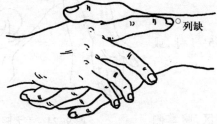

图 9-27 列缺取穴

少商

【定位】 在手指,拇指末节桡侧,指甲角侧上方 0.1 寸(图 9-26)。

【主治】 咽喉肿痛、鼻衄发热、中风、癫狂、昏迷。

【刺灸法】 直刺 0.1 寸,或用三棱针点刺出血;可灸。

(二)手厥阴心包经

1. 循行 起于胸中,出属心包络,向下通过膈肌,从胸至腹依次联络上、中、下三焦。

胸部支脉:沿着胸中,出于胁腋部,沿着上臂内侧,行于手太阴和手少阴经之间,进入肘窝中,向下行于前臂掌长肌腱与桡侧腕屈肌腱之间,进入掌中,沿着中指到指端。

掌中支脉:从掌心分出,沿着环指尺侧到指端,与手少阳三焦经相接(图 9-28)。

2. 常用腧穴

曲泽

【定位】 在肘前区,肘横纹上,肱二头肌腱的尺侧缘凹陷中(图 9-29)。

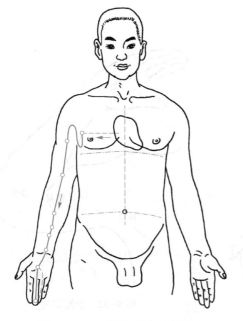

图 9-28 手厥阴心包经循行示意

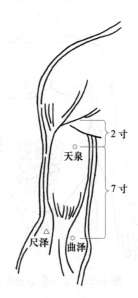

图 9-29 曲泽等穴

【主治】 肘臂酸痛、心悸、胃痛、呕吐、泄泻、热病。

【操作】 直刺 0.8~1 寸,或用三棱针点刺出血;可灸。

内关

【定位】 在前臂前区,腕掌侧远端横纹上 2 寸,掌长肌腱与桡侧腕屈肌腱之间(图 9-30)。

【主治】 胃痛、呕吐、呃逆、泄泻、热病、心痛、心悸、上肢痹痛、偏瘫、失眠、偏头痛、眩晕。

【操作】 直刺 0.5~1 寸,可灸。

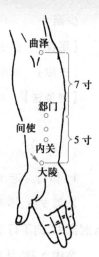

图 9-30 内关等穴

(三) 手少阴心经

1. 循行 起于心中,出属心系,向下穿过膈肌,联络小肠。

其支脉,从心系向上,沿咽喉至目系。

其直行主干,从心系上行于肺,再向下浅出腋下,沿着上肢内侧后缘,行于手太阴经和手厥阴经的后面,至掌后豌豆骨部进入掌内,沿小指桡侧至末端,与手太阳小肠经相接(图 9-31)。

2. 常用腧穴

少海

【定位】 在肘前区,横平肘横纹,肱骨内上髁前缘(屈肘,在肘横纹内侧端与肱骨内上髁连线的中点处)(图 9-32)。

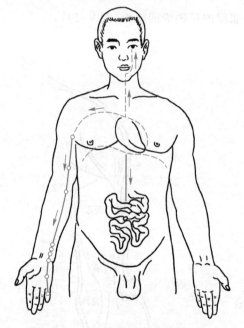

图 9-31 手少阴心经循行示意

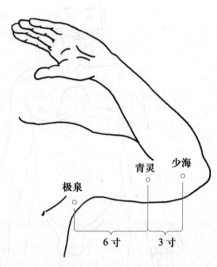

图 9-32 少海等穴

【主治】 臂麻酸痛、心痛、肘臂屈伸不利、健忘、癫狂、瘰疬。

【操作】 直刺 0.5~1 寸,可灸。

阴郄

【定位】 在前臂区,腕掌侧,远端横纹上 0.5 寸,尺侧腕屈肌腱的桡侧缘(图 9-33)。

【主治】 心悸、心痛、惊恐、呕血、吐血、衄血、骨蒸盗汗。

【操作】 直刺 0.3~0.5 寸,不宜深刺;可灸。

神门

【定位】 在腕前区、腕掌侧横纹尺侧端,尺侧腕屈肌腱的桡侧缘凹陷处(图 9-33)。

【主治】 心烦、心痛、健忘失眠、癫狂、痫证、痴呆、心悸、怔忡、掌中热、胁痛。

【操作】 直刺 0.3~0.5 寸,可灸。

(四) 手阳明大肠经

1. 循行　起于食指桡侧端,经第 1、第 2 掌骨之间,向上进入拇长伸肌腱与拇短伸肌腱之间的凹陷处,沿上肢外侧前缘上肩,沿肩峰前边,向上出于大椎,再向前下进入锁骨上窝,联络于肺,通过横膈,属于大肠。

其支脉,从锁骨上窝上行,通过面颊,进入下齿,回绕至上唇,交叉于水沟(人中),左脉向右,右脉向左,到达鼻孔两侧(图 9-34)。

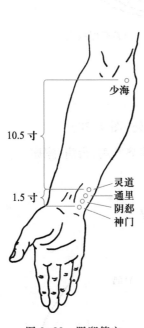

图 9-33　阴郄等穴

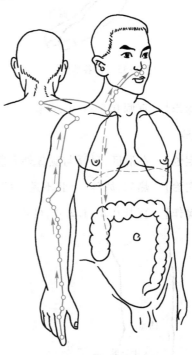

图 9-34　手阳明大肠经循行示意

2. 常用腧穴

合谷

【定位】 在手背,第 2 掌骨桡侧的中点处(图 9-35)。简便取穴:以一手拇指指间关节横纹,对着另一手的拇指、示指之间的指蹼缘上,屈指,当拇指尖下是穴(图 9-36)。

【主治】 感冒,发热,头痛,鼻衄,齿痛,面瘫,口眼㖞斜,吐泻,痛经,难产,半身不遂,手臂痛。

【操作】 直刺 0.5~1 寸。孕妇不宜针。可灸。

手三里

【定位】 在前臂,肘横纹下 2 寸,阳溪与曲池连线上(图 9-37)。

【主治】 肘臂疼痛、上肢不遂、齿痛颊肿、腹痛腹泻。

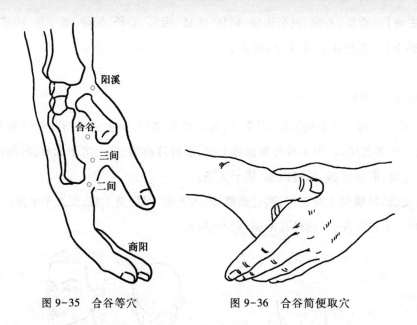

| 图 9-35 合谷等穴 | 图 9-36 合谷简便取穴 |

【操作】 直刺 0.5~1 寸,可灸。

曲池

【定位】 在肘区,尺泽与肱骨外上髁连线的中点处(图 9-38)。

【主治】 热病、风疹、上肢不遂、手臂肿痛无力、腹痛吐泻、齿痛、瘰疬。

【操作】 直刺 0.8~1.2 寸,可灸。

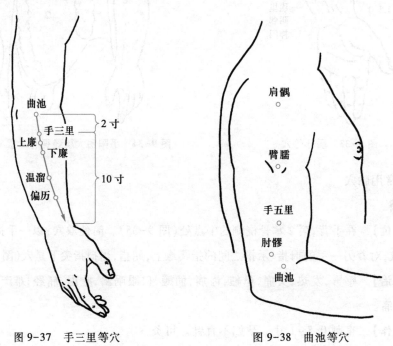

| 图 9-37 手三里等穴 | 图 9-38 曲池等穴 |

肩髃

【定位】 在三角肌区,肩峰外侧缘前端与肱骨大结节两骨间凹陷中。屈臂外展,肩峰外侧缘前后端呈现两个凹陷,肩峰前下方的凹陷就是该穴(图 9-38)。

【主治】 肩臂疼痛、上肢不遂、风热瘾疹。

【操作】 直刺或向下斜刺 0.5~1 寸,可灸。

迎香

【定位】 在面部,鼻翼外缘中点旁,鼻唇沟中(图 9-39)。

【主治】 鼻塞,鼻衄,鼻渊,口眼㖞斜。

【操作】 直刺 0.1~0.2 寸,或向上斜刺 0.3~0.5 寸;不宜灸。

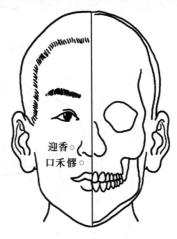

图 9-39　迎香等穴

(五) 手少阳三焦经

1. 循行　起于无名指末端尺侧,向上行于第 4、第 5 掌骨之间。经手腕背面,沿桡、尺两骨之间,向上通过肘尖,沿上臂外侧上达肩部,向前进入锁骨上窝,分布于胸中,散络于心包,向下通过横膈,从胸至腹,属上、中、下三焦。

胸中支脉:从胸向上,出于锁骨上窝,上走颈旁,连系耳后,沿耳后直上额角,转而向下行于面颊部,到达眼下部。

耳部支脉:从耳后进入耳中,出走耳前,至外眼角(图 9-40)。

2. 常用腧穴

外关

【定位】 在前臂后区,腕背侧远端横纹上 2 寸,尺骨与桡骨间隙中点(图 9-41)。

【主治】 热病,头痛,耳鸣,耳聋,胁痛,手腕疼痛。

【操作】 直刺 0.5~1 寸,可灸。

支沟

【定位】 在前臂后区,腕背侧远端横纹上 3 寸,尺骨与桡骨间隙中点(图 9-41)。

【主治】 肘臂痛、胁肋痛、耳鸣、耳聋、呕吐、便秘、热病。

【操作】 直刺 0.5~1 寸,可灸。

肩髎

【定位】 在三角肌区,肩峰角与肱骨大结节两骨间凹陷中。屈臂外展时,肩峰外侧缘前后端呈现两个凹陷,后一个凹陷即本穴(图 9-42)。

【主治】 肩臂痛、肩重不能举。

【操作】 直刺 1~1.5 寸,可灸。

翳风

【定位】 在颈部,耳垂后方,乳突下端前方凹陷中(图 9-43)。

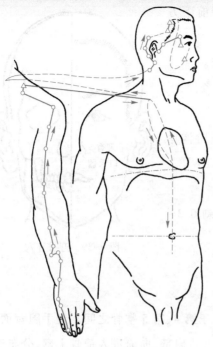

图 9-40　手少阳三焦经循行示意

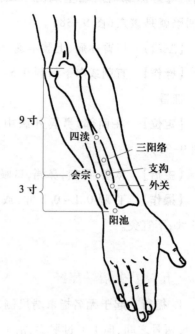

图 9-41　外关等穴

【主治】　耳鸣、耳聋、口眼㖞斜、牙关紧闭、颊肿、瘰疬。

【操作】　直刺 0.8~1.2 寸，可灸。

丝竹空

【定位】　在面部，眉梢凹陷中（图 9-43）。

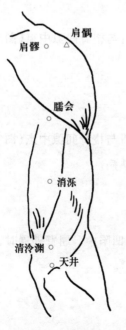

图 9-42　肩髎等穴

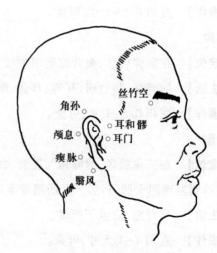

图 9-43　翳风等穴

【主治】　头痛,目眩,目赤肿痛,眼睑瞤动。

【操作】　平刺 0.5~1 寸,不可灸。

(六) 手太阳小肠经

1. 循行　起于小指外侧端,经手背尺侧至腕部,沿上肢外侧后缘到达肩部,绕行肩胛部,交会于大椎,向前下进入锁骨上窝,联络心脏,沿着食管,过膈,经胃部,入属小肠。

锁骨上窝部支脉;沿着颈部,上行经面颊到达外眼角,向后进入耳中。

面颊部支脉:上行目眶下,抵于鼻旁,至内眼角(图 9-44)。

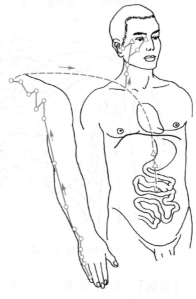

图 9-44　手太阳小肠经循行示意

2. 常用腧穴

后溪

【定位】　在手内侧,第 5 掌指关节尺侧近端赤白肉际凹陷中。[半握拳,掌远侧横纹头(尺侧)赤白肉际处](图 9-45)。

【主治】　头项强痛、急性腰扭伤、手指及肘臂挛急、目赤肿痛、癫狂、痫证、热病。

【操作】　直刺 0.5~1 寸,可灸。

阳谷

【定位】　在腕后区,尺骨茎突与三角骨之间的凹陷中(图 9-45)。

【主治】　腕痛、头痛、眩晕、耳鸣、癫狂。

【操作】　直刺或斜刺 0.5~0.8 寸,可灸。

肩贞

【定位】　在肩胛区,肩关节后下方,腋后纹头直上 1 寸(臂内收时,腋后纹头直上 1 寸,三角肌后缘)(图 9-46)。

【主治】　肩胛痛、手臂麻痛、耳鸣、耳聋、瘰疬。

【操作】　直刺 0.5~1 寸,可灸。

听宫

【定位】　在面部,耳屏正中与下颌骨髁状突之间的凹陷中(微张口,耳屏正中前缘凹陷中)(图 9-47)。

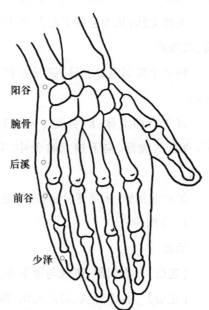

图 9-45　后溪等穴

阳谷
腕骨
后溪
前谷
少泽

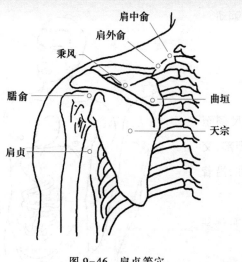

图 9-46 肩贞等穴　　　　　　　　图 9-47 听宫等穴

【主治】 耳鸣、耳聋、聤耳、齿痛、癫狂、痫证。

【操作】 微张口,直刺 0.8~1 寸,可灸。

(七) 足阳明胃经

1. 循行　起于鼻的两旁,上行到鼻根部,与旁侧足太阳经交会,向下沿着鼻外侧进入上齿中,出口角,环绕口唇,向下交会于承浆穴处,又返回向后沿着下颌角向上经颧弓到达额角发际,沿鬓发至前额。

面部支脉:从大迎前下走人迎,沿着喉咙进入锁骨上窝部,再向下通过横膈,属于胃,联络脾。

锁骨上窝部直行支脉:锁骨上窝直下,经乳头,向下经脐的两侧,进入腹股沟气冲部。

胃下口部支脉:沿着腹里向下到气冲会合,再由此下行经大腿前面上部的髀关,直抵伏兔部,向下进入髌骨中,再向下沿胫骨外侧,下经足背,进入足第 2 趾外侧。

足跗部支脉:从足背分出,进入足大趾内侧端,与足太阴脾经相接(图 9-48)。

2. 常用腧穴

承泣

【定位】 在面部,眼球与眶下缘之间,瞳孔直下(图 9-49)。

【主治】 目赤肿痛、迎风流泪、眼睑瞤动、近视、夜盲、面肌痉挛。

【操作】 固定眼球,紧靠眶下缘缓慢直刺 0.3~0.7 寸,不宜提插,以防刺破血管引起血肿;不宜灸。

地仓

【定位】 在面部,口角旁开 0.4 寸(指寸)(图 9-49)。

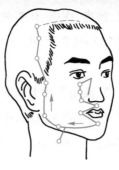

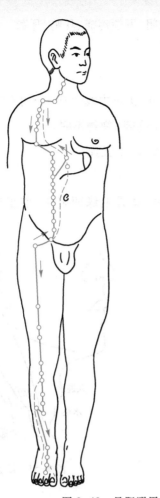

图 9-48　足阳明胃经循行示意

【主治】　口歪、流涎、齿痛、牙关紧闭、颊肿。

【操作】　直刺 0.2 寸,或向颊车方向平刺 0.5~1.5 寸;可灸。

颊车

【定位】　在面部,下颌角前上方一横指(中指),当闭口咬紧牙时咬肌隆起,放松时按之凹陷处(图 9-50)。

【主治】　面瘫、颊肿、牙关紧闭、齿痛、面肌痉挛。

【操作】　直刺 0.3~0.5 寸,或向地仓斜刺 1~1.5 寸;可灸。

下关

【定位】　在面部,颧弓下缘中央与下颌切迹之间凹陷中(图 9-50)。

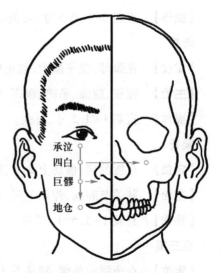

图 9-49　承泣等穴

【主治】 口㖞、齿痛、面痛、牙关紧闭、下颌疼痛、耳鸣、耳聋。

【操作】 直刺 0.5~0.8 寸,可灸。

头维

【定位】 在头部,额角发际上 0.5 寸,头正中线旁开 4.5 寸(图 9-50)。

【主治】 头痛、目眩、迎风流泪、眼睑瞤动、视物不明。

【操作】 向下或向后平刺 0.5~0.8 寸,不宜灸。

缺盆

【定位】 在颈外侧区,锁骨上大窝,锁骨上缘凹陷中,前正中线旁开 4 寸(图 9-51)。

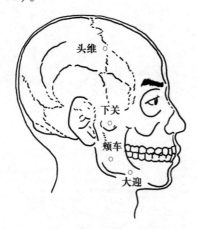

图 9-50　颊车等穴

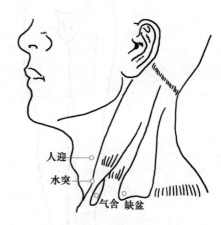

图 9-51　缺盆等穴

【主治】 缺盆中痛、咳嗽气逆、瘰疬、咽喉肿痛。

【操作】 直刺 0.3~0.5 寸,可灸。

天枢

【定位】 在腹部,横平脐中,前正中线旁开 2 寸(图 9-52)。

【主治】 腹胀、腹痛、肠鸣、泄泻、痢疾、便秘、肠痈。

【操作】 直刺 1~1.5 寸,可灸。

梁丘

【定位】 在股前区,髌底上 2 寸,股外侧肌与股直肌肌腱之间(图 9-53)。

【主治】 膝关节肿痛、伸屈不利、胃痛、乳痈。

【操作】 直刺 1~1.5 寸,可灸。

足三里

【定位】 在小腿前外侧,犊鼻下 3 寸,犊鼻与解溪连线上(胫骨前肌上取穴)(图 9-54)。

【主治】 下肢痿痹、下肢不遂、胃痛、腹胀、腹泻、呕吐、消化不良、便秘、气短、水肿、虚劳羸瘦。本穴有强壮作用,为保健要穴。

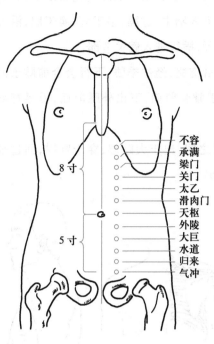

图 9-52 天枢等穴

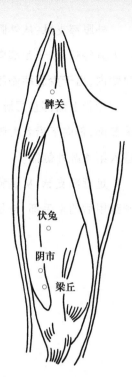

图 9-53 梁丘等穴

【操作】 直刺 1~2 寸,可灸。

丰隆

【定位】 在小腿外侧,外踝尖上 8 寸,胫骨前肌的外缘。

【主治】 痰多、咳嗽、哮喘、癫狂、痫证、头痛、呕吐、便秘、下肢痿痹。

【操作】 直刺 1~1.5 寸,可灸。

内庭

【定位】 在足背,第 2、第 3 趾间,趾蹼缘后方赤白肉际处(图 9-55)。

【主治】 齿痛、口喝、腹痛、腹胀、泄泻、便秘、热病、足背肿痛。

【操作】 直刺或斜刺 0.3~0.5 寸,可灸。

(八) 足少阳胆经

1. 循行 起于外眼角,上行到头角,下耳后,经侧头部至肩上,向下进入锁骨上窝。

耳部支脉:从耳后入耳中,出耳前,达外眼角后方。

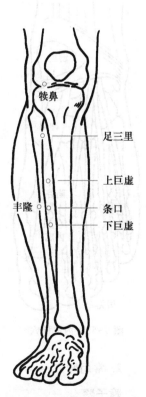

图 9-54 足三里等穴

外眼部支脉：从外眼角处分出，下走大迎，会合于手少阳三焦经到达眼眶下，斜向后下方经颊车，于颈部向下会合于锁骨上窝，向下入胸中，过膈，络于肝，属于胆，沿着胁肋内，出于少腹两侧腹股沟动脉部，绕阴部毛际，横行进入髋关节部。

　　锁骨上窝部直行脉：从锁骨上窝下循腋下，沿胸侧，经过季胁，下行会合前脉于髋关节部，再向下沿着大腿外侧，经膝外侧，下行于腓骨前面，下出外踝前面，沿足背部进入第 4 趾外侧端。

　　足背部支脉：从足背分出，沿第 1、第 2 跖骨之间，出于大趾端，穿于趾甲，回过来到趾甲后的毫毛部，与足厥阴肝经相接（图 9-56）。

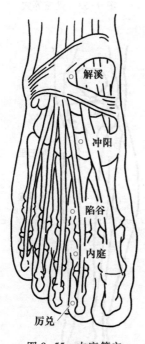

图 9-55　内庭等穴

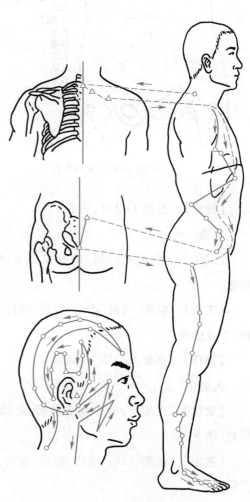

图 9-56　足少阳胆经循行示意

2. 常用腧穴

瞳子髎

【定位】　在面部，目外眦外侧 0.5 寸凹陷中（图 9-57）。

【主治】　目赤肿痛、目翳、头痛、口眼㖞斜。

【操作】　平刺 0.3～0.5 寸，或用三棱针点刺出血；不宜灸。

听会

【定位】　在面部,耳屏间切迹与下颌骨髁突之间的凹陷中张口,耳屏间切迹前方的凹陷中(图 9-58)。

【主治】　耳鸣、耳聋、聤耳、面痛、齿痛、头痛、口眼㖞斜。

【操作】　直刺 0.5~0.8 寸,可灸。

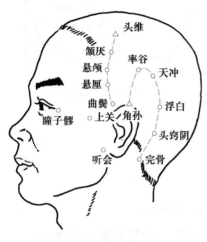

图 9-57　瞳子髎等穴

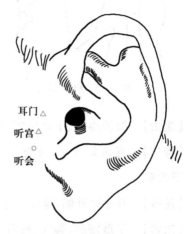

图 9-58　听会等穴

阳白

【定位】　在头部,眉上 1 寸,瞳孔直上(图 9-59)。

【主治】　头痛、目眩、目赤肿痛、口眼㖞斜、视物模糊。

【操作】　平刺 0.5~0.8 寸,可灸。

风池

【定位】　在颈后区,枕骨之下,胸锁乳突肌上端与斜方肌上端之间的凹陷中(图9-59)。

【主治】　头痛、眩晕、目赤肿痛、颈项强痛、感冒、鼻渊、中风。

【操作】　向对侧眼睛方向斜刺 0.5~0.8寸,可灸。

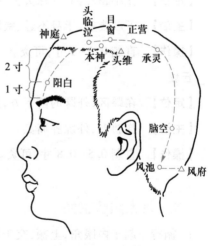

图 9-59　阳白等穴

肩井

【定位】　在肩胛区,第 7 颈椎棘突与肩峰最外侧点连线的中点(图 9-60)。

【主治】　肩臂疼痛、颈项强痛、手臂不举、瘰疬、难产、乳痈、乳汁不下。

【操作】　直刺 0.5~0.8 寸,深部当肺尖,慎不可深刺,孕妇禁针;可灸。

环跳

【定位】　在臀区,股骨大转子最凸点与骶管裂孔连线的外 1/3 与内 2/3 交点处(图 9-61)。

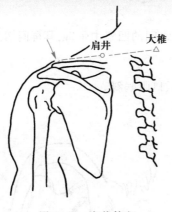

图 9-60　肩井等穴

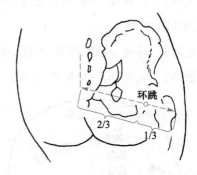

图 9-61　环跳穴

【主治】　腰胯疼痛、下肢痿痹、半身不遂。

【操作】　直刺 2~3 寸,可灸。

阳陵泉

【定位】　在小腿外侧,腓骨头前下方凹陷中(图 9-62)。

【主治】　下肢痿痹、脚气、胁痛、口苦、呕吐、黄疸、半身不遂、小儿惊风。

【操作】　直刺 1~1.5 寸,可灸。

悬钟

【定位】　在小腿外侧,外踝尖上 3 寸,腓骨前缘(图 9-62)。

【主治】　下肢痿痹、半身不遂、腰腿痛、项强。

【操作】　直刺 0.5~1 寸,可灸。

丘墟

【定位】　在踝区,外踝的前下方,趾长伸肌腱的外侧凹陷中(图 9-63)。

【主治】　胸胁痛,外踝肿痛。

【操作】　直刺 0.5~0.8 寸,可灸。

(九) 足太阳膀胱经

1. 循行　起于内眼角,上额,交于巅顶。

巅顶部的支脉:从头顶部到达耳上角。

巅顶部直行的经脉:从头顶入里络于脑,出来分开下行项后,沿着肩胛骨内侧,在脊柱两旁,到达腰部,联络肾,属于膀胱。

腰部支脉:从腰向下,在脊柱两旁向下,通过臀部,进入腘窝中。

后项的支脉:通过肩胛骨内侧缘直下,经过臀部下行,沿着大腿后外侧,与腰部下行支脉在腘窝处会合,由此向下,通过腓肠肌,经外踝后面,沿着第 5 跖骨粗隆至足小趾外侧端,与足少阴肾经相接(图 9-64)。

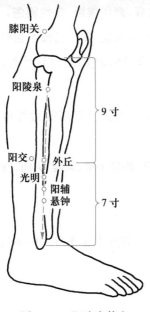

图 9-62　阳陵泉等穴

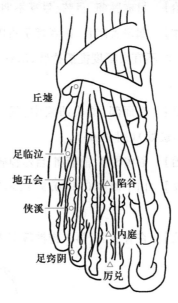

图 9-63　丘墟等穴

2. 常用腧穴

睛明

【**定位**】　在面部,目内眦内上方眶内侧壁凹陷中(图 9-65)。

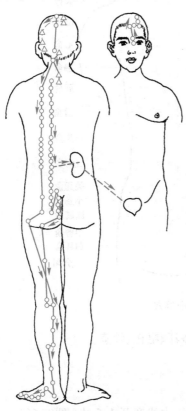

图 9-64　足太阳膀胱经循行示意

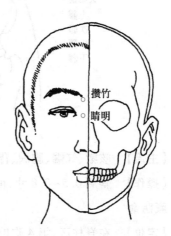

图 9-65　睛明等穴

【主治】　目赤肿痛、目眩、目视不明、近视、夜盲、迎风流泪、急性腰痛。

【操作】　嘱患者闭目,医者押手将眼球推向外侧固定,刺手沿眼眶边缘缓缓刺入0.3~0.5寸,不宜大幅度提插捻转,出针后需用消毒干棉球按压片刻;禁灸。

攒竹

【定位】　在面部,眉头凹陷中,额切迹处(沿睛明直上至眉头边缘可触及一凹陷,即额切迹处)(图9-65)。

【主治】　眉棱骨痛、前额痛、目赤肿痛、目视不明、眼睑下垂、面瘫、头痛、急性腰痛。

【操作】　向下斜刺0.3~0.5寸,不宜灸。

肺俞

【定位】　在脊柱区,第3胸椎棘突下,后正中线旁开1.5寸(图9-66)。

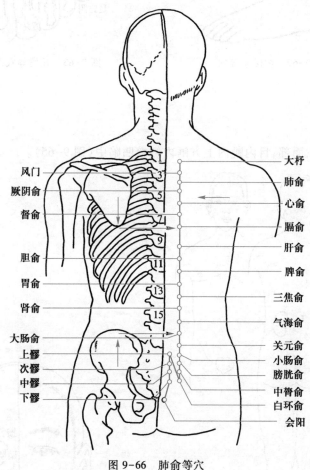

图9-66　肺俞等穴

【主治】　咳嗽、气喘、胸满、背痛、潮热、盗汗、呕血、骨蒸。

【操作】　斜刺0.5~0.8寸,可灸。

厥阴俞

【定位】　在脊柱区,第4胸椎棘突下,后正中线旁开1.5寸(图9-66)。

【主治】　心悸、心痛、胸闷、咳嗽、呕吐。

【操作】　斜刺 0.5~0.8 寸,可灸。

心俞

【定位】　在脊柱区,第 5 胸椎棘突下,后正中线旁开 1.5 寸(图 9-66)。

【主治】　心烦、失眠、多梦、健忘、梦遗、心痛、胸痛引背、呕血、癫狂、痫证。

【操作】　斜刺 0.5~0.8 寸,可灸。

膈俞

【定位】　在脊柱区,第 7 胸椎棘突下,后正中线旁开 1.5 寸(图 9-66)。

【主治】　背痛、脊强、胃脘胀痛、呃逆、呕吐、吐血、潮热盗汗。

【操作】　斜刺 0.5~0.8 寸,可灸。

肝俞

【定位】　在脊柱区,第 9 胸椎棘突下,后正中线旁开 1.5 寸(图 9-66)。

【主治】　黄疸、胁痛、目视不明、夜盲、目赤、吐血、背痛、癫狂、痫证。

【操作】　斜刺 0.5~0.8 寸,可灸。

胆俞

【定位】　在脊柱区,第 10 胸椎棘突下,后正中线旁开 1.5 寸(图 9-66)。

【主治】　黄疸、胁痛、口苦、呕吐、肺痨。

【操作】　斜刺 0.5~0.8 寸,可灸。

脾俞

【定位】　在脊柱区,第 11 胸椎棘突下,后正中线旁开 1.5 寸(图 9-66)。

【主治】　背痛、腹胀、腹泻、便血、完谷不化、黄疸、水肿。

【操作】　斜刺 0.5~0.8 寸,可灸。

胃俞

【定位】　在脊柱区,第 12 胸椎棘突下,后正中线旁开 1.5 寸(图 9-66)。

【主治】　胸胁痛、胃脘痛、呃逆、呕吐。

【操作】　斜刺 0.5~0.8 寸,可灸。

肾俞

【定位】　在脊柱区,第 2 腰椎棘突下,后正中线旁开 1.5 寸(图 9-66)。

【主治】　耳鸣、耳聋、头昏、遗精、阳痿、早泄、不孕、不育、月经不调、遗尿、小便不利、水肿、腰酸膝软、喘咳少气。

【操作】　直刺 0.5~1 寸,可灸。

大肠俞

【定位】　在脊柱区,第 4 腰椎棘突下(约平髂嵴高点),后正中线旁开 1.5 寸(图 9-66)。

【主治】　腹胀、肠鸣、泄泻、痢疾、便秘、腰痛。

【操作】　直刺 0.5~1 寸,可灸。

次髎

【定位】 在骶区,正对第 2 骶后孔中(图 9-66)。

【主治】 腰痛、下肢痿痹、遗精、遗尿、痛经、月经不调、小便不利。

【操作】 直刺 1~1.5 寸,可灸。

承扶

【定位】 在股后区,臀沟的中点(图 9-67)。

【主治】 腰骶臀股部疼痛、痔疾、下肢痿痹。

【操作】 直刺 1.5~2.5 寸,可灸。

委中

【定位】 在膝后区,腘横纹中点(图 9-67)。

【主治】 腰痛、下肢痿痹、中风昏迷、中暑、半身不遂、腹痛、吐泻、小便不利、遗尿、丹毒、疔疮。

【操作】 直刺 0.5~1 寸,或三棱针点刺出血;可灸。

秩边

【定位】 在骶区,横平第 4 骶后孔,骶正中嵴旁开 3 寸(图 9-68)。

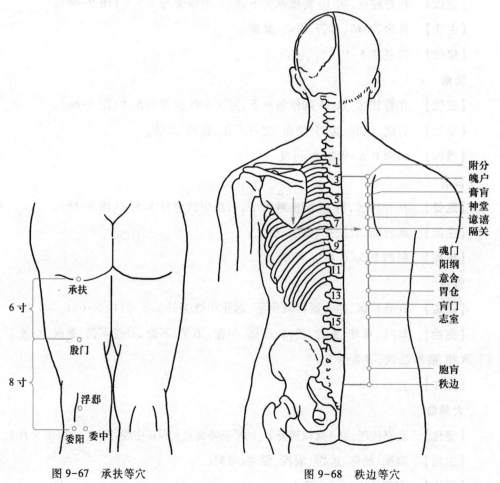

图 9-67　承扶等穴　　　　　　　图 9-68　秩边等穴

【主治】 腰骶痛、便秘、小便不利、下肢痿痹、痔疾、阴痛。

【操作】 直刺 1.5~3 寸,可灸。

承山

【定位】 在小腿后区,腓肠肌两肌腹与肌腱交角处(伸直小腿或足跟上提时,腓肠肌肌腹下出现尖角凹陷中)(图 9-69)。

【主治】 腰脊痛、小腿转筋、腹痛、疝气、痔疾、便秘。

【操作】 直刺 0.7~1 寸,可灸。

昆仑

【定位】 在踝区,外踝尖与跟腱之间的凹陷中(图 9-70)。

【主治】 踝痛、头痛、项强、目眩、腰痛、鼻衄、难产。

【操作】 直刺 0.5~1 寸,可灸。

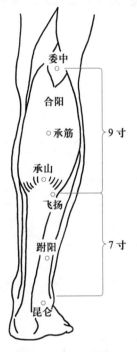

图 9-69 承山等穴

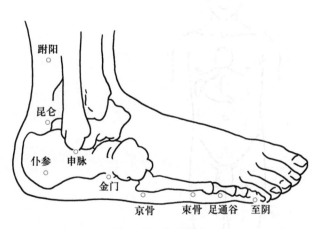

图 9-70 昆仑等穴

申脉

【定位】 在踝区,外踝尖直下,外踝下缘与跟骨之间凹陷中(图 9-70)。

【主治】 足踝痛、腰痛、项强、头痛、眩晕、失眠、癫狂痫证。

【操作】 直刺 0.3~0.5 寸,可灸。

至阴

【定位】 在足趾,小趾末节外侧,趾甲根角侧后方 0.1 寸(指寸)(图 9-70)。

【主治】 足痛、头痛、鼻塞、鼻衄、目痛、胞衣不下、难产、胎位不正。

【操作】 浅刺 0.1 寸。胎位不正用灸法。

（十）足太阴脾经

1. 循行　起于足大趾末端,沿着大趾内侧赤白肉际,上行经内踝前边,达到小腿,沿胫骨后缘上行,与足厥阴肝经相交叉,后经膝关节内侧和大腿的内侧前缘,进入腹部,属脾,络于胃,通过横膈,挟食道两旁上行,连系舌根,散布舌下。

胃部支脉:再从胃出来,向上通过横膈,流注于心中,与手少阴心经相接(图 9-71)。

2. 常用腧穴

太白

【定位】 在跖区,第 1 跖趾关节近端赤白肉际凹陷中(图 9-72)。

【主治】 胃痛、腹痛、腹泻、腹胀、肠鸣、呕吐、痢疾、便秘、饥不欲食、脚气、体重节痛。

【操作】 直刺 0.3~0.5 寸,可灸。

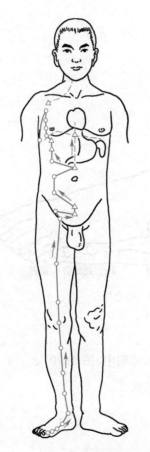

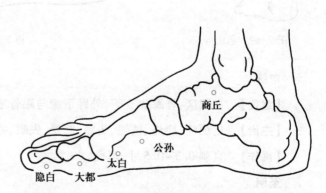

图 9-71　足太阴脾经循行示意　　　　　图 9-72　太白等穴

公孙

【定位】　在跖区,第1跖骨底的前下缘,赤白肉际处(图9-72)。

【主治】　胃痛、呕吐、腹胀、腹痛、痢疾、泄泻、心烦失眠、发狂妄言、脚气。

【操作】　直刺0.5~0.8寸,可灸。

三阴交

【定位】　在小腿内侧,内踝尖上3寸,胫骨内侧缘后侧(图9-73)。

【主治】　脾胃虚弱、肠鸣、腹痛、腹泻、食入不化、月经不调、崩漏、带下、经闭、痛经、难产、产后血晕、恶露不绝、小便不利、梦遗、遗精、阳痿、阴茎痛、失眠、脚气。

【操作】　直刺0.5~1寸,孕妇禁针可灸。

阴陵泉

【定位】　在小腿内侧,胫骨内侧髁下缘与胫骨内侧缘之间的凹陷中(图9-73)。

【主治】　腹胀、黄疸、水肿、阴茎痛、妇人阴痛、遗精、膝痛。

【操作】　直刺1~2寸,可灸。

血海

【定位】　在股前区,髌底内侧端上2寸,股内侧肌隆起处(图9-74)。

【主治】　月经不调、经闭、崩漏、痛经、皮肤瘙痒、瘾疹、丹毒、股内侧痛。

【操作】　直刺1~1.5寸,可灸。

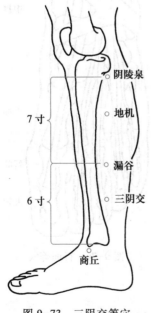

图9-73　三阴交等穴

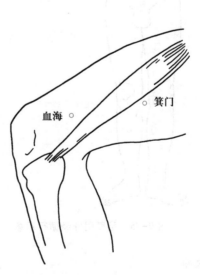

图9-74　血海等穴

(十一) 足厥阴肝经

1. 循行　起于足大趾背上毫毛部,向上沿足背到内踝前,上沿胫骨内侧面,在内踝上 8 寸处，交叉到足太阴脾经的后面，向上沿膝关节内侧和大腿内侧，进入阴毛中，环绕阴器，到达小腹，上经胃旁，属于肝，络于胆，向上通过横膈，分布于胁肋，沿着喉咙的后面，向上进入鼻咽部，连接于目系，向上出于额前，与督脉会于巅顶。

目系支脉：从目系下循面颊，环绕唇内。

肝部支脉：从肝分出，通过横膈，向上流注于肺，与手太阴肺经相接（图 9-75）。

2. 常用腧穴

行间

【定位】 在足背，第 1、第 2 趾间，趾蹼缘后方赤白肉际处（图 9-76）。

【主治】 目赤肿痛、头痛、胸胁痛、痛经、崩漏、中风、足跗肿痛。

【操作】 直刺 0.5~0.8 寸，可灸。

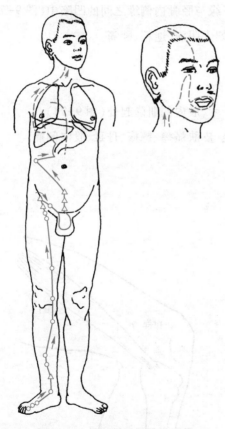

图 9-75 足厥阴肝经循行示意

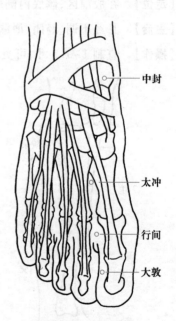

图 9-76 行间等穴

太冲

【定位】 在足背，第 1、第 2 跖骨间，跖骨底结合部前方凹陷中（图 9-76）。

【主治】 胁痛、呃逆、目赤肿痛、月经不调、头痛、眩晕、癫痫、小儿惊风、足跗痛、下肢痿痹。

【操作】 直刺 0.5~0.8 寸，可灸。

（十二）足少阴肾经

1. **循行** 起于足小趾,斜向足心,到达足内侧,经内踝后,进入足跟部,再向上经过小腿腓肠肌内侧,出腘窝内侧,向上行大腿内侧后缘,经过长强贯脊柱上行,属肾、络膀胱。浅出腹前,上行经腹、胸部,终止于锁骨下缘。

肾脏部直行的经脉:从肾向上通过肝,穿过膈,进入肺中,沿喉咙上行到达舌根旁。

肺部支脉:从肺部出来,联络心脏,流注于胸中与手厥阴心包经相接(图9-77)。

2. **常用腧穴**

涌泉

【定位】 在足底,屈足卷趾时足心最凹陷中(图9-78)。

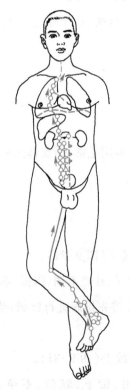

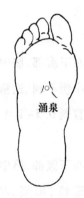

图9-77 足少阴肾经循行示意　　　图9-78 涌泉穴

【主治】 头晕、头痛、晕厥、失眠、咽痛、咽干、癫痫、小儿惊风、足心热。

【操作】 直刺0.5~0.8寸,可灸。

太溪

【定位】 在踝区,内踝尖与跟腱之间的凹陷中(图9-79)。

【主治】 耳聋、耳鸣、遗精、阳痿、失眠、健忘、头痛目眩、腰脊痛、咳嗽、气喘、内踝肿痛。

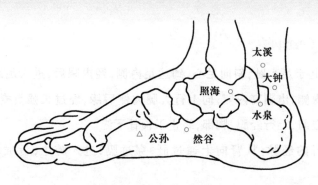

图 9-79　太溪等穴

【操作】　直刺 0.5~0.8 寸,可灸。

照海

【定位】　在踝区,内踝下缘边际凹陷中(图 9-79)。

【主治】　失眠、小便不利、小便频数、咽干咽痛、目赤肿痛、月经不调、痛经、阴挺、阴痒、痫证。

【操作】　直刺 0.5~0.8 寸,可灸。

(十三) 任脉

1. 循行　起于小腹内,下出会阴,向上行经阴毛部,沿腹前正中线到达咽喉部,再上行环绕口唇,经面部,进入目眶下(图 9-80)。

2. 常用腧穴

中极

【定位】　在下腹部,脐中下 4 寸前正中线上(图 9-81)。

【主治】　小便不利、遗精、阳痿、崩漏、带下、月经不调、阴挺、不孕。

【操作】　直刺 0.5~1 寸;深部为膀胱,故需先排尿进行针刺;孕妇禁针;可灸。

关元

【定位】　在下腹部,脐中下 3 寸,前正中线上(图 9-81)。

【主治】　遗精、阳痿、早泄、尿频、尿闭、带下、眩晕、不孕、虚劳羸瘦、少腹疼痛。

【操作】　直刺 0.5~1 寸,需排尿后进针,孕妇禁针,可灸。

气海

【定位】　在下腹部,脐中下 1.5 寸,前正中线上(图 9-81)。

【主治】　下腹痛、大便不通、遗尿、遗精、阳痿、带下、月经不调、闭经、崩漏、阴挺、中风脱证、气喘、四肢力弱、肌体羸瘦。

【操作】　直刺 0.5~1 寸,孕妇慎用。可灸。

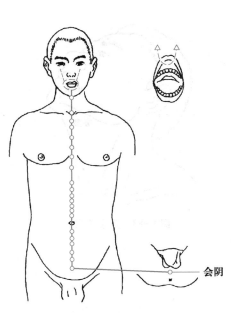

图 9-80 任脉循行示意

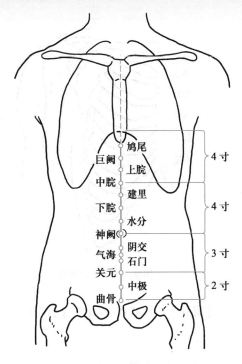

图 9-81 中极等穴

神阙

【定位】 在脐区,脐中央(图9-81)。

【主治】 绕脐腹痛、脱肛、中风脱证、水肿。

【操作】 因消毒不便,一般不针刺;宜灸。

中脘

【定位】 在上腹部,脐中上4寸,前正中线上(图9-81)。

【主治】 胃痛、腹痛、腹胀、肠鸣、泄泻、便秘、便血、黄疸、癫狂。

【操作】 直刺0.8~1.2寸,可灸。

膻中

【定位】 在胸部,横平第4肋间隙,前正中线上(图9-82)。

【主治】 气短、咳喘、胸闷、胸痛、心悸、心烦、乳少、噎膈。

【操作】 平刺0.3~0.5寸,可灸。

廉泉

【定位】 在颈前区,喉结上方,舌骨上缘凹陷中,前正中线上(图9-83)。

【主治】 喉痹、暴喑、舌謇不语、舌下肿痛、吞咽困难、舌纵流涎。

【操作】 直刺0.5~0.8寸,不留针;可灸。

承浆

【定位】 在面部,颏唇沟的正中凹陷处(图9-83)。

【主治】 口㖞、流涎、齿龈肿痛、暴喑、癫狂。

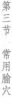

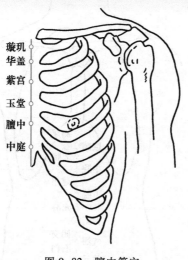

图 9-82 膻中等穴

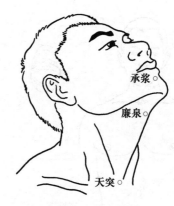

图 9-83 廉泉等穴

【操作】 斜刺 0.3~0.5 寸,可灸。

(十四) 督脉

1. 循行 起于小腹内,下出于会阴部,向后行于脊柱的内部,上达项后风府,进入脑内,上行巅顶,沿前额下行鼻柱,止于齿龈 (图 9-84)。

2. 常用腧穴

长强

【定位】 在会阴区,尾骨下方,尾骨端与肛门连线的中点处(图 9-85,图 9-86)。

【主治】 尾骶骨疼痛、痔疾、便血、泄泻、大小便难、阴部湿痒、癫狂、痫证。

【操作】 斜刺,针尖向与骶骨平行刺入0.5~1 寸,不宜直刺,以免刺穿直肠;可灸。

腰阳关

【定位】 在脊柱区,第四腰椎棘突下凹陷中,后正中线上(图 9-85,图 9-86)。

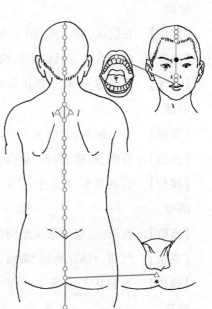

图 9-84 督脉循行示意

【主治】 腰骶疼痛、下肢痿痹、月经不调、遗精、阳痿、便血。

【操作】 直刺 0.5~1 寸,可灸。

命门

【定位】 在脊柱区,第 2 腰椎棘突下凹陷中,后正中线上(图 9-85,图 9-86)。

【主治】 虚损腰痛、遗精、阳痿、早泄、月经不调、胎屡坠、赤白带下、遗尿、尿频、泄泻。

【操作】 直刺0.5~1寸,可灸。

至阳

【定位】 在脊柱区,第7胸椎棘突下凹陷中,后正中线上(图9-85,图9-86)。

【主治】 胁肋痛、黄疸、脊强、腰背疼痛。

【操作】 向上斜刺0.5~1寸,可灸。

大椎

【定位】 在脊柱区,第7颈椎棘突下凹陷中,后正中线上(图9-85,图9-86)。

【主治】 身热、颈项强痛、肩颈疼痛、角弓反张、咳嗽喘急、疟疾、癫狂。

【操作】 稍向上斜刺0.5~1寸,可灸。

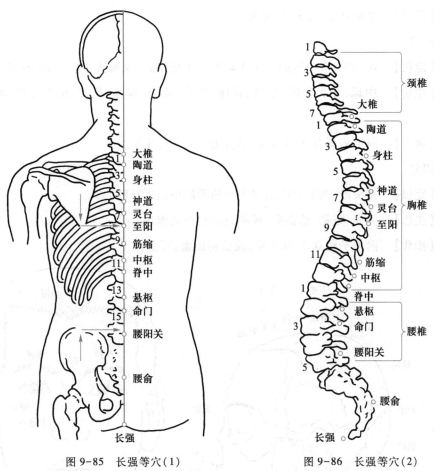

图9-85 长强等穴(1)　　图9-86 长强等穴(2)

哑门

【定位】 在颈后区,第2颈椎棘突上际凹陷中,后正中线上(后发际正中直上0.5寸)(图9-87)。

【主治】 暴喑、舌强不语、颈项强急、癫疾。

【操作】 嘱患者伏案正坐,使头微向前倾,项肌放松,向下颌方向缓慢刺入 0.5～1 寸;可灸。

百会

【定位】 在头部,前发际正中直上 5 寸(折耳,两耳尖向上连线的中点)(图 9-87)。

【主治】 头痛、眩晕、头昏、健忘、泄泻、阴挺、脱肛、癫狂、痫证。

【操作】 平刺 0.5～0.8 寸,可灸。

神庭

【定位】 在头部,前发际正中直上 0.5 寸(发际不明或变异者,从眉心直上 3.5 寸处取穴)(图 9-87)。

【主治】 头晕、头痛、流泪、目赤肿痛、目翳、雀目、鼻渊、鼻衄、失眠、癫痫。

【操作】 平刺 0.3～0.5 寸,可灸。

水沟

【定位】 在面部,人中沟的上 1/3 与中 1/3 交点处(又称人中穴)(图 9-87)。

【主治】 中风、牙关紧闭、晕厥、昏迷、口㖞、流涎、齿痛、鼻塞、腰脊强痛、癫狂、痫证。

【操作】 向上斜刺 0.3～0.5 寸,或用指甲掐按;可灸。

印堂

【定位】 在头部,两眉毛内侧端中间的凹陷中(图 9-88)。

【主治】 头痛、眩晕、前额痛、鼻渊、鼻衄、小儿惊风。

【操作】 向下平刺 0.3～0.5 寸,或点刺出血;可灸。

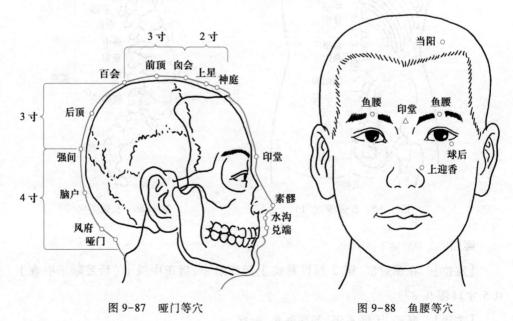

图 9-87　哑门等穴　　　　　图 9-88　鱼腰等穴

二、经外奇穴

鱼腰

【定位】 在头部,瞳孔直上,眉毛中(图9-88)。

【主治】 口眼㖞斜、目赤肿痛、眼睑下垂、眉棱骨痛、目翳。

【操作】 平刺0.3~0.5寸,禁灸。

太阳

【定位】 在头部,眉梢与目外眦之间,向后约一横指的凹陷中(图9-89)。

【主治】 头痛、目赤肿痛、口眼㖞斜、近视。

【操作】 直刺或向后斜刺0.3~0.5寸,不灸。

四神聪

【定位】 在头部,百会前后左右各旁开1寸,共4穴(图9-90)。

【主治】 头痛、眩晕、失眠、健忘、癫痫。

【操作】 平刺0.5~0.8寸,可灸。

牵正

【定位】 在面颊部,耳垂前0.5~1寸处(图9-89)。

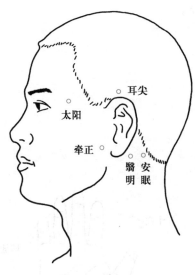

图9-89 太阳等穴

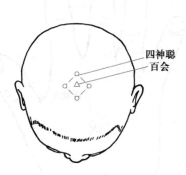

图9-90 四神聪等穴

【主治】 口㖞、口疮。

【操作】 向前斜刺0.5~0.8寸,可灸。

落枕穴

【定位】 在手背侧,第2、第3掌骨间,指掌关节后约0.5寸处(图9-91)。

【主治】 落枕、手臂痛。

【操作】 直刺或斜刺 0.3~0.8 寸,可灸。

腰痛点

【定位】 在手背,第 2、第 3 掌骨及第 4、第 5 掌骨间,腕背侧远端横纹与掌指关节的中点处,一手 2 穴(图 9-91)。

【主治】 急性腰扭伤。

【操作】 由两侧向掌中斜刺 0.3~0.8 寸,可灸。

八邪

【定位】 在手背,第 1~5 指间,指蹼缘后方赤白肉际处,左、右共 8 穴(图 9-91)。

【主治】 手背肿痛、手指麻木、头项强痛、毒蛇咬伤。

【操作】 斜刺 0.5~0.8 寸,或点刺出血,可灸。

四缝

【定位】 在手指,第 2~5 指掌面的近侧指间关节横纹的中央,一手 4 穴(图9-92)。

【主治】 小儿疳积、百日咳。

【操作】 点刺出血或挤出少许黄色透明黏液。

十宣

【定位】 在手指,十指尖端,距指甲游离缘 0.1 寸,左、右共 10 穴(图 9-92)。

【主治】 昏迷、中风、癫痫、高热、咽喉肿痛。

【操作】 浅刺 0.1~0.2 寸,或点刺出血。

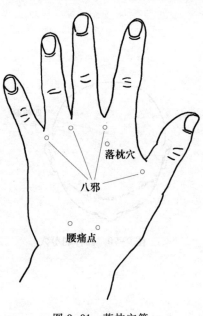

图 9-91 落枕穴等

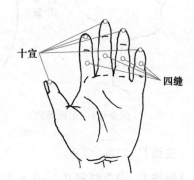

图 9-92 四缝等穴

胆囊

【定位】 在小腿外侧,腓骨小头直下 2 寸(压痛敏感处)(图 9-93)。

【主治】 急慢性胆囊炎、胆石症、胆道蛔虫症、下肢痿痹。

【操作】 直刺1~2寸,可灸。

阑尾

【定位】 在小腿外侧,髌韧带外侧凹陷下5寸,胫骨前嵴外一横指(中指)(压痛敏感处)(图9-93)。

【主治】 急慢性阑尾炎、下肢痿痹。

【操作】 直刺1.5~2寸,可灸。

八风

【定位】 在足背,第1~5趾间,趾蹼缘后方赤白肉际处,左、右共8穴(图9-93)。

【主治】 足背红肿、毒蛇咬伤(刺出血)。

【操作】 斜刺0.5~0.8寸,或点刺出血,可灸。

夹脊

【定位】 在脊柱区,第1胸椎至第5腰椎棘突下两侧,后正中线旁开0.5寸,一侧17穴(左右共34穴)(图9-94)。

【主治】 上胸部的穴治心肺、上肢病证,下胸部的穴治胃肠疾病,腰部的穴位治腰、腹及下肢病证。

【操作】 直刺0.3~0.5寸,或用梅花针叩刺,可灸。

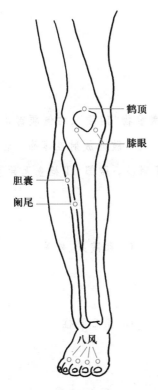

图9-93 胆囊等穴

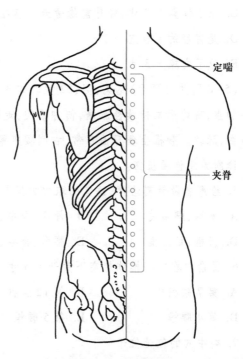

图9-94 夹脊等穴

腧穴定位法实训

毫针刺法实训

灸法实训

思考题

答案及解析

(1~4题共用题干)张某,女,40岁。下午出现呃逆,持续一个半小时未停,听同事说针刺可以治疗,遂来就诊。最近春节期间饮食有些不规律,既往身体健康,未出现过类似持续呃逆情况,饮食睡眠尚可。舌淡,苔薄白,脉象有力。

1. 患者最可能的病机是

A. 血脉不畅　　　　　　B. 肝气郁结　　　　　　C. 脾气虚弱

D. 胃气上逆　　　　　　E. 肝阳上亢

2. 给患者做针刺治疗,适宜的取穴方案是

A. 外关、阳陵泉　　　　B. 曲池、大椎　　　　　C. 三阴交、太冲

D. 天枢、支沟　　　　　E. 内关、足三里

3. 患者取双侧内关、足三里治疗,什么体位针刺最合适

A. 仰卧位　　　　　　　B. 俯卧位　　　　　　　C. 侧卧位

D. 俯伏坐位　　　　　　E. 仰靠坐位

4. 足三里的定位是

A. 位于梁丘下3寸

B. 位于上巨虚上2寸

C. 位于犊鼻下3寸,胫骨前缘旁开一横指

D. 是胃经的下合穴

E. 位于内踝上3寸

(5~8题共用题干)赵某,男,32岁。昨天下午因撬重物"闪腰",右侧腰部疼痛,夜晚加重,现疼痛呈持续性胀痛,俯仰不便,走路跛行。双下肢无放射性疼痛。舌淡,苔薄白,脉弦。腰椎生理弯曲正常,右侧腰肌紧张,压痛明显。腰部CT检查无异常发现。诊断为急性腰扭伤。

5. 给患者做针刺治疗,适宜的取穴方案是

A. 水沟、腰阳关　　　　B. 肾俞、委中、阿是穴　　C. 阳陵泉、外关

D. 天枢、足三里　　　　E. 腰俞、合谷、列缺

6. 肾俞穴在哪一椎体棘突下旁开1.5寸

A. 第7颈椎　　　　　　B. 第12胸椎　　　　　　C. 第2腰椎

D. 第4腰椎　　　　　　E. 第5腰椎

7. 委中穴的位置位于

A. 锁骨上窝　　　　　　B. 胸骨上窝　　　　　　C. 腋窝

D. 髂窝　　　　　　　　E. 腘窝

8. 治疗该患者的最佳体位是

A. 仰卧位   B. 俯卧位   C. 侧卧位

D. 俯伏坐位   E. 仰靠坐位

(9~12题共用题干)王某,女,30岁。近日天气变化衣着不慎,恶寒、发热2天,伴有咳嗽,咳吐白痰,鼻塞,舌淡,苔薄白,脉浮紧。既往身体健康。中医诊断为"风寒感冒"。

9. 浮脉见于

A. 表证   B. 里证   C. 实证

D. 虚证   E. 寒证

10. 该患者治疗拟在风池、大椎用艾条灸,在合谷、列缺做针刺泻法,在合谷穴反复慢提快插,属哪种针刺补泻的泻法

A. 提插补泻   B. 徐疾补泻   C. 捻转补泻

D. 呼吸补泻   E. 迎随补泻

11. 该患者治疗用艾条灸大椎,风池,下面哪种灸法属于艾条灸

A. 直接灸   B. 间接灸   C. 艾炷灸

D. 无瘢痕灸   E. 温和灸

12. 大椎、风池穴的归经是

A. 督脉、胆经   B. 督脉、膀胱经   C. 督脉、任脉

D. 任脉、胆经   E. 膀胱经、胆经

(13~16题共用题干)马某,女,22岁。昨日因下楼不慎,右踝扭伤疼痛,影响走路。右侧外踝前外侧青紫肿胀,右踝活动不利,按压疼痛明显。平素体质较差,常有自汗、乏力、头晕、心慌,剧烈活动加重,面色淡白无华,舌淡,苔薄白,脉细弱。诊断为"踝关节扭伤"。

13. 该患者治疗取右侧丘墟、昆仑、金门穴,针刺泻法,针后加拔火罐。丘墟、昆仑、金门三穴的三对位置是

A. 前中后   B. 前后中   C. 中前后

D. 中后前   E. 后中前

14. 丘墟穴的归经是

A. 胃经   B. 胆经   C. 膀胱经

D. 脾经   E. 肝经

15. 该患者在针刺治疗过程中,出现头晕、心慌、恶心、出冷汗,此为什么表现

A. 晕针   B. 惊针   C. 滞针

D. 晕厥   E. 亡阴

16. 出现晕针后处理措施首先为

A. 立即盖好被子,注意保暖   B. 立即拔针

C. 立刻针刺人中   D. 立刻饮用温开水

E. 立即静脉滴注葡萄糖溶液

(17~20题共用题干)陈某,女,45岁,教师。腰腿部疼痛间断发作2年余,加重5天入院,患者缘于2年余前每逢着凉或者劳累后出现腰腿部疼痛,间断服用"布洛芬片"等药物治疗,病情反复不愈。近5天来患者劳累后出现腰部疼痛加重,沉麻重胀感,怕凉,向右侧臀部、下肢放射,活动不利。在家口服"腰痛宁胶囊"治疗,症状无减轻。舌淡红,苔薄白,脉弦细。诊断为"腰痛""右侧腰椎间盘突出"。针刺取穴:右侧肾俞、大肠俞、环跳、风市、阳陵泉、悬钟。

17. 治疗该患者的最佳体位是

A. 仰卧位   B. 俯卧位   C. 侧卧位

D. 俯伏坐位   E. 仰靠坐位

18. 环跳与阳陵泉的归经是

A. 膀胱经、胆经   B. 胆经、膀胱经   C. 胆经、胃经

D. 胆经、脾经   E. 胆经、胆经

19. 针刺环跳穴宜准备多长的针灸针

A. 1寸   B. 1.5寸   C. 2寸

D. 3寸   E. 5寸

20. 在环跳穴用针刺泻法,下列哪种补泻方法不合适

A. 提插补泻   B. 徐疾补泻   C. 捻转补泻

D. 开阖补泻   E. 迎随补泻

(21~24题共用题干)吴某,男,45岁,农民。颈部僵硬疼痛间断发作半年余,加重3天。患者缘于半年余前劳累后出现颈部僵硬疼痛,间断服用"颈复康颗粒"等药物治疗,病情迁延不愈。近3天来,患者劳累后颈部僵硬疼痛加重,活动受限,无肢体麻木及活动障碍。偶有头晕,后枕部疼痛。舌红,苔薄黄,脉弦。诊断为"颈痛""颈型颈椎病"。治疗毫针刺法结合穴位注射,取穴:双侧风池、颈夹脊、肩中俞、悬钟。

21. 治疗该患者的最佳体位是

A. 仰卧位   B. 俯卧位   C. 侧卧位

D. 俯伏坐位   E. 仰靠坐位

22. 颈夹脊在第2~第7颈椎棘突下旁开0.5寸,是借鉴华佗夹脊穴而命名的,你认为华佗夹脊穴是

A. 十四经穴   B. 经外奇穴   C. 阿是穴

D. 络穴   E. 背俞穴

23. 悬钟穴位于

A. 内踝尖上 3 寸　　　　B. 外踝尖上 3 寸　　　　C. 犊鼻下 3 寸

D. 阴陵泉下 3 寸　　　　E. 足三里下 3 寸

24. 与悬钟穴相对的穴位是

A. 三阴交　　　　B. 太溪　　　　C. 昆仑

D. 复溜　　　　E. 照海

在线测试

（许　智）

腧穴定位
法实训

毫针刺
法实训

灸法实训

思考题

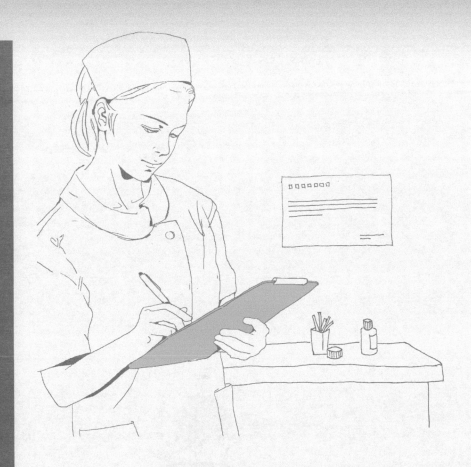

第十章　其他常用中医护理技术

学习目标

1. 会熟练使用常用推拿手法,并叙述推拿疗法的适用范围及注意事项。

2. 会熟练操作拔罐法,并说出拔罐法的适用范围及注意事项。

3. 会操作刮痧法,并说出刮痧法的适用范围及注意事项。

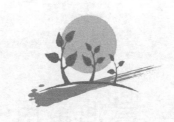

　　李某，女，50 岁。肩关节疼痛活动不利 1 年余，中医诊断为"漏肩风"，欲施以推拿疗法。

　　请问：1. 可以采用哪些推拿手法？
　　　　　2. 若采用刮痧疗法和拔罐疗法，应该如何操作？

第一节　推拿疗法与护理

　　推拿又称按摩、按蹻、矫摩、案杌等。推拿疗法是医护人员运用双手（或其他部位）和一定的器具，根据不同的病情，采用不同的手法，作用于人体体表的特定部位，以调节机体的生理、病理状况，从而达到疏通经络、调和气血、防治疾病目的的一种治疗方法。

一、常用推拿手法

（一）摩擦类手法

　　以掌、指或肘附着在体表一定部位做直线或环转移动，与皮肤表面形成摩擦的一类手法，称为摩擦类手法。本类手法包括摩法、擦法、推法、搓法、抹法等。本类手法紧贴皮肤，对体表有一定的摩擦力，产生热度比较高。

　　1. 摩法　本法分为掌摩和指摩两种。

　　（1）动作要领

　　1）掌摩法是用掌面附着于体表一定部位上，以腕关节为中心，连同前臂做有节律的环转运动（图 10-1）。

　　2）指摩法是用示指、中指、环指面附着于一定部位上，以腕关节为中心，连同掌、指做有节律的环转运动（图 10-2）。

　　（2）要求　本法操作时，肘关节自然微微屈曲，腕部放松，指掌自然伸直，动作要缓和而协调。

　　（3）临床应用　本法刺激轻柔缓和，是头面、胸腹、胁肋、腰背部常用手法。掌摩适用于胸腹、胁肋、腰背部等面积较大的部位；指摩适用于头面、四肢远端或特定穴位等面积较小的部位。饮食积滞、脘腹疼痛、胸胁迸伤等症常用本法治疗。具有和中理气，消积导滞，舒筋缓急，活血祛瘀，消肿止痛等作用。

摩法

2. 擦法　用手掌的掌根、小鱼际或大鱼际附着在一定的部位,或循经络的循行方向,进行直线来回摩擦的一种手法(图 10-3)。

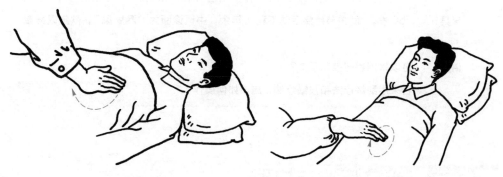

图 10-1　掌摩法　　　　　　　　　图 10-2　指摩法

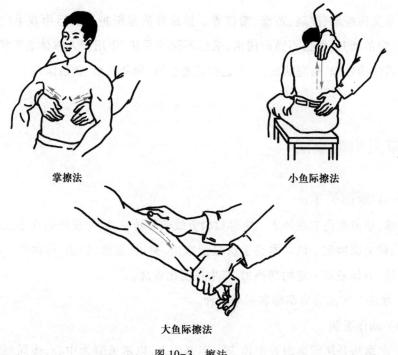

掌擦法　　　　　　　　　　　小鱼际擦法

大鱼际擦法

图 10-3　擦法

(1) 动作要领　擦法操作时腕关节伸直,手指自然伸开,使前臂与手接近相平,着力部位要贴在患者体表的治疗部位,上臂主动,带动手掌作上下或前后往返移动,掌下的压力不宜太大,但推动的幅度要大。

(2) 要求　本法操作时动作要均匀连贯,用力适中,推动幅度大,频率为 120 次/min 左右。

(3) 临床应用　本法是一种柔和温热的刺激,适用于体表的很多部位。掌擦法多用于胸胁及腹部;小鱼际擦法多用于肩背腰臀及下肢部;大鱼际擦法在胸腹、背腰、四肢等部位均可运用。常用于治疗内脏虚损及气血失调的病证,尤以活血祛瘀的作用为更强。具有行气活血,消肿止痛,温经通络,祛风散寒,温肾壮阳,健脾和胃等作用。

擦法在临床应用时要注意:治疗部位要暴露,并涂适量的润滑油或配制药膏,既可防止擦破皮肤,又可通过药物的渗透以加强疗效。

3. 推法　本法分指推法、掌推法和肘推法三种。

(1) 动作要领　用手指、手掌、掌根或肘部着力于一定的部位或按经络的循行方向进行单方向的直线移动(图 10-4)。用手指称为指推法,用手掌称为掌推法,用肘部称为肘推法。

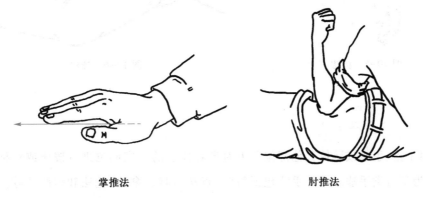

掌推法　　　　　　　　肘推法

图 10-4　推法

(2) 要求　操作时手指、手掌或肘部要紧贴体表,用力要稳,速度要缓慢而均匀。力量大小根据患者年龄、体质、性别的不同因人而异。

(3) 临床应用　可在人体各部位使用,具有调和气血,舒筋活络,退肿消瘀等作用。指推法适用于全身各部的穴位或面积较小的部位,掌推法适用于四肢、腰背等面积较大的部位,肘推法适用于腰、臀等肌肉丰厚的部位。

4. 搓法

(1) 动作要领　以两手掌面夹住一定部位,相对用力做快速搓揉,同时上下移动,称为搓法(图 10-5)。

(2) 要求　操作时双手用力要对称,搓动要快,移动要慢,动作要流畅自然。

(3) 临床应用　搓法适用于四肢、腰背及胁肋部,以上肢部最为常用,常作为推拿治疗的结束手法,具有行气活血、放松肌肉等作用。

5. 抹法

(1) 动作要领　用单手或双手拇指螺纹面紧贴皮肤,做上下、左右或弧形移动,称为抹法(图 10-6)。

(2) 要求　双手操作时压力要均衡,动作要协调一致。

(3) 临床应用　本法常用于头面及颈项部。对头晕、头痛、视物模糊及颈项强痛等症常用本法治疗,具有清利头目、开窍镇静等作用。

搓法

抹法

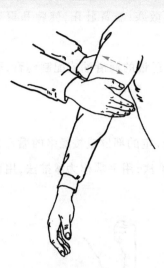

图 10-5 搓法

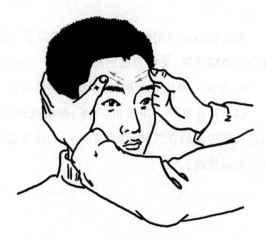

图 10-6 抹法

（二）挤压类手法

用手指、手掌或肢体其他部位着力对患者体表的一定部位进行按压或对称性挤压，称为挤压类手法。本类手法包括按法、点法、捏法、拿法、捻法和踩蹻法等。本类手法适用范围广泛，操作时要紧贴皮肤，用力要稳，由轻到重，循序渐进。

1. 按法　有指按法、掌按法和肘按法三种。

（1）动作要领　用拇指指腹或指端按压体表，称为指按法（图 10-7）。用单掌或双掌，也可用双掌重叠按压体表，称为掌按法（图 10-8）。用肘尖按压体表，称为肘按法（图 10-9）。

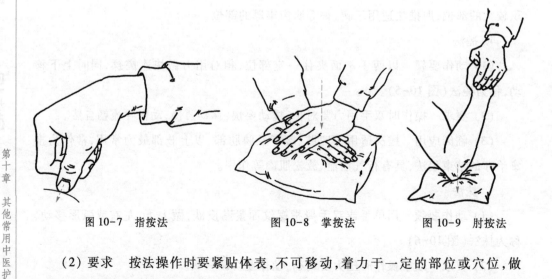

图 10-7　指按法　　　　　图 10-8　掌按法　　　　　图 10-9　肘按法

（2）要求　按法操作时要紧贴体表，不可移动，着力于一定的部位或穴位，做一掀一压的动作，用力要由轻而重，不可用暴力猛然按压。在按压局部适当停留，即"按而留之"之意。

（3）临床应用　指按法可用于全身各部位穴位；掌按法、肘按法常用于腰背和腹部、四肢、肩背。本法具有开通闭塞、放松肌肉、通经活络、活血止痛的作用。按法适用于头痛、胃脘痛、肢体酸痛麻木等疼痛病证。按法在临床上常与揉法结合应用，组成"按揉"复合手法。

2. 点法　有拇指点和屈指点两种。

（1）动作要领　拇指点是用拇指指端点压体表。屈指点有屈拇指点，用拇指指间关节桡侧点压体表；或屈示指点，用示指近侧指间关节点压体表（图10-10）

点法

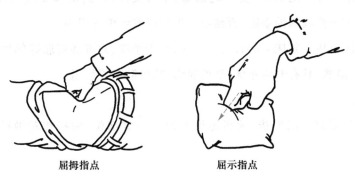

屈拇指点　　　　屈示指点

图 10-10　点法

（2）要求　点法操作常用来点按穴位，要持续性用力。

（3）临床应用　本法刺激性很强，使用时应根据患者的具体情况和操作部位酌情用力。常用在肌肉较薄的腰背部和四肢的骨缝处。对脘腹挛痛、腰腿痛等病症常用本法治疗。具有开通闭塞，活血止痛，调节脏腑功能的作用。点法与按法相比，其作用面积小，刺激量更大。

3. 捏法　分为三指捏和五指捏两种。

（1）动作要领　用拇指与其他手指夹住肢体的一定部位，相对用力挤压，并可沿其分布或其结构形态辗转移动的操作方法。用拇指和示指、中指两指相对用力操作的为三指捏法，用拇指与其余四指操作的为五指捏法。

（2）要求　在作相对用力挤压动作时，要循序而下，均匀而有节律性。

捏法

（3）临床应用　本法适用于四肢、头部、颈项及背脊，具有舒筋通络、行气活血的作用。

【附】　捏脊法

用两手拇指桡侧面顶住脊柱两侧的皮肤，示指、中指两指与拇指相对捏提腰骶部皮肤和肌肉，沿脊柱向前缓缓推动，每捻三下提一下，直至大椎，如此反复2~4遍（图10-11）。

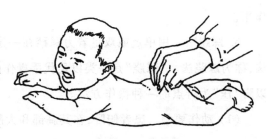

图 10-11　捏脊法

临床应用　捏脊法具有调和营卫、健脾益气、行气活血的作用,适用于脾气虚弱、脘腹胀满、虚烦少寐等证,尤其对小儿发热、惊风、夜啼、疳积、腹泻、呕吐、腹痛、便秘、消化不良等疗效更为明显。

4. 拿法　捏而提起谓之拿。

（1）动作要领　用拇指和示指、中指两指,或用拇指和其余四指相对用力,在一定的部位或穴位上进行有节律性地捏提(图10-12)。

（2）要求　操作时,用力要由轻而重,不可突然用力,动作要缓和而有连贯性。提起时不要过分强调提的幅度,否则会产生被提捏组织的损伤。

（3）临床应用　临床常配合其他手法,用于颈项、肩部和四肢等部位。适用于颈项强痛、关节酸痛,具有开窍止痛,舒筋通络,祛风散寒等作用。

5. 捻法

（1）动作要领　用拇指、示指螺纹面捏住一定部位,两指相对做搓揉动作(图10-13)。

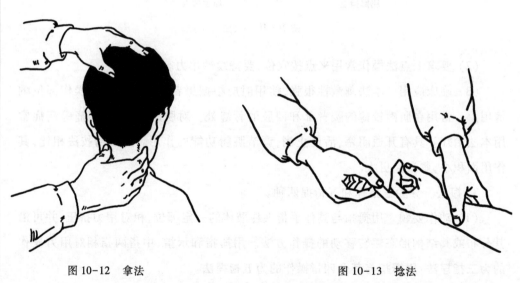

图10-12　拿法　　　　　　　　　　　图10-13　捻法

（2）要求　操作时动作要灵活、快速,用劲不可呆滞。

（3）临床应用　捻法一般适用于四肢小关节,为辅助性手法。常配合其他手法治疗指(趾)间关节的酸痛、肿胀或屈伸不利等症,具有理筋通络,滑利关节的作用。

6. 踩跷法　用单足或双足着力踩踏在一定部位,做揉压或弹跳等动作的操作方法,称为踩跷法。"踩跷"是一类以足代手操作的独特的按摩套路,在此介绍的是其中以脚"压"为特点的一种操作方法。

（1）动作要领　患者俯卧,在其胸部和大腿部各垫3~4个枕头,使腰部悬空,医者双手握住预先设置好的横木上,以控制自身体重和踩踏时的力量,同时用脚踩踏患者腰部并配合适当的弹跳动作,弹跳时足尖不要离开腰部。根据患者体质,可适当逐渐加大踩踏力量和弹跳幅度(图 10-14)。

（2）要求　本法刺激量较大,应用时必须谨慎。操作时要注意易受损部位;一定要有扶手;控制好力量,幅度要由小到大,用力要由轻而重;弹跳动作要均匀而有节奏。同时嘱患者其呼吸要随着弹跳的起落进行,跳起时患者吸气,踩踏时患者呼气,切忌屏气。凡年老体弱者或脊椎骨质有病变者,骨质疏松及其他骨病者,有心、肝、肾等疾病者禁用。

（3）临床应用　常用于腰椎间盘突出症、强直性脊柱炎、腰肌劳损等的治疗。本法主要适用于腰背脊柱部及下肢后侧肌肉丰厚部位,

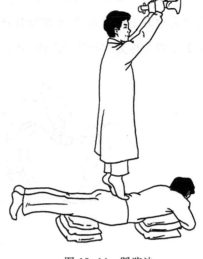

图 10-14　踩跷法

具有舒筋通络、行气活血、理筋整复、松解粘连、解痉止痛等作用。

（三）振动类手法

以较高频率的节律性轻重交替刺激,持续作用于人体,使受术部位产生振动、抖动的手法,称为振动类手法。本类手法包括抖法、振法等,主要是以强力、静止性用力带动患者肢体做小幅度的振动。

1. 抖法　用双手握住患者的上肢或下肢远端,用力做连续的小幅度的上下抖动,使关节有松动感,称为抖法(图 10-15)。

（1）动作要领　① 上肢抖法:患者坐位,上肢放松;医者站于其前外侧,上身略前倾,用双手握住患者的手腕部(手不能握得太紧),慢慢将其向前外侧方向抬起,至 70°～80°角即停住,然后稍用力做小幅度连续地上下颤动,使肘肩关节有舒松感。② 下肢抖法:患者仰卧位,下肢放松;医者站于其足侧,用双手分别握住患者的两踝部,将其抬起离床面约 30 cm,然后做上下并兼有内旋的连续抖动,使大腿及髋部有舒松感。

抖法

图 10-15　抖法

（2）要求　操作时抖动幅度要小,频率要快。

（3）临床应用　本法可用于四肢,以上肢为常用。适用于疼痛、肿胀、运动障碍。临床上常与搓法配合使用,作为治疗的结束手法。治疗作用与搓法相同,具有调理气血、疏通经络、滑利关节的作用。

2. 振法

（1）动作要领　用手指或手掌着力在体表一定的部位或穴位，前臂和手部的肌肉强力地静止性用力，做小幅度连续、快速的振颤样动作。用手指着力称为指振法，用手掌着力称为掌振法（图 10-16）。

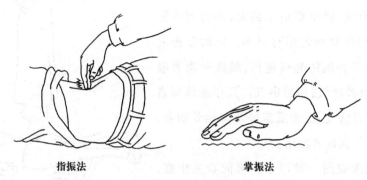

指振法　　　　　　掌振法

图 10-16　振法

（2）要求　操作时力量要集中于指端或手掌上，振动的频率较高，压力可大可小，紧贴皮肤。

（3）临床应用　本法一般常用单手操作，也可双手同时操作，可用于全身各部位和穴位，主要适用于疼痛类疾病，具有疏通经络、祛瘀消积、和中理气、消食导滞、镇静安神等作用。

（四）叩击类手法

用手指、手掌、拳背、掌侧面，或用桑枝棒叩打体表，称为叩击类手法。本类手法包括拍法、击法、弹法等。使用手法时要垂直性用力，动作要平稳、柔和，切忌粗暴，伴随操作常发出有节律的叩击声。

1. 拍法　用虚掌拍打体表一定部位的操作方法，称为拍法（图 10-17）。

（1）动作要领　操作时手指自然并拢，掌指关节微屈，使掌心空虚，以手腕发力，平稳而有节奏地拍打患部。

（2）临床应用　本法适用于肩背、腰臀及下肢部。对风湿痹痛、肌肉痉挛、局部感觉迟钝等症，常用本法配合其他手法治疗，具有舒松筋脉、行气活血、缓急止痛之功。

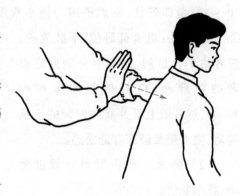

2. 击法　击法是用力较重的一种击打法。医者用拳背、掌根、侧掌小鱼际、指尖或桑枝棒叩击体表一定部位的操作方法，称为击法（图 10-18）。

图 10-17　拍法

（1）动作要领　① 拳背击法：手握空拳，腕伸直，用拳背平击一定部位或穴位。

② 掌根击法:腕部背伸,手指微屈,用掌根部叩击体表的一定部位。③ 侧掌击法:又称为小鱼际击法。手指自然伸直,腕略背伸,以单手或双手的小鱼际部为着力点,击打体表的一定部位。④ 指尖击法:五指自然分开,用指端轻轻击打体表,如雨点下落。⑤ 桑枝棒击法:用特制的桑枝棒(略有弹性)击打体表的一定部位。

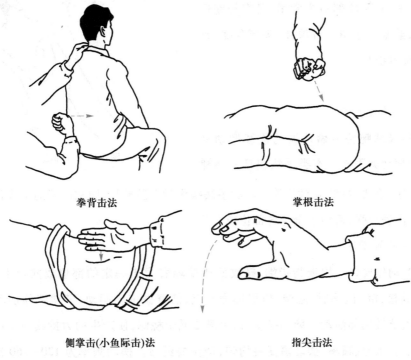

拳背击法　　　　　　　　　　掌根击法

侧掌击(小鱼际击)法　　　　　　指尖击法

图 10-18　击法

（2）要求　击法用力要快速而短暂,垂直叩击体表,在叩击体表时不能有拖抽动作,速度要均匀而有节奏,轻叩三次,重叩一次。

（3）临床应用　拳背击法常用于大椎穴和背腰部,掌根击法常用于头顶及四肢部,侧掌击法常用于腰背及四肢部,指尖击法常用于头面、胸腹部,桑枝棒击法用于腰背及四肢部。本法具有疏通经络、调和气血、消瘀止痛、缓解痉挛的作用,对于头痛或风湿痹痛、局部感觉迟钝、肌肉痉挛等症,常用本法配合治疗。

【附】　桑枝棒制法

用细桑枝(粗约 0.5 cm)十二根去皮阴干,每根用桑皮纸卷紧,并用线绕扎,然后把桑枝合起来先用线扎紧,再用桑皮纸层层卷紧并用线绕好。外面用布裹紧缝好即成。要求软硬适中(即具有弹性),粗细合用(即用手握之合适),粗为 4.5~5 cm,长约 40 cm。

3. 弹法

（1）动作要领　用一手指的指腹紧压住另一手指的指甲,用力将被压手指弹出,连续弹击治疗部位(图 10-19)。

(2)要求 操作时弹击力要均匀,每分钟弹击 120~160 次。

(3)临床应用 本法可适用于全身各部,尤以头面、颈项部最为常用,具有舒筋通络、祛风散寒的作用。对项强、头痛等症,常用本法配合治疗。

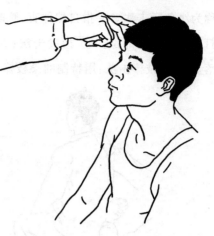

图 10-19 弹法

(五)摆动类手法

以指或掌腕关节做协调的连续摆动动作,称为摆动类手法。本类手法包括一指禅推法、缠法、滚法、揉法和揉法等。本类手法操作时上肢放松,腕和前臂的动作保持协调一致,渗透力强,适用于全身各部位或穴位。

1. 一指禅推法

(1)动作要领 用拇指指端、螺纹面或偏峰着力于一定的部位或穴位上,腕关节自然放松,沉肩、垂肘、悬腕,以肘部为支点,前臂做主动摆动,带动腕部摆动和拇指指间关节做屈伸活动。腕部摆动时,尺侧要低于桡侧,使产生的力持续地作用于治疗部位上。压力、频率、摆动幅度要均匀,动作要灵活。摆动频率为 120~160 次/min(图 10-20)。

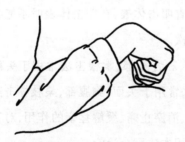

悬腕姿势

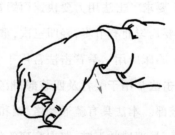

手握空拳、拇指端自然着力

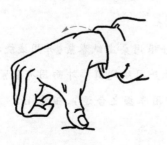

腕部向外摆动

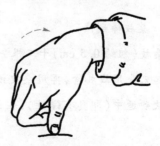

腕部向内摆动

图 10-20 一指禅推法

（2）要求　练习时,手握空拳,上肢肌肉放松,拇指端自然着力,不可用蛮力下压,拇指要盖住拳眼。在拇指端或拇指螺纹面能吸定的基础上,再练习在腕部摆动时,拇指端做缓慢直线往返移动,即所谓紧推慢移。

（3）临床应用　本法由于接触面积较小,加之手法持续不断地刺激,使其别具渗透性,可适用于全身各部及阿是穴。临床常用于头面、胸腹、腰背及四肢。对头痛、胃痛、腹痛及关节筋骨酸痛等疾病常用本法治疗,具有舒筋活络、调和营卫、祛瘀消积、健脾和胃的功能。

【附】　缠法

当一指禅推法的频率提高到 220~250 次/min,称为缠法。用拇指指端或偏峰着力于一定的部位,以减小接触面,同时减小摆动幅度,降低对体表的压力,以提高一指禅推法的频率,使频率达到每分钟规定的次数。本法只有在熟练掌握一指禅推法的基础上,才能逐步掌握。缠法有较强的消散作用,临床常用于实热证及痈肿疮疖等外科病证的治疗。

2. 滚法

（1）动作要领　用小鱼际侧掌背部以一定的压力附着于一定部位上,以肘部为支点,前臂作主要摆动,带动腕部做屈伸和前臂旋转的复合运动,使产生的力持续地作用于治疗部位。可用单手或双手交替操作(图 10-21)。

滚法

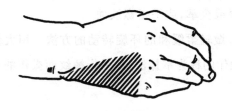
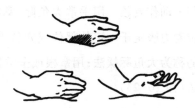

滚法吸定和接触部位　　　　　　接触部位的变换

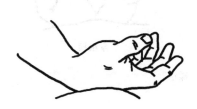
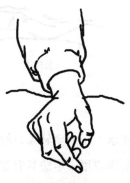

屈腕和前臂旋后　　　　　　伸腕和前臂旋前

图 10-21　滚法

第一节　推拿疗法与护理

（2）要求　本法操作时掌背尺侧要紧贴体表，不能拖动或跳动。压力、摆动幅度要均匀，动作要协调而有节律。操作时要注意肩、臂、腕尽可能地放松，肘关节微屈。

（3）临床应用　滚法压力大，接触面也较大，适用于肩背、腰臀及四肢等部位。对风湿痛、麻木不仁、肢体瘫痪、运动功能障碍等疾病常用本法治疗。滚法具有舒筋活血，疏通经络，滑利关节，缓解肌肉、韧带痉挛，增强肌肉、韧带活动能力，促进血液循环及消除肌肉疲劳等作用。

3. 擦法

（1）动作要领　手握空拳，以示指、中指、环指、小指四指的第一指间关节突起部着力，附着在体表的一定部位上，腕部放松，做均匀的前后往返摆动，使拳做来回滚动状操作称为擦法（图10-22）。

（2）要求　本法操作时手握空拳，腕关节放松，摆动要灵活，压力要均匀，摆动的速度掌握在160次/min左右。

（3）临床应用　本法具有疏通经络、解痉止痛、滑利关节的作用。作用于肩背、腰骶及臀部处，治疗关节酸痛、软组织挫伤、中风偏瘫等病证。

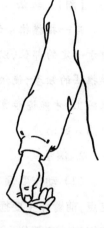

图 10-22　擦法

4. 揉法

（1）动作要领　用手掌大鱼际、掌根或全掌，或手指螺纹面等部位着力吸定于一定的部位或穴位上，做轻柔缓和的环旋转动的方法。用大鱼际操作的称为大鱼际揉法；用掌根或全掌操作的称为掌揉法；用手指螺纹面操作的称为指揉法（图10-23）。

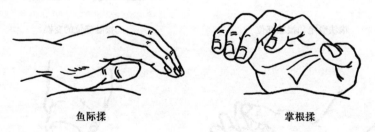

鱼际揉　　　　　　　掌根揉

图 10-23　揉法

（2）要求　压力要轻柔，动作要协调而有节律，一般频率为120~160次/min。

（3）临床应用　本法具有宽胸理气、健脾和胃、消积导滞、活血化瘀、消肿止痛的作用，适用于全身各部，常用于胸闷胁痛、脘腹胀满、泄泻、便秘等胃肠道疾病以及风湿痹痛、麻木不仁、肌肉萎缩等。指揉多用于穴位处，大鱼际揉多用于头面部，掌根揉多用于肩背、腰臀、四肢。

（六）运动关节类手法

对关节作被动活动的一类手法称为运动关节类手法。本类手法主要包括摇法、背法、扳法、拔伸法。

1. 摇法　用一手握住（或扶住）关节近端的肢体，另一手握住关节远端的肢体，做缓和的回旋转动的手法，称为摇法。

（1）动作要领　①颈项部摇法：患者坐位，颈项放松，医者站于其身侧，用一手扶住患者的头顶，另一手托住下颌，做左右旋转摇动。要求患者放松颈部，医者动作要轻柔，切忌粗暴，不可超过颈项的生理活动范围（图10-24）。②肩关节摇法：用一手扶住患者肩部，另一手托住肘部或握住手腕部，做环转摇动的操作手法（图10-25）。③髋关节摇法：患者仰卧，髋膝屈曲。医者一手托住患者足跟，另一手扶

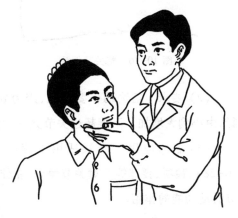

图10-24　颈项部摇法

住膝部，两手协同做髋关节环转摇动（图10-26）。④踝关节摇法：一手托住患者足跟，另一手握住患者的足趾，做左右旋转摇动（图10-27）。

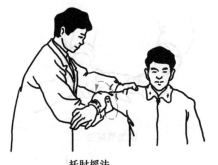

托肘摇法

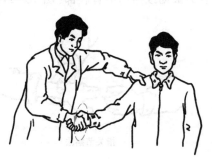

握手摇法

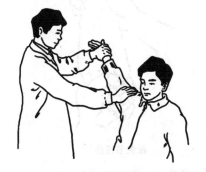

大幅度摇法(a)

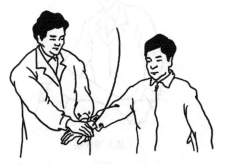

大幅度摇法(b)

图10-25　肩关节摇法

第一节　推拿疗法与护理

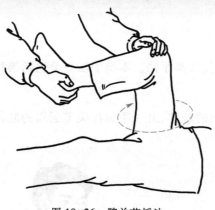

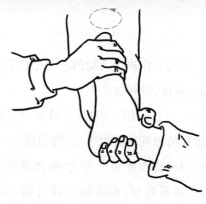

图 10-26 髋关节摇法   图 10-27 踝关节摇法

（2）要求 摇法动作要缓和，用力要稳，摇动幅度须在患者生理许可范围内进行，由小到大增加。不能超过关节允许的活动范围。

（3）临床应用 本法适用于四肢关节（除上述关节外，其他关节摇法见图10-28）、颈项、腰部等。对关节僵硬、屈伸不利等症，具有舒筋活血、滑利关节、增强关节活动功能的作用。

2. 背法

（1）动作要领 医者和患者背靠背站立，用双肘弯挽住患者肘弯部，然后弯腰屈膝挺臀，将患者反背起，使其双脚离地，以扩大患者的腰椎间隙，再快速伸膝，同时以臀部着力颤动或摇动患者腰部（图10-29）。

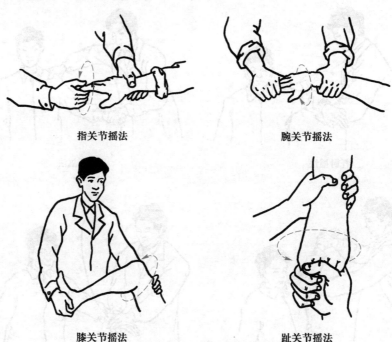

指关节摇法   腕关节摇法

膝关节摇法   趾关节摇法

图 10-28 其他关节摇法

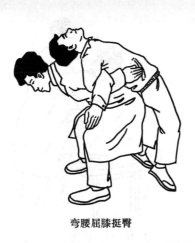
弯腰屈膝挺臀

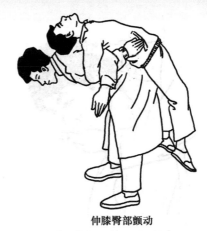
伸膝臀部颤动

图 10-29　背法

（2）要求　操作时医患双方均不得擅自松手；嘱患者仰躺在医者身上，头部后仰。医者臀部的颤动要和两膝的屈伸动作协调。

（3）临床应用　本法可使腰椎间隙扩大，矫正脊椎后突畸形，促使扭错之小关节复位，并有助于缓解腰部扭伤所产生的疼痛。对腰椎间盘突出症及腰部扭闪疼痛等常用本法配合治疗。

3. 扳法　用双手做相反方向或同一方向用力扳动肢体的一定部位，使被扳动关节旋转或伸展的操作方法称为扳法。

（1）动作要领

1）颈项部扳法　操作时有两种方法。① 颈项部斜扳法：患者坐位，头部略向前屈。医者一手扶住患者头顶部，另一手托住下颌部，两手协同，使头向一侧旋转至最大限度（即感到有阻力）时，两手同时用力做相反方向的快速扳动（图 10-30）。② 旋转定位扳法：患者坐位，颈前屈到某一需要的角度后，医者在其背后，用一肘部托住其下颌部，手则扶住其枕部（向右扳则用右手，向左扳则用左手），另一手扶住患者肩部。托扶其头部的手用力，先做颈项部向上牵引，同时把患者头部做被动向患侧旋转至最大限度后，再做扳法。

2）胸背部扳法　操作时有两种方法。① 扩胸牵引扳法：患者坐位，令其两手交叉扣住，置于项部。医者两手托住患者两肘部，并用一侧膝部顶住患者背部，嘱患者自行俯仰，并配合深呼吸，做扩胸牵引扳法（图 10-31）。② 胸椎对抗复位法：患者坐位，令其两手交叉扣住，置于项部。医者在其后面，用两手从患者腋部伸入其上臂之前、前臂之后，并握住其前臂下段，同时医者用一侧膝部顶住患部脊柱，嘱患者身体略向前倾，医者两手同时做向后上方用力扳动。

3）腰部扳法　本法操作时，常用的有如下几种方法（图 10-32）。① 腰部斜扳法：患者侧卧位，下面的下肢自然伸直，上面的下肢屈曲，医者面对患者站立，用一手

颈项部斜扳法

扩胸牵引扳法

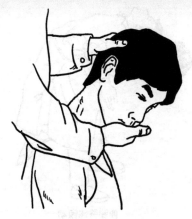
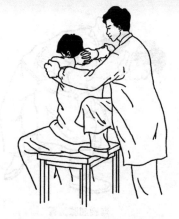

图 10-30　颈项部斜扳法　　　　　　　图 10-31　扩胸牵引扳法

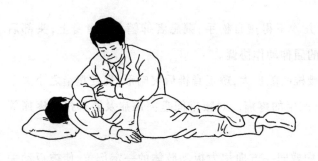
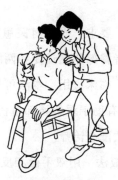

　　　腰部斜扳法　　　　　　　　　　　　直腰旋转扳法

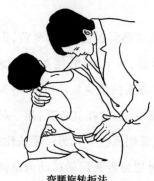
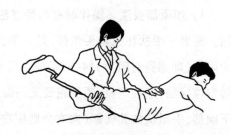

　　弯腰旋转扳法　　　　　　　　　　腰部后伸扳法

图 10-32　腰部扳法

抵住患者肩前部,另一手抵住臀部,或一手抵住患者肩后部,另一手抵住髂前上棘部,做相反方向的缓缓用力扳动,把腰被动旋转至最大限度后,两手同时用力做增大幅度的扳动,此时常能发出"咯咯"声。②腰部旋转扳法:有两种操作方法。a. 直腰旋转扳法:患者坐位,医者用腿夹住患者下肢,一手抵住患者近医者侧的肩后部,另一手从患者另一侧腋下伸入抵住肩前部,两手同时用力做相反方向扳动。b. 弯腰旋转扳法:患者坐位。腰前屈到某一需要角度后,一助手可帮助固定患者下肢及骨盆。医者用一手拇指按住需扳动的脊椎的棘突(向右旋转时用左手),另一手勾扶住患者项背部(向右旋转时用右手),使其腰部在前屈位时向患侧旋转。旋转至最大限度时,两手协调用力扳动其腰部。③ 腰部后伸扳法:患者俯卧位。医者一手托住患者两膝部,缓缓向上提起,另一手紧压在腰部患处,当腰后伸到最大限度时,两手同时用力做相反方向扳动。

（2）要求　扳法力的传递比摇法更直接,因而在操作时必须要谨慎。用力要稳,两手动作配合要协调,扳动幅度不宜超过各关节的生理活动范围,扳动时不必强求关节的弹跳声。

（3）临床应用　本法在临床上常与其他手法配合使用,起到相辅相成的治疗作用。对于因颈椎及腰椎小关节错缝所致的颈、肩、腰、腿痛,脊柱生理弧度改变,关节错位或关节功能障碍等病证,常用本法治疗,有舒筋通络、滑利关节、理筋整复等作用。

4. 拔伸法　拔伸即牵拉、牵引之意。固定肢体或关节的一端,牵拉另一端的方法,称为拔伸法。

（1）动作要领

1）头颈部拔伸法　患者正坐。医者站在患者背后,用双手拇指顶在枕骨下方,掌根托住两侧下颌角的下方,并用两前臂压住患者两肩,两手用力向上,两前臂下压,同时做相反方向用力,使头颈部向上拔伸(图 10-33)。

2）肩关节拔伸法　患者坐位。医者用双手握住其腕或肘部,逐渐用力牵拉,嘱患者身体向另一侧倾斜(或者令一助手帮助固定患者身体),与牵拉之力对抗(图 10-34)。

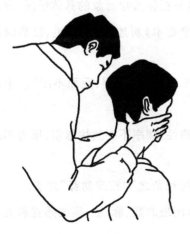

图 10-33　头颈部拔伸法

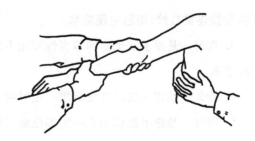

图 10-34　肩关节拔伸法

肩关节拔伸法

3）腕关节拔伸法　医者一手握住患者腕关节上方,另一手握住其手部,两手同时做相反方向用力,逐渐牵拉(图 10-35)。

4）指间关节拔伸法　用一手握住被拔伸关节的近侧端,另一手握住其远侧端,两手同时做反方向用力牵引(图 10-36)。

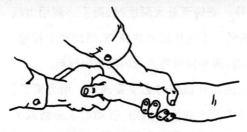

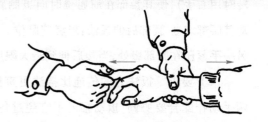

图 10-35　腕关节拔伸法　　　　　　图 10-36　指间关节拔伸法

（2）要求　本法操作时用力要均匀而持久，动作要缓和，不可用突发性的猛力；并且要根据不同部位和病情，合理控制牵引拔伸的力量和方向。

（3）临床应用　常用于颈椎及四肢关节，对软组织粘连及关节错位或关节功能障碍等病证，常用本法治疗，有舒筋通络、理筋整复、松解关节粘连等作用。

二、推拿疗法的护理

推拿疗法具有适应证广、疗效显著、痛苦较小且简便易学的特点，无论男女老幼、体质强弱，均能接受，被临床广泛使用。

（一）推拿手法操作的基本要求

1. 有力　是指手法要有一定力量，力量的轻重应根据治疗对象的具体情况、施术部位及手法性质等多方面的情况而定，如《厘正按摩要术》所述"宜轻宜重，以当时相机而行"。

2. 柔和　是指手法的动作要稳重，力量要缓和，要"轻而不浮，重而不滞"。手法变换衔接连贯自然，切忌生硬粗暴。

3. 均匀　是指手法动作的节奏性和用力的平稳性，频率不要忽快忽慢，压力不能忽轻忽重。

4. 持久　是指手法应持续运用一定时间，即"按而留之""按摩勿释"之意。

5. 得气　是指手法作用于一定部位或穴位，所出现的酸、麻、胀、痛的感觉和关节松动、轻松的感觉等，即所谓"气至而有效"。

推拿疗法的效果除了决定于操作方法、部位准确程度外，还与推拿力量、时间、速度有关。

在施行推拿疗法时，一定要由轻到重，由慢到快，由浅入深，由表及里，循序渐进，经刻苦练习和反复实践，达到《医宗金鉴》所言"机触于外，巧生于内，手随心转，法从手出"的境界。

（二）推拿疗法的作用及适用范围

经络学说认为,人体的经络遍布全身,它内联脏腑,外络肢节,沟通内外,贯穿上下,人体的气血在经络内周而复始地运行,使人体形成一个有机的整体。推拿疗法就是运用各种不同的手法,作用于体表特定的部位、经络、穴位等,起到疏通经络、行气活血、平衡阴阳、调节脏腑、濡养筋骨、润泽肌肤等作用。

现代医学认为,推拿疗法具有如下作用及适用范围。

1. 对皮肤的作用　推拿能够增强局部新陈代谢,促进血液循环,改善皮肤营养,恢复皮肤健康,增强机体免疫力。

2. 对肌肉、关节的作用　推拿能改善肌肉的血液循环,消除疲劳;促进病变肌肉和韧带的修复,促进关节内滑液的分泌和更新,改善关节周围组织的血液循环和营养,起到松解粘连,滑利关节,强筋健骨,促进功能恢复的作用。

3. 对呼吸系统的作用　通过推拿手法的刺激,能提高肺活量,改善肺功能,防治感冒、支气管炎、哮喘等。

4. 对消化系统的作用　调节内脏功能,促进胃肠的消化、吸收、排泄功能,防治腹泻、便秘和消化不良等。

5. 对循环系统的作用　促进静脉血和淋巴液的回流,改善毛细血管的通透性,改善营养供应,减轻心脏负荷,可预防高血压和辅助降血压。

6. 对代谢的作用　促进局部和全身的代谢,促进代谢产物的排出,调节脂肪代谢,达到减肥的目的。

7. 对神经系统的作用　调节神经系统的功能,通过不同的手法起到兴奋或抑制的不同作用,并能调节内脏、血管、内分泌腺的功能。

由此可见,推拿疗法是通过调节经络和神经-体液系统对人体进行良性的物理刺激,起到防治疾病、促进康复、强身健体、延年益寿等多方面作用。

（三）推拿疗法的注意事项

推拿疗法主要是通过手法的刺激作用而达到保健和治疗的效果。效果的好或差都直接与手法的选择和手法的熟练程度、施术部位穴位的准确性,以及手法用力的大小技巧有着密切的关系。为了使推拿疗法顺利进行、取得应有的效果,同时,防止出现意外事故,必须注意以下几个方面的问题。

（1）推拿疗法虽可防病治病,强身健体,但有一些情况或疾病不宜进行,如:急性传染性疾病(肝炎、结核等),皮肤伤口化脓性感染、性病,高热;严重高血压、心脏病、肺病、肝肾损害,由化脓菌、结核菌引起的运动器官的疾病(如丹毒、化脓性关节炎),骨折、脱位,恶性肿瘤,出血性疾病,精神疾病,孕妇的腰骶部等。

（2）要注意双手清洁，勤剪指甲，讲究手的卫生，还要保持双手有一定的温度。

（3）要保持室内空气流通，温度适宜（22~25℃）。

（4）推拿操作时，要根据患者情况和疾病需要，因人、因时选用适宜的操作方法，根据不同的部位，选择不同的手法。要根据患者的强壮与否，适当调整用力大小，以患者感到局部稍有酸胀为好，不要过分贪重。

（5）在操作手法上应先轻后重、由浅入深、循序渐进，使体表有个适应的过程。切勿用暴力，以免损伤皮肤及其他组织器官。

（6）患者在接受推拿前应排空大小便，保持身心安静，在平静轻松的情况下进行操作。在推拿操作过程中，应让患者做到全身肌肉放松，呼吸自然，宽衣松带，这样可使全身血流通畅，气血无阻。在四肢、躯干、胸腹推拿时，最好直接在皮肤上进行或隔着薄的衣服操作，以提高效果。做药物按摩，可在医护人员的安排下，暴露治疗部位。

（7）在做较大动作手法治疗时，推拿人员应嘱咐患者充分放松或默契配合，不要紧张或抵抗，以免造成损伤。俯卧位时，注意保持呼吸通畅；重手法治疗时，不要憋气。

（8）患者不宜在醉酒后、神志不清、过饥、过饱、疲劳过度、极度衰弱等情况下接受推拿。推拿操作过程中要随时询问和观察患者的反应，如患者出现头晕、心慌、休克等异常情况时，施术者应保持沉着，及时处理，应让患者平卧，头晕者按风池、百会穴；心慌者按内关穴；休克者取头低脚高位，掐水沟（人中）穴，牙关紧闭者按合谷穴。

（9）年龄较大者、身体较弱者或重手法按摩后，如患者感到疲劳，可在床上休息片刻，以防马上起床产生头晕、血压波动现象，并要加盖衣被以防受凉。

第二节　拔罐疗法与护理

拔罐疗法，是一种以罐为工具，借助热力作用，排除罐内空气，形成负压，使之吸附于腧穴或应拔部位的体表，而产生刺激，使局部皮肤充血、瘀血，以达到防治疾病目的的方法。

一、罐具

常用罐具有玻璃罐、竹罐、陶罐以及真空抽气罐等（图10-37）。

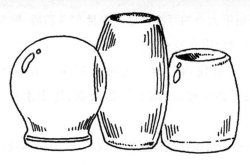

图 10-37　玻璃罐、竹罐、陶罐

二、拔罐法

（一）吸附方法

1. 火罐法　利用燃烧时火焰的热力，排去空气，使罐内形成负压，使罐吸附在皮肤上，常用操作方法有闪火法（图 10-38）、投火法（图 10-39）、滴酒法、贴棉法等。

（1）闪火法　是最常用的拔罐方法。用镊子或止血钳夹住乙醇棉球，点燃后，在火罐内壁中段快速绕 1~3 圈（注意，不可用火焰烧罐口边沿，以免灼热的罐口烫伤皮肤），立即退出，迅速将罐吸附在施术部位。

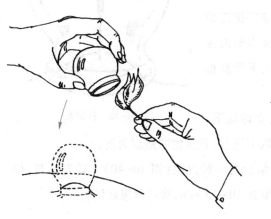

图 10-38　闪火法

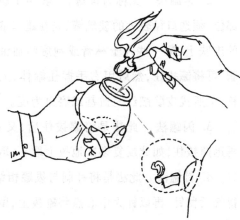

图 10-39　投火法

（2）投火法　将纸片或 95% 乙醇棉球点燃后，投入罐内，然后迅速将火罐吸附在施术部位。施投火法时，患者应根据被拔部位选择合适的体位，使罐体横放，以免因燃烧物落下而烫伤皮肤。

（3）滴酒法　向罐内洒入 1~3 滴 95% 乙醇或高度白酒，摇晃罐体，使其在罐内壁均匀分布，用火点燃后迅速将火罐吸附在施术部位。此法操作时不要滴酒过多，以免拔罐时流出，灼伤皮肤。

闪火法

投火法

滴酒法

第二节　拔罐疗法与护理

（4）贴棉法　用指甲大小的薄棉片蘸取少量95%乙醇,贴在罐体内壁的中下部,用火点燃后,迅速将火罐吸附在施术部位。

2. 水罐法　此法一般使用竹罐。先将竹罐倒置在沸水或药液之中,煮沸1～2 min。然后用镊子夹住罐底,颠倒提出液面,甩去水液,乘热使之吸附在皮肤上。

3. 抽气罐法　是利用机械抽气使罐内形成负压,使罐体吸附于施术部位的方法。以前是将带密封橡胶塞的药瓶去底磨平,紧扣在皮肤上,利用注射器透过橡胶塞从瓶中抽出空气,使药瓶吸附于施术部位,现在已逐步被形式多样的树脂注塑真空罐所取代。

（二）拔罐方法

1. 留罐法　又称为坐罐,指罐体吸附在选定的部位或穴位上留置一段时间的拔罐方法。拔罐后留置时间应视被拔部位肌肉的厚薄及气候条件灵活掌握。一般在腰背部等肌肉丰厚处可留罐10～15 min;胸腹部及上肢等肌肉浅薄处可留罐5～10 min;额、面等处可留罐3～5 min。气候炎热季节,拔罐时间过长容易起水疱,应缩短留置时间;寒冷的冬季,可稍加延长时间。

2. 走罐法　又称为推罐,一般用于肌肉丰厚的部位,须选口径较大的玻璃罐,先在罐口或所拔部位的皮肤上,涂一些凡士林膏或刮痧活血油等润滑油脂,再将罐拔住,然后用右手握住罐体,上下反复推移,至所拔皮肤潮红充血甚或瘀血为度。

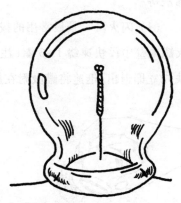

图 10-40　针罐法

3. 闪罐法　此法是将罐拔住后,又立即取下,再迅速拔住,如此反复多次地拔上取下,取下拔上,直至皮肤潮红为度。

4. 针罐法　此法是将针刺与拔罐相结合的一种方法（图 10-40）。即先针刺,待得气后留针,再以针为中心点将罐拔上,留置 10～15 min,然后起罐起针。

三、拔罐疗法的护理

（一）适用范围

本法具有消肿止痛、通经活络、行气活血、祛风散寒等作用,其适应范围广泛,如各种风湿痹痛、胃脘痛、腹痛、痛经、头痛、感冒、咳嗽、哮喘、消化不良、神经麻痹、软组织损伤、丹毒、毒蛇咬伤、疮疡初起未溃等。

（二）注意事项

（1）皮肤有过敏、溃疡、水肿和大血管分布部位，不宜拔罐。高热抽搐者和孕妇的腹部、腰骶部也不宜拔罐。过度疲劳、饥饿、大渴、醉酒者应待其休息、进食、酒醒后再行拔罐。

（2）拔罐时，要选择适当的体位和肌肉丰满的部位。骨骼突起而凹凸不平、毛发较多、肌肉瘦削的部位，不宜拔罐。

（3）拔罐时要根据所拔部位面积大小，选择大小适宜的罐。操作时必须迅速，才能使罐拔紧，吸附有力。

（4）患者在初次治疗时，应先选用小罐，并减少用罐数量，采用轻刺激。

（5）应用闪火法拔罐时，乙醇棉球上不要蘸太多乙醇，以防乙醇滴下烧伤皮肤。

（6）用火罐时应注意勿灼伤或烫伤皮肤。若烫伤或留罐时间太长，而皮肤起水疱时，小疱无须处理，仅敷以消毒纱布，防止擦破即可；水疱较大时，用消毒针将水放出，涂以甲紫药水，或用消毒纱布包敷，以防感染。

（7）拔罐时嘱咐患者不要随便移动体位，防止罐体脱落。如使用罐体较多时，罐体间的距离不宜太近，以免罐体间相互挤压而致罐体脱落，或者罐体间相互牵拉皮肤而致疼痛。

（8）拔罐时应密切观察患者的反应，如有严重不适或感觉异常紧拉、疼痛等情况要及时处理。如患者精神紧张、体位不当、饥饿或拔罐吸力过大时，患者有时会突然出现面色苍白、多汗心慌、恶心欲吐、四肢厥冷、脉沉细，甚则神志不清、唇甲青紫、二便失禁、脉细微欲绝等现象，此为晕罐。应立即起罐，使患者平卧，取头低脚高位，注意保暖，轻者休息片刻，饮温开水或糖水后可恢复；重者在上述处理后如仍不缓解，可考虑配合其他治疗或采取急救措施。

（9）起罐时，手法要轻缓，以一手按压罐边的皮肤，使空气进入罐内，即可将罐取下。切不可硬行上提或旋转提拔，以免拉伤皮肤。

（10）凡使用过的火罐，均应消毒处理后备用。

（11）起罐后皮肤局部潮红、瘙痒，嘱患者不要乱抓，可涂抹刮痧拔罐润肤乳，经数小时或数日即可消除。

第三节　刮痧疗法与护理

刮痧疗法是用边缘钝滑的器具，如硬币、瓷匙、小蚌壳、小陶瓷酒盅、水牛角等特制的刮痧板,在患者体表一定部位反复刮动,使局部出现痧斑或痧痕,以达到防病治病目的的一种治疗方法。

一、刮痧法

（一）刮痧介质

为了减少刮痧时的阻力,保护皮肤和增强疗效,在刮痧时常使用如下几类介质。

1. 油剂　用香油及其他植物油或正红花油等。

2. 水剂　常用清水或凉开水,发热时可用温开水。

3. 特制刮痧剂　用多种中药加工而成的专用刮痧介质,如刮痧活血油等,具有活血行气、疏通经络、调理脏腑等作用。

（二）操作方法

（1）根据病情选择合适的体位,确定施术部位,尽量暴露,用温水洗净局部,或用75%乙醇擦拭消毒。

（2）施术者手持刮痧工具醮适宜刮痧介质,从上至下、由内向外刮动。

（3）刮具与皮肤之间角度以45°为宜,不可成推、削之势。

（4）用力要均匀,由轻而重,不可忽轻忽重,以患者能耐受为度,刮拭面应尽量拉长。

（5）刮痧时要顺一个方向刮动,不要来回刮。刮至有干涩感时,醮润滑剂(介质)再刮,直至皮下出现红色或紫红色斑点为止。

（6）刮胸部时注意沿肋间神经呈弧形刮动,动作要缓慢柔和,如刮头、额、肘、膝及小儿皮肤时可用头发、麻团、棉纱线等进行刮痧,以防损伤皮肤。

（7）刮痧顺序一般是先刮头颈部、背部,再刮胸腹部,最后刮四肢和关节。

二、刮痧疗法的护理

（一）适用范围

本法具有调整阴阳、疏经活络、扶正祛邪等作用,其适应范围广泛,不仅适用于"痧症"(即夏秋之间因感受风、寒、暑、湿之气,或感受疫疠之气所致发热、头昏、胸闷、腹痛、腹胀、呕吐、晕厥等),还能广泛应用于内、外、妇、儿各科的多种疾病,如感冒、咳嗽、头痛、哮喘、各种风湿痹痛、胃脘痛、腹痛、消化不良、痛经、小儿惊风、神经麻痹、软组织损伤、丹毒、毒蛇咬伤、疮疡初起未溃等。

（二）注意事项

（1）保持室内整洁安静,空气新鲜,经常通风换气,室温适宜。

（2）要注意双手清洁,勤剪指甲,刮痧前后均用温水洗净双手。

（3）操作前可在刮痧的部位涂抹刮痧油或按摩膏,以减少摩擦的阻力,保护皮肤。

（4）对年老体弱者,不能用力过大;对于患有严重糖尿病、肾病、心脏病的患者,每次刮痧的时间不宜超过 15 min。

（5）操作过程中手法要规范,轻重要适宜,用力要均匀,勿损伤皮肤,以免增加患者的痛苦。

（6）颈部、腋下、腰际等处均有淋巴分布,操作手法宜轻柔,勿强力牵拉,以免引起淋巴回流受阻。

（7）刮痧时操作者手上佩戴的物件(如手表、手链等)应取下来,并放松肩膀,心无杂念,全神贯注操作。

（8）操作过程中要密切观察病情,如患者出现胸闷不适、面色苍白、冷汗不止,或神志不清、脉沉伏等症状时,应立即停止刮痧,迅速让患者平卧,取头低脚高位,让其饮用一杯温糖水,并注意保暖,及时报告医师,或对症处理。

（9）刮痧部位皮肤表面出现红、紫、黑斑或起疱的现象,临床称为"出痧",是一种正常的刮痧反应,数日后即可自行消失,不必做特殊处理。刮痧后,尤其是刮痧后 1~2 日内出现被刮拭的皮肤部位轻度疼痛、发痒、虫行感,皮肤表面出现风疹样变化等情况,亦属正常现象。

（10）每次刮痧的时间以 30 min 左右为宜,最长不要超过 50 min。

（11）刮痧后若出汗要及时擦拭,并应避风稍作休息。

（12）刮痧后应嘱患者喝一杯温水,禁食生冷、油腻、刺激之品,以免影响胃肠功能,闭邪于里。

（13）将使用过的刮具清洁、消毒、擦干,备用。

思考题

1. 患者,女,20 岁,月经 3 个月未行,少腹胀痛,精神郁滞,烦躁易怒,舌紫暗,脉沉涩。若施以推拿疗法,以下说法中**不当**的是

A. 调畅情志

B. 避免重手法操作

C. 手法可力度稍重,以患者能够忍受为度

基本推拿
手法实训

拔罐法实训

刮痧法实训

答案及解析

思考题

D. 手法要力量要均匀、深透

E. 保持环境的舒适

2. 患者,女 26 岁,产后 3 个月,乳汁排泄不畅,乳房胀痛,皮色红赤,伴口苦咽干,舌红,脉细数。下列说法中**不当**的是

A. 按时哺乳,哺乳后轻揉乳房　　　　B. 取补气养血穴位施以摩法

C. 对乳房处施以刮痧疗法　　　　　　D. 手法要轻柔、均匀、深透

E. 取乳房附近穴位施以揉法

3. 患者,女,22 岁,月经先期,甚至一月两行,月经量多,色紫,质黏稠,烦躁易怒,乳房胀痛,口苦便干,舌红,苔薄黄,脉弦数。拟为患者行推拿疗法,先在腹部施以摩法,操作方法**不正确**的是

A. 肘关节微曲,腕关节放松　　　　　B. 压力均匀缓慢

C. 施术频率为 180 次/min　　　　　　D. 手掌紧贴施术穴位体表

E. 可用单手手掌或双手手掌

4. 患者,男,20 岁,因运动后汗出当风,现觉背部酸痛不适,欲行走罐法治疗,下列操作中**不当**的是

A. 可在患者背部涂以适量活血通络药酒

B. 患者取俯卧位

C. 拔罐后,以手推拉罐体使罐体走动

D. 走罐时罐体自背部上部开始以"之"字行滑动,自左至右,由上而下

E. 背部皮肤潮红后,取下罐体,清洁背部

5. 患者,男,59 岁,平素喜暖怕凉,昨因受寒后肩背部酸痛不适,局部皮温低,恶寒,舌淡,脉沉细。若施拔罐疗法,以下说法**不当**的是

A. 患者取俯卧位

B. 取天宗和肺俞穴位作为施术部位

C. 拔罐后留罐 25 min

D. 起罐时缓慢放气,使其自然脱落

E. 起罐后对局部施以热敷

6. 患者,男,36 岁,患神经性皮炎多年,舌红苔黄,脉滑数。拟在肺俞穴为其施以刺血拔罐法。以下操作**不正确**的是

A. 患者取俯卧位　　　　　　　　　　B. 肺俞穴局部消毒

C. 可以三棱针点刺出血　　　　　　　D. 留罐法拔罐 10 min

E. 10 min 后,迅速放气,取罐,搽净出血

(7~8 题共同题干)患者,女性,25 岁,因天气寒冷,出现腰部冷痛,活动不利,逐渐加重。舌淡,苔白,脉迟。

7. 若艾灸时不慎,使局部皮肤起了 1 个小水疱,应如何处理

A. 不需处理
B. 以针挑破

C. 以针挑破后敷以消毒纱布
D. 以针挑破后局部涂一些药水

E. 敷以消毒纱布

8. 该患者艾灸后的饮食最适宜的是

A. 生冷饮食
B. 辛辣饮食

C. 肥甘饮食
D. 清淡饮食

E. 暴饮暴食

(9~12 题共用题干)患儿,女,2 岁半,反复腹泻 2 个月余,面色苍白,不思饮食,大便稀溏夹有未消化食物残渣。舌淡,苔薄。脉濡。

9. 欲在腹部施以推拿疗法,宜采用何种手法

A. 滚法　　　B. 按法　　　C. 揉法　　　D. 摩法　　　E. 推法

10. 欲选取其三关部位施以推拿疗法治疗,宜采用哪种手法

A. 摩法　　　B. 推法　　　C. 拿法　　　D. 按法　　　E. 揉法

11. 欲在脐部施以推拿疗法,宜采用何种手法

A. 捏法　　　B. 揉法　　　C. 摩法　　　D. 按法　　　E. 推法

12. 欲选取脊柱施以推拿疗法,宜采用哪种手法

A. 捏法　　　B. 按法　　　C. 推法　　　D. 摩法　　　E. 揉法

(蒋黎云)

在线测试

思考题

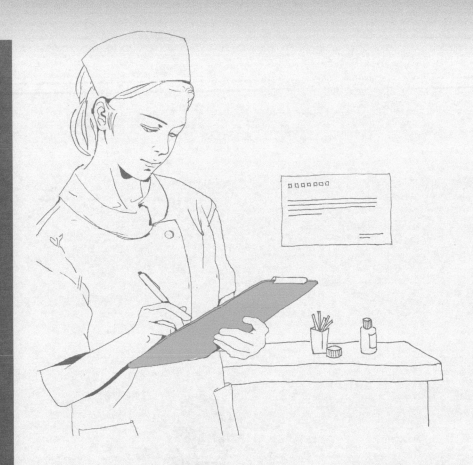

附录　常用方剂

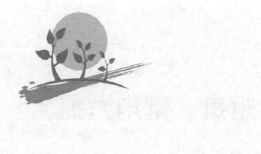

一　画

一贯煎(《续名医类案》)

沙参　麦冬　生地　枸杞　当归　川楝

二　画

二仙汤(《中医方剂临床手册》)

仙灵脾　仙茅　巴戟天　当归　黄柏
知母

二至丸(《医方集解》)

女贞子　旱莲草

二陈汤(《太平惠民和剂局方》)

制半夏　陈皮　茯苓　炙甘草

二妙散(《丹溪心法》)

苍术　黄柏

二甲复脉汤(《温病条辨》)

生牡蛎　生鳖甲　炙甘草　生地黄　白
芍药　麦门冬　火麻仁　阿胶

七味都气丸(《医宗己任篇》)

熟地　山茱萸　山药　泽泻　丹皮　茯
苓　五味子

八正散(《太平惠民和剂局方》)

瞿麦　萹蓄　车前子　木通　滑石　栀
子　制大黄　甘草梢

八珍汤(《正体类要》)

人参　白术　茯苓　炙甘草　当归　地
黄　芍药　川芎

九一丹(《医宗金鉴》)

熟石膏　升丹　以9∶1共研细末

九仙散(《医学正传》)

人参　款冬花　桔梗　桑白皮　五味子
阿胶　贝母　乌梅　罂粟壳

十全大补汤(《太平惠民和剂局方》)

人参　白术　茯苓　炙甘草　当归　地
黄　芍药　川芎　黄芪　肉桂

十枣汤(《伤寒论》)

大戟　芫花　甘遂　大枣

十灰散(《十药神书》)

大蓟　小蓟　侧柏叶　荷叶　茅根　茜
草根　棕榈皮　牡丹皮　栀子　大黄

人参养荣汤(《太平惠民和剂局方》)

人参　黄芪　白术　茯苓　甘草　当归
熟地黄　白芍　肉桂　五味子　远志
陈皮　生姜　大枣

人参胡桃汤(《济生方》)

人参　胡桃肉　生姜

人参败毒散(《小儿药证直诀》)

人参　柴胡　前胡　川芎　枳壳　羌活
独活　茯苓　桔梗　甘草

人参蛤蚧散(《卫生宝鉴》)

人参　蛤蚧　杏仁　茯苓　桑白皮　贝
母　知母　炙甘草

三　画

三拗汤(《太平惠民和剂局方》)

麻黄　杏仁　生甘草　生姜

三子养亲汤(《韩氏医通》)

苏子　白芥子　莱菔子

三甲复脉汤(《温病条辨》)

牡蛎　龟板　鳖甲　炙甘草　大生地
生白芍　麦冬　麻仁　阿胶

三仁汤(《温病条辨》)

杏仁　白蔻仁　薏苡仁　竹叶　厚朴
通草　滑石　半夏

三物急急丸(《金匮要略》)

大黄　巴豆　干姜

三黄洗剂(《中医外科学》,上海中医学院编)

大黄　黄芩　黄柏　苦参　医用苯酚

大承气汤(《伤寒论》)

大黄　芒硝　厚朴　枳实

大黄黄连泻心汤(《伤寒论》)

大黄　黄连　黄芩

大黄附子汤(《金匮要略》)

大黄　附子　细辛

大定风珠(《温病条辨》)

白芍药　阿胶　生龟板　生鳖甲　生地黄　麻仁　五味子　生牡蛎　麦门冬　炙甘草　鸡子黄

大柴胡汤(《伤寒论》)

大黄　柴胡　黄芩　半夏　枳实　白芍药　生姜　大枣

大陷胸汤(《伤寒论》)

大黄　芒硝　甘遂

大建中汤(《金匮要略》)

蜀椒　干姜　人参　饴糖

大补阴丸(《丹溪心法》)

知母　黄柏　熟地黄　龟板　猪脊髓

大秦艽汤(《素问病机气宜保命集》)

秦艽　羌活　独活　防风　细辛　白芷　当归　川芎　白芍药　熟地　茯苓　白术　甘草　生地　石膏　黄芩

大补元煎(《景岳全书》)

人参　炒山药　熟地黄　杜仲　枸杞　当归　山萸肉　炙甘草

大营煎(《太平惠民和剂局方》)

当归　熟地黄　枸杞子　杜仲　牛膝　肉桂　炙甘草

大青龙汤(《伤寒论》)

麻黄　桂枝　杏仁　甘草　生石膏　生姜　大枣

小承气汤(《伤寒论》)

大黄　厚朴　枳实

小柴胡汤(《伤寒论》)

柴胡　黄芩　半夏　人参　炙甘草　生姜　大枣

小青龙汤(《伤寒论》)

麻黄　桂枝　芍药　干姜　半夏　细辛　五味子　炙甘草

小半夏汤(《金匮要略》)

半夏　生姜

小半夏加茯苓汤(《金匮要略》)

半夏　生姜　茯苓

小承气汤(《伤寒论》)

厚朴　枳实　大黄

小续命汤(《备急千金要方》)

麻黄　防己　人参　黄芩　肉桂　甘草　芍药　川芎　杏仁　附子　防风　生姜

小蓟饮子(《济生方》)

小蓟　生地黄　滑石　木通　淡竹叶　藕节　炒蒲黄　当归　山栀　炙甘草

千捶膏(《中国医学大辞典》)

蓖麻子肉　嫩松香粉　轻粉　东丹　银朱　杏仁霜　茶油

干姜黄芩黄连人参汤(《伤寒论》)

干姜　黄芩　黄连　人参

下乳涌泉散(《北京市中医成方选集》)

当归　穿山甲　王不留行　川芎

己椒苈黄丸(《金匮要略》)

防己　椒目　葶苈子　大黄

四　画

五苓散(《伤寒论》)

桂枝　白术　茯苓　猪苓　泽泻

五皮饮(《中藏经》)

桑白皮　橘皮　生姜皮　大腹皮　茯苓皮

五味消毒饮(《医宗金鉴》)

金银花　野菊花　蒲公英　紫花地丁　紫背天葵

五磨饮子(《医方集解》)

乌药　槟榔　沉香　木香　枳实

六神散(《三因方》)

人参　茯苓　白术　炙甘草　山药　扁豆

六一散(《伤寒标本心法类萃》)

滑石　生甘草

六君子加芎归汤(《万氏女科》)

人参　白术　茯苓　炙甘草　陈皮　半夏　当归　川芎

六味地黄丸(《小儿药证直诀》)

熟地黄　山茱萸　山药　泽泻　丹皮　茯苓

止嗽散(《医学心悟》)

荆芥　桔梗　紫苑　百部　白前　陈皮　甘草

止带方(《世补斋·不谢方》)

茯苓　猪苓　泽泻　赤芍　丹皮　茵陈　黄柏　栀子　牛膝　车前子

天王补心丹(《摄生秘剖》)

生地黄　人参　天冬　玄参　丹参　茯苓　远志　当归　五味子　柏子仁　酸枣仁　桔梗　朱砂　麦冬

天麻钩藤饮(《中医内科杂病证治新义》)

天麻　钩藤　石决明　山栀　黄芩　杜仲　牛膝　益母草　茯神　桑寄生　夜交藤

天台乌药散(《医学发明》)

乌药　小茴香　木香　青皮　高良姜　川楝子　槟榔　巴豆

无比山药丸(《太平惠民和剂局方》)

山药　肉苁蓉　熟地黄　山茱萸　茯神　菟丝子　五味子　赤石脂　巴戟天　泽泻　杜仲　牛膝

内补丸(《女科辑要》)

菟丝子　鹿茸　潼蒺藜　紫苑茸　黄芪　桑螵蛸　肉苁蓉　制附子　肉桂　茯苓　白蒺藜

丹栀逍遥散(《内科摘要》)

丹皮　栀子　柴胡　当归　白芍　白术　茯苓　甘草　薄荷　煨生姜

化肝煎(《景岳全书》)

青皮　陈皮　芍药　丹皮　栀子　泽泻　土贝母

少腹逐瘀汤(《医林改错》)

当归　赤芍　川芎　蒲黄　五灵脂　干姜　肉桂　延胡索　小茴香　没药

乌头汤(《金匮要略》)

制川乌　黄芪　麻黄　白芍　炙甘草　蜂蜜

乌头赤石脂丸(《金匮要略》)

蜀椒　乌头　炮附子　干姜　赤石脂

乌梅丸(《伤寒论》)

乌梅　蜀椒　黄连　黄柏　细辛　干姜　制附子　桂枝　人参　当归

水陆二仙丹(《证治准绳》)

芡实　金樱子

五　画

四逆汤(《伤寒论》)

附子　干姜　炙甘草

四逆散(《伤寒论》)

柴胡　炙甘草　枳实　芍药

四君子汤(《太平惠民和剂局方》)

人参　白术　茯苓　炙甘草

四物汤(《太平惠民和剂局方》)

当归　川芎　白芍药　熟地黄

四神丸(《内科摘要》)

补骨脂　五味子　肉豆蔻　吴茱萸　生
姜　大枣

四七汤(《太平惠民和剂局方》)

半夏　厚朴　茯苓　紫苏　生姜　大枣

四妙丸(《成方便读》)

苍术　黄柏　牛膝　薏苡仁

玉枢丹(《片玉心书》)

朱砂　雄黄　麝香　山慈菇　续随子霜
大戟　五倍子

玉屏风散(《世医得效方》)

黄芪　白术　防风

玉真散(《外科正宗》)

白附子　天南星　天麻　羌活　防风
白芷

玉女煎(《景岳全书》)

石膏　熟地黄　麦门冬　知母　牛膝

平胃散(《太平惠民和剂局方》)

厚朴　陈皮　苍术　甘草

生脉散(《内外伤辨惑论》)

人参　麦门冬　五味子

生姜泻心汤(《伤寒论》)

半夏　干姜　生姜　黄芩　黄连　人参
甘草　大枣

左归丸(《景岳全书》)

熟地黄　山药　山茱萸　菟丝子　枸杞
子　川牛膝　鹿角胶　龟板胶　蜜

左归饮(《景岳全书》)

熟地黄　山药　山茱萸　枸杞子　茯苓
甘草

左金丸(《丹溪心法》)

黄连　吴茱萸

右归丸(《景岳全书》)

熟地黄　山药　山茱萸　枸杞子　杜仲
菟丝子　制附子　肉桂　当归　鹿角胶

右归饮(《景岳全书》)

熟地黄　山药　山茱萸　杜仲　炙甘草
附子　肉桂　枸杞子

归肾丸(《景岳全书》)

熟地黄　山药　山茱萸　茯苓　当归
枸杞子　杜仲　菟丝子

归脾汤(《济生方》)

人参　黄芪　白术　茯神　酸枣仁　桂
圆肉　木香　炙甘草　当归　远志　红
枣　生姜

归芍地黄丸(《上海市药品标准》)

熟地黄　山茱萸　山药　泽泻　丹皮
茯苓　当归　白芍

龙胆泻肝汤(《医宗金鉴》)

龙胆草　黄芩　山栀　柴胡　当归　生
地黄　车前子　泽泻　木通(关木通对
肾有毒性)　甘草

石韦散(《证治汇补》)

石韦　冬葵子　瞿麦　滑石　车前子

仙方活命饮(《妇人大全良方》)

穿山甲(为国家保护动物,可用代用品)
皂角刺　天花粉　生甘草　乳香　没药
当归　赤芍药　白芷　防风　象贝母
陈皮　金银花

失笑散(《太平惠民和剂局方》)

五灵脂　蒲黄

生肌散(《中医外科学》,上海中医学院编)

制炉甘石　滴乳石　滑石　血竭　朱砂　冰片

生肌玉红膏(《外科正宗》)

紫草　白芷　当归　甘草　血竭　轻粉　白蜡　麻油

白虎汤(《伤寒论》)

生石膏　知母　甘草　粳米

白虎加桂枝汤(《金匮要略》)

生石膏　知母　甘草　粳米　桂枝

白虎加苍术汤(《温病条辨》)

生石膏　知母　甘草　粳米　苍术

白头翁汤(《伤寒论》)

白头翁　秦皮　黄柏　黄连

白通汤(《伤寒论》)

葱白　干姜　附子

瓜蒌薤白桂枝汤(《金匮要略》)

瓜蒌实　薤白　桂枝　枳实　厚朴

瓜蒌薤白白酒汤(《金匮要略》)

瓜蒌　薤白头　白酒

瓜蒌薤白半夏汤(《金匮要略》)

瓜蒌　薤白　半夏　白酒

瓜蒌牛蒡汤(《医宗金鉴》)

瓜蒌仁　牛蒡子　天花粉　黄芩　山栀　银花　连翘　皂角刺　青皮　陈皮　柴胡　生甘草

半夏厚朴汤(《金匮要略》)

半夏　厚朴　茯苓　生姜　苏叶

半夏白术天麻汤(《医学心悟》)

制半夏　天麻　白术　橘红　茯苓　甘草　生姜　大枣

半夏泻心汤(《伤寒论》)

半夏　干姜　黄芩　黄连　人参　甘草　大枣

加减八物汤(《妇科秘要》)

人参　白术　茯苓　炙甘草　白芍　当归身　陈皮　香附　牡丹皮

加减复脉汤(《温病条辨》)

炙甘草　地黄　阿胶　麦冬　白芍　麻仁

加减葳蕤汤(《通俗伤寒论》)

玉竹　葱白　桔梗　白薇　薄荷　炙甘草　大枣　豆豉

甘露消毒丹(《温热经纬》)

滑石　茵陈　石菖蒲　黄芩　木通　川贝母　藿香　薄荷　白蔻仁　连翘　射干

甘草泻心汤(《伤寒论》)

炙甘草　黄芩　干姜　半夏　黄连　大枣　人参

甘麦大枣汤(《金匮要略》)

甘草　小麦　大枣

六　画

血府逐瘀汤(《医林改错》)

桃仁　红花　当归　生地　川芎　赤芍　柴胡　枳壳　甘草　桔梗　牛膝

导赤散(《小儿药证直诀》)

生地黄　木通　竹叶　甘草

导痰汤(《济生方》)

制半夏　橘红　赤茯苓　炙甘草　制南星　枳实　生姜

芍药汤(《素问病机气宜保命集》)

芍药　黄芩　黄连　大黄　槟榔　当归　木香　肉桂　甘草

芍药甘草附子汤(《伤寒论》)

芍药　炙甘草　熟附子

安宫牛黄丸(《温病条辨》)

牛黄　犀角(以水牛角代)　郁金　黄连
黄芩　山栀　雄黄　珍珠　麝香　朱砂
冰片

安神定志丸(《医学心悟》)

茯苓　茯神　远志　党参　石菖蒲　龙
齿　朱砂

朱砂安神丸(《内外伤辨惑论》)

朱砂　黄连　生地黄　当归　甘草

至宝丹(《太平惠民和剂局方》)

朱砂　麝香　安息香　牛黄　犀角(水
牛角代)　金银箔　玳瑁　龙脑　雄黄
琥珀

百合固金汤(《医方集解》)

百合　生地　熟地　玄参　麦冬　贝母
桔梗　当归　芍药　生甘草

地黄饮子(《宣明论方》)

附子　肉桂　巴戟天　山茱萸　苁蓉
地黄　茯苓　远志　菖蒲　石斛　麦冬
五味子　薄荷　生姜　大枣

防风汤(《宣明论方》)

防风　当归　赤茯苓　杏仁　甘草　黄
芩　秦艽　葛根　麻黄　肉桂　生姜
大枣

当归地黄饮(《景岳全书》)

当归　熟地黄　山药　杜仲　牛膝　山
茱萸　炙甘草

当归四逆汤(《伤寒论》)

当归　桂枝　芍药　细辛　炙甘草　通
草　大枣

当归四逆加吴茱萸生姜汤(《伤寒论》)

当归　桂枝　芍药　细辛　炙甘草　通
草　大枣　吴茱萸　生姜

当归补血汤(《内外伤辨惑论》)

黄芪　当归

当归龙荟汤(《宣明论方》)

当归　龙胆草　栀子　黄连　黄芩　黄
柏　大黄　青黛　芦荟　木香　麝香

当归六黄汤(《兰室秘藏》)

当归　生地黄　熟地黄　黄芪　黄芩
黄连　黄柏

华盖散(《太平惠民和剂局方》)

麻黄　桑白皮　紫苏子　杏仁　陈皮
甘草　茯苓

舟车丸(《景岳全书》)

黑丑　甘遂　芫花　大戟　大黄　青皮
木香　槟榔　轻粉　陈皮

交泰丸(《韩氏医通》)

黄连　肉桂

阳和汤(《外科全生集》)

熟地黄　白芥子　鹿角胶　肉桂　姜炭
麻黄　生甘草

七　画

补肝汤(《医宗金鉴》)

当归　熟地黄　白芍　川芎　酸枣仁
木瓜　炙甘草　麦冬

补阳还五汤(《医林改错》)

生黄芪　当归尾　赤芍　川芎　桃仁
红花　地龙

补中益气丸(《脾胃论》)

黄芪　人参　白术　炙甘草　当归　陈
皮　升麻　柴胡　生姜　大枣

补肺汤(《永类钤方》)

人参　黄芪　熟地　五味子　紫菀　桑
白皮

杞菊地黄丸(《麻疹全书》)

枸杞子 菊花 熟地黄 山茱萸 山药

泽泻 丹皮 茯苓 蜜

麦味地黄丸(《医部全录》引《体仁汇编》)

麦冬 五味子 熟地黄 山茱萸 山药

泽泻 丹皮 茯苓

麦门冬汤(《金匮要略》)

麦门冬 人参 半夏 甘草 粳米

大枣

寿胎丸(《医学衷中参西录》)

菟丝子 桑寄生 续断 阿胶

两地汤(《傅青主女科》)

生地 玄参 麦冬 白芍 阿胶 地

骨皮

沙参麦冬汤(《温病条辨》)

沙参 麦冬 玉竹 天花粉 生扁豆

桑叶 生甘草

附子汤 (《伤寒论》)

附子 茯苓 人参 白术 芍药

附子理中丸(《太平惠民和剂局方》)

附子 人参 白术 干姜 炙甘草

附子泻心汤(《伤寒论》)

附子 大黄 黄芩 黄连

良附丸(《良方集腋》)

良姜 香附

连理汤(《张氏医通》)

人参 白术 茯苓 炙甘草 干姜

黄连

抑肝和胃饮(南京中医学院方)

黄连 苏叶 制半夏 陈皮 竹茹

完带汤(《傅青主女科》)

人参 白术 苍术 山药 车前子 白

芍 陈皮 柴胡 黑芥穗 甘草

苇茎汤(《备急千金要方》)

鲜芦根 薏苡仁 冬瓜仁 桃仁

杏苏散(《温病条辨》)

杏仁 紫苏 半夏 陈皮 茯苓 甘草

前胡 桔梗 枳壳 生姜 大枣

沉香散(《金匮翼》)

沉香 石韦 滑石 当归 橘皮 白芍

冬葵子 王不留行

苏合香丸(《太平惠民和剂局方》)

朱砂 水牛角 青木香 荜茇 沉香

檀香 生香附 丁香 诃子肉 白术

安息香 冰片 麝香 乳香 苏合香油

苏子降气汤(《太平惠民和剂局方》)

苏子 半夏 当归 甘草 前胡 厚朴

肉桂 陈皮 生姜 大枣

吴茱萸汤(《伤寒论》)

人参 大枣 吴茱萸 生姜

羌活胜湿汤(《伤寒论》)

羌活 独活 藁本 防风 炙甘草 川

芎 蔓荆子 生姜

冷哮丸(《张氏医通》)

麻黄 杏仁 细辛 生甘草 胆南星

半夏曲 生川乌 蜀椒 生白矾 皂角

紫菀 款冬花

牡蛎散(《太平惠民和剂局方》)

牡蛎 麻黄 黄芪 浮小麦

八 画

参苓白术散(《太平惠民和剂局方》)

人参 白术 茯苓 炙甘草 山药 白

扁豆 莲子肉 桔梗 薏苡仁 砂仁

参附汤(《校注妇人良方》)

人参 熟附子 生姜 大枣

参附龙牡汤(《世医得效方》)

人参 附子 龙骨 牡蛎 生姜 大枣

参蛤散(《济生方》)

人参　蛤蚧

参苏饮(《太平惠民和剂局方》)

人参　紫苏　陈皮　茯苓　半夏　甘草
前胡　枳壳　桔梗　葛根　木香　生姜
大枣

实脾饮(《济生方》)

炮附片　干姜　白术　茯苓　大腹子
木瓜　厚朴　草豆蔻　木香　甘草　生
姜　大枣

泻白散(《小儿药证直诀》)

桑白皮　地骨皮　甘草　粳米

泻心汤(《金匮要略》)

大黄　黄芩　黄连

驻车丸(《备急千金要方》)

黄连　当归　阿胶　干姜

抵当汤(丸)　(《伤寒论》)

水蛭　虻虫　桃仁　大黄

炙甘草汤(《伤寒论》)

炙甘草　人参　桂枝　干地黄　麦冬
阿胶　火麻仁　生姜　大枣

知柏地黄丸(《证因脉治》)

知母　黄柏　熟地黄　山茱萸　山药
泽泻　丹皮　茯苓

金匮肾气丸(《金匮要略》)

桂枝　附子　熟地黄　山茱萸　山药
泽泻　丹皮　茯苓

金锁固精丸(《医方集解》)

沙苑蒺藜　芡实　莲须　煅牡蛎　莲肉
煅龙骨

金铃子散(《圣惠方》)

金铃子　延胡索

金沸草散(《证治准绳》)

旋覆花　前胡　半夏　赤茯苓　荆芥

甘草　生姜　大枣

金黄散(《外科正宗》)

大黄　黄柏　姜黄　白芷　南星　天花
粉　陈皮　苍术　川朴　甘草

金黄膏(《外科正宗》)

用金黄散与凡士林膏以 1∶4 调匀成膏

苓桂术甘汤(《伤寒论》)

茯苓　桂枝　白术　甘草

青黛散(验方)

青黛　黄柏　石膏　滑石

固冲汤(《医学衷中参西录》)

黄芪　白术　山茱萸　白芍药　煅牡蛎
煅龙骨　乌贼骨　茜草　棕榈炭　五
倍子

河车大造丸(《医方集解》)

紫河车　熟地黄　杜仲　天门冬　麦门
冬　龟板　黄柏　茯苓　牛膝　蜜

九　　画

保元汤(《博爱心鉴》)

黄芪　人参　甘草　肉桂　生姜

保和丸(《丹溪心法》)

山楂　神曲　莱菔子　陈皮　半夏　茯
苓　连翘　麦芽

养心汤(《证治准绳》)

人参　黄芪　当归　茯神　茯苓　肉桂
柏子仁　枣仁　远志　川芎　五味子
半夏　炙甘草

养胃汤(《临证指南医案》)

麦门冬　扁豆　玉竹　甘草　桑叶
沙参

养阴清肺汤(《重楼玉钥》)

生地黄　麦门冬　甘草　玄参　贝母
牡丹皮　薄荷　白芍

香砂六君子丸(《医方集解》)

党参 白术 茯苓 炙甘草 木香 砂
仁 陈皮 半夏

活络效灵丹(《医学衷中参西录》)

当归 丹参 乳香 没药

独活寄生汤(《千金方》)

独活 桑寄生 秦艽 防风 细辛 当
归 芍药 川芎 干地黄 杜仲 牛膝
人参 茯苓 甘草 肉桂

胆道排石汤(验方)(1)

金钱草 茵陈 郁金 枳壳 木香
大黄

胆道排石汤(验方)(2)

金钱草 海金沙 石韦 三棱 鱼脑石
桃仁 滑石 牛膝 王不留行

宫外孕方(山西医学院附属医院中西结
合治疗小组经验方)

Ⅰ号方:丹参 赤芍 桃仁

Ⅱ号方:丹参 赤芍 桃仁 三棱
莪术

复方丹参注射液(《上海市药品标准》)

由丹参、降香制成的注射液

冠心苏合丸(验方)

苏合香 青木香 冰片 乳香 朱砂
白蜜

牵正散(《杨氏家藏方》)

白附子 僵蚕 全蝎

荆防败毒散(《摄生众妙方》)

荆芥 防风 羌活 独活 川芎 薄荷
柴胡 前胡 桔梗 枳壳 茯苓 甘草

宣毒发表汤(《痘疹仁端录》)

升麻 葛根 荆芥 防风 薄荷 前胡
杏仁 枳梗 连翘 牛蒡子 淡竹叶
枳壳 木通 甘草

茵陈蒿汤(《伤寒论》)

茵陈 栀子 大黄

茵陈五苓散(《金匮要略》)

茵陈 茯苓 猪苓 泽泻 白术 桂枝

茵陈术附汤(《医学心悟》)

茵陈 白术 附子 干姜 肉桂 炙
甘草

胃苓汤(《丹溪心法》)

苍术 厚朴 陈皮 茯苓 猪苓 泽泻
白术 桂枝 生姜 大枣 甘草

枳实导滞丸(《内外伤辨惑论》)

枳实 神曲 大黄 黄芩 黄连 白术
茯苓 泽泻

栀子豉汤(《伤寒论》)

栀子 豆豉

栀子柏皮汤(《伤寒论》)

栀子 炙甘草 黄柏

茯苓桂枝甘草大枣汤(《伤寒论》)

茯苓 桂枝 甘草 大枣

茯苓皮汤(《温病条辨》)

茯苓皮 薏苡仁 猪苓 大腹皮 通草
竹叶

十 画

桑菊饮(《温病条辨》)

桑叶 菊花 桔梗 连翘 杏仁 薄荷
芦根 甘草

桑杏汤(《温病条辨》)

桑叶 杏仁 象贝 沙参 山栀皮 豆
豉 梨皮

桑螵蛸散(《本草衍义》)

桑螵蛸 远志 菖蒲 龙骨 人参 茯
神 当归 龟板

桂枝汤(《伤寒论》)

桂枝 芍药 炙甘草 生姜 大枣

桂枝加葛根汤(《伤寒论》)

桂枝 芍药 炙甘草 生姜 大枣
葛根

桂枝甘草龙骨牡蛎汤(《伤寒论》)

桂枝 炙甘草 煅龙骨 煅牡蛎

桂枝加厚朴杏子汤(《伤寒论》)

桂枝 芍药 生姜 炙甘草 大枣 厚
朴 杏仁

桔梗汤(《伤寒论》)

桔梗 生甘草

桃红四物汤(《医宗金鉴》)

桃仁 红花 当归 熟地 白芍 川芎

桃仁红花煎(《素庵医案》)

桃仁 红花 赤芍 制香附 延胡索
青皮 当归 川芎 熟地 乳香 丹参

桃核承气汤(《伤寒论》)

桃仁 大黄 桂枝 炙甘草 芒硝

桃花汤(《伤寒论》)

赤石脂 干姜 粳米

柴胡桂枝汤(《伤寒论》)

柴胡 桂枝 黄芩 人参 半夏 芍药
炙甘草 芒硝 生姜 大枣

柴胡疏肝散(《证治准绳》)

柴胡 炙甘草 枳壳 芍药 川芎 香
附 甘草 陈皮

逍遥散(《太平惠民和剂局方》)

柴胡 白术 当归 白芍 茯苓 薄荷
煨生姜 甘草

消瘰丸(《医学心悟》)

玄参 牡蛎 贝母

消风导赤汤(《医宗金鉴》)

生地 赤茯苓 牛蒡子 白鲜皮 金银

花 薄荷 木通 黄连 灯心 甘草

真武汤(《伤寒论》)

炮附子 茯苓 白术 白芍 生姜

透脓散(《外科正宗》)

穿山甲(可用代用品) 皂角刺 生黄
芪 当归 川芎

调胃承气汤(《伤寒论》)

大黄 芒硝 炙甘草

健脾资生丸(《先醒斋医学广笔记》)

人参 白术 茯苓 扁豆 山药 莲子
肉 薏苡仁 砂仁 桔梗 藿香 橘红
黄连 泽泻 芡实 白豆蔻 山楂 麦
芽 甘草

凉膈散(《太平惠民和剂局方》)

大黄 芒硝 甘草 栀子 黄芩 薄荷
叶 连翘

益胃汤(《温病条辨》)

沙参 麦冬 生地 玉竹 冰糖

润肠丸(《沈氏尊生书》)

当归 生地 麻仁 桃仁 枳壳

疳积散(验方)

五谷虫 神曲 槟榔 胡黄连 麦芽
香附 苍术 肉果

真人养脏汤(《太平惠民和剂局方》)

人参 当归 白术 肉豆蔻 肉桂 炙
甘草 木香 诃子 罂粟壳 白芍药

通窍活血汤(《医林改错》)

赤芍 川芎 桃仁 红花 老葱 生姜
红枣 麝香 黄酒

十 一 画

理中丸(汤) (《伤寒论》)

人参 白术 干姜 炙甘草

清宫汤(《温病条辨》)

水牛角　玄参　麦冬　连翘心　竹叶心
莲子心

清营汤(《温病条辨》)

水牛角　生地黄　玄参　麦冬　银花
连翘　丹参　黄连　竹叶心

清暑汤(《外科证治全生集》)

连翘　赤芍　花粉　车前子　银花　泽
泻　滑石　甘草

清暑益气汤(《脾胃论》)

黄芪　人参　苍术　白术　麦冬　五味
子　葛根　当归　青皮　陈皮　升麻
黄柏　泽泻　神曲　甘草

清解透表汤(验方)

西河柳　蝉衣　葛根　升麻　连翘　银花
紫草根　桑叶　菊花　牛蒡子　甘草

清胃散(《兰室秘藏》)

黄连　牡丹皮　当归身　生地黄　升麻

清经散(《傅青主女科》)

丹皮　地骨皮　白芍　熟地　茯苓　青
蒿　黄柏

清热固经汤(《简明中医妇科学》)

地骨皮　生地　阿胶　龟板　牡蛎　栀
子　地榆　黄芩　藕节　棕榈炭　甘草

清热地黄汤(《备急千金要方》)

水牛角　生地黄　赤茯苓　丹皮

清骨散(《证治准绳》)

银柴胡　胡黄连　秦艽　鳖甲　地骨皮
青蒿　知母　甘草

清燥救肺汤(《医门法律》)

桑叶　石膏　人参　甘草　胡麻仁　阿
胶　麦门冬　杏仁　枇杷叶

清气化痰丸(《医方考》)

陈皮　杏仁　枳实　黄芩　瓜蒌　茯苓

胆南星　半夏　姜汁

青蒿鳖甲汤(《温病条辨》)

青蒿　鳖甲　生地黄　知母　牡丹皮

清瘟败毒饮(《疫疹一得》)

生石膏　生地黄　犀角(水牛角代)
黄连　栀子　桔梗　黄芩　知母　赤芍
玄参　连翘　甘草　牡丹皮　竹叶

羚角钩藤汤(《通俗伤寒论》)

羚羊角　钩藤　滁菊花　霜桑叶　鲜生
地　生白芍　川贝母　竹茹　茯苓
甘草

银甲丸(《王渭川妇科经验选》)

银花　连翘　红藤　蒲公英　茵陈　升
麻　地丁　大青叶　椿根皮　桔梗　生
蒲黄　琥珀　鳖甲

银翘散(《温病条辨》)

银花　连翘　牛蒡子　荆芥　薄荷　豆
豉　桔梗　竹叶　鲜芦根　生甘草

麻黄汤(《伤寒论》)

麻黄　桂枝　杏仁　炙甘草

麻杏石甘汤(《伤寒论》)

麻黄　杏仁　石膏　甘草

麻黄附子细辛汤(《伤寒论》)

麻黄　附子　细辛

麻子仁汤(《伤寒论》)

麻子仁　芍药　枳实　大黄　厚朴
杏仁

黄龙汤(《伤寒六书》)

大黄　芒硝　枳实　厚朴　甘草　当归
人参

黄芪建中汤(《金匮要略》)

黄芪　桂枝　白芍　生姜　甘草　大枣
饴糖

黄连汤(《伤寒论》)

黄连　甘草　干姜　桂枝　人参　大枣
半夏

黄连黄芩汤(《温病条辨》)

黄连　黄芩　郁金　豆豉

黄连解毒汤(《外台秘要》)

黄连　黄芩　黄柏　栀子

黄连阿胶汤(《伤寒论》)

黄连　黄芩　阿胶　白芍　鸡子黄

黄连温胆汤(《六因条辨》)

黄连　竹茹　枳实　半夏　陈皮　茯苓
甘草　生姜

黄土汤(《金匮要略》)

灶心土　干地黄　白术　炮附子　阿胶
黄芩　甘草

萆薢分清饮(《丹溪心法》)

萆薢　乌药　益智仁　石菖蒲

萆薢渗湿汤(《疡科心得集》)

萆薢　苡仁　黄柏　丹皮　赤茯苓　泽
泻　滑石　通草

猪苓汤(《伤寒论》)

猪苓　泽泻　阿胶　滑石　茯苓

旋覆代赭汤(《伤寒论》)

旋覆花　代赭石　人参　半夏　生姜
甘草　大枣

十　二　画

痛泻要方(《景岳全书》引刘草窗方)

白术　白芍　陈皮　防风

葛根汤(《伤寒论》)

葛根　麻黄　桂枝　芍药　大枣　生姜
甘草

葛根芩连汤(《伤寒论》)

葛根　黄芩　黄连　甘草

越鞠丸(《丹溪心法》)

苍术　香附　川芎　神曲　栀子

温经汤(《金匮要略》)

桂枝　吴茱萸　生姜　当归　川芎　芍
药　丹皮　麦冬　半夏　人参　甘草
阿胶

温下清上汤(验方)

附子　黄连　磁石　龙齿　天花粉　缩
泉丸　覆盆子　菟丝子　桑螵蛸

温胆汤(《千金要方》)

半夏　陈皮　茯苓　甘草　枳实　竹茹
大枣

紫雪丹(《太平惠民和剂局方》)

滑石　磁石　石膏　硝石　寒水石　羚
羊角　水牛角　沉香　丁香　木香　麝
香　玄参　升麻　朴硝　朱砂　炙甘草

普济消毒饮(《东垣试效方》)

黄芩　黄连　桔梗　连翘　玄参　马勃
牛蒡子　僵蚕　板蓝根　柴胡　升麻
陈皮　人参　甘草

疏凿饮子(《济生方》)

秦艽　羌活　商陆　槟榔　泽泻　木通
茯苓皮　大腹皮　生姜皮　赤小豆
椒目

滋血汤(《证治准绳》)

人参　黄芪　白茯苓　山药　当归　熟
地　川芎　白芍

十　三　画

暖肝煎(《景岳全书》)

当归　枸杞子　小茴香　肉桂　乌药
沉香　茯苓　生姜

蒿芩清胆汤(《重订通俗伤寒论》)

青蒿　竹茹　半夏　赤茯苓　黄芩　枳壳　陈皮　碧玉散(滑石　青黛　甘草)

愈带丸(《上海市中药成药制剂规范》)

椿根皮　白芍　良姜炭　黄柏炭

新加香薷饮(《温病条辨》)

香薷　鲜扁豆花　厚朴　金银花　连翘

解语丹(《医学心悟》)

白附子　石菖蒲　远志　天麻　全蝎　羌活　南星　木香　甘草

十 四 画

酸枣仁汤(《金匮要略》)

酸枣仁　茯苓　知母　川芎　甘草

磁朱丸(《千金要方》)

磁石　朱砂　神曲

膈下逐瘀汤(《医林改错》)

桃仁　红花　当归　赤芍　川芎　丹皮　乌药　香附　延胡　枳壳　甘草　五灵脂

膏淋汤(《医学衷中参西录》)

生山药　生芡实　生龙骨　生牡蛎　生地黄　党参　生白芍

缩泉丸(《妇人大全良方》)

山药　乌药　益智仁

十五画以上

镇肝熄风汤(《医学衷中参西录》)

怀牛膝　生赭石　生龙骨　生牡蛎　生龟板　白杭芍　玄参　天冬　川楝子　生麦芽　茵陈　甘草

增液汤(《温病条辨》)

玄参　生地黄　麦门冬

增液承气汤(《温病条辨》)

玄参　生地黄　麦门冬　大黄　芒硝

黛蛤散(《卫生鸿宝》)

青黛　海蛤壳

薏苡仁汤(《类证治裁》)

薏苡仁　川芎　当归　麻黄　桂枝　羌活　独活　防风　川乌　甘草　白术

藿香正气散(《太平惠民和剂局方》)

藿香　紫苏　白芷　桔梗　白术　厚朴　半夏曲　大腹皮　茯苓　陈皮　甘草

藿朴夏苓汤(《感证辑要》)

藿香　半夏　赤茯苓　杏仁　薏苡仁　白蔻仁　猪苓　泽泻　淡豆豉　厚朴　通草

蠲痹汤(《医学心悟》)

羌活　独活　秦艽　桂枝　桑枝　海风藤　当归　川芎　木香　乳香　炙甘草

礞石滚痰丸(《泰定养生主论》)

大黄　黄芩　青礞石　沉香

(王加谋、宋娜、朱俊腾)

311

参考文献

[1] 李德新.中医基础理论.北京:人民卫生出版社,2001.

[2] 吴敦序.中医基础理论.上海:上海科学技术出版社,2012.

[3] 印会和.中医基础理论.上海:上海科学技术出版社,2017.

[4] 张珍玉.中医学基础.北京:中国中医药出版社,2002.

[5] 马荣华.中医学.西安:第四军医大学出版社,2005.

[6] 奚中和.中医学概要.3 版.北京:人民卫生出版社,2000.

[7] 李家邦.中医学.6 版.北京:人民卫生出版社,2003.

[8] 李德新.中医学基础.北京:中国中医药出版社,2000.

[9] 贾春华.中医护理.北京:人民卫生出版社,2000.

[10] 韩贵清.李佃贵.中医学.北京:北京医科大学出版社,2002.

[11] 程化奇.中医学.北京:人民卫生出版社,2002.

[12] 石学敏.针灸推拿学.北京:中国中医药出版社,2002.

[13] 李安邦.中医学.北京:人民卫生出版社,2003.

[14] 陈以国.社区中医适宜技术.北京:中国中医药出版社,2008.

[15] 袁秀英.中医护理学.北京:人民卫生出版社,2004.

[16] 马荣华.中医学.西安:第四军医大学出版社,2005.

[17] 贾春华.中医护理学.北京:人民卫生出版社,2006.

[18] 童筱.针灸·拔罐·刮痧治百病.赤峰:内蒙古科学技术出版社,2006.

读者意见反馈

为收集对教材的意见建议，进一步完善教材编写并做好服务工作，读者可将对本教材的意见建议通过如下渠道反馈至我社。

咨询电话　400-810-0598

反馈邮箱　gjdzfwb@pub.hep.cn

通信地址　北京市朝阳区惠新东街4号富盛大厦1座

　　　　　高等教育出版社总编辑办公室

邮政编码　100029

防伪查询说明（适用于封底贴有防伪标的图书）

用户购书后刮开封底防伪涂层，使用手机微信等软件扫描二维码，会跳转至防伪查询网页，获得所购图书详细信息。

防伪客服电话　　（010）58582300